환자안전 보고학습의 이해와 적용

최영철 · 황정해 · 이　원 · 강선주 · 구홍모
김소연 · 김효선 · 박태준 · 안태사 · 옥민수
윤수덕 · 이재호 · 장승경 · 최세라　공저

박영사

환자안전 보고학습의 이해와 적용

환자안전이 첫 번째입니다. 의료의 첫 번째 법칙은 환자안전입니다. 코로나19 대유행으로 대 의료계가 대혼란에 빠져도 이 원칙에는 변함이 없습니다. 코로나19 감염이 국내뿐만 아니라 전 세계를 휩쓸고 있는 가운데에도, 우리나라 환자안전과 한국의료질향상학회 및 대한환자안전학회의 기본이 되는 '환자안전 보고학습의 이해와 적용'을 출간하게 되어 회원 여러분과 함께 축하와 감사의 인사를 드립니다.

환자안전에 관하여 말을 하려면 체계적 이해가 필요합니다. 왜냐하면 의료기관의 태생적 한계와 환자는 약하고, 의료는 불완전하기 때문입니다. 의료진과 환자 그리고 보호자, 즉 모든 국민이 인식하는 것이 필요합니다. 특히, 공무원, 국회의원, 법조인의 환자안전에 대한 이해가 누구보다 중요합니다. 의료인도 모르는 개념을 공무원, 국회의원, 법조인 정치인들이 이해하길 바라는 것은 욕심입니다. 중요한 것은 의료가 태생적으로 침습적이고, 위해를 가할 수 있으며, 부작용과 합병증이 발생하는 일이며, 게다가 의료에서 사람의 실수 또한 의료의 일부분이라는 것을 누구나 이해해야 합니다. 의사는 신이 아니고, 의료기관은 기도해서 좋아지는 신전이 아니라 과학이고 확률입니다.

사람이 하는 일이라 사람이 잘못되어 있는 것처럼 인식됩니다. 아무리 사람을 바꾸고, 교육하고, 주의 하여도 환자안전 사건이 줄어들지 않는 이유는 명백합니다. 실수한 사람을 바꾸고 교육을 새로 하여도 환자안전 사건은 줄어들지 않습니다. 법으로 처벌하고 소송을 당하여도 오히려 또 다른 사람이 와

서 똑같은 사고가 일어날 뿐입니다. 우리 가족 누군가가 가해자가 되고 또 피해자가 될 수 있습니다. 한마디로 의료사고의 원인은 사람이 아니라는 것입니다. 만일 사람이 원인이라면, 원인을 제거하려면 사람을 쓰지 않으면 됩니다. 사람 없이 의료를 수행할 수 없습니다.

의학기술은 하루가 다르게 발전하고 있고, 새로운 의학지식은 매일 쏟아집니다. 의료는 복잡하고, 분업화하며, 수없이 많은 단계를 거치게 됩니다. 질병은 복잡하고 새로운 약물과 치료법의 개발로 인간의 수명은 늘어나 노인 인구가 증가하지만 건강 상태는 더욱 취약해집니다. 신약의 개발과 더불어 내성균이 발달하고, 알지 못하는 유전자의 변형이 발생됩니다. 이러한 상황에서 사람의 실수가 일어나지 않는다는 것이 오히려 이상합니다. 그러면 우리는 어떻게 해야 할까요?

사람이 실수를 하더라도 실수가 실행되는 단계에서 차단하는 장치를 마련하는 것이 환자안전체계입니다. 그러므로 반복되는 사람의 실수에서 원인을 찾기보다 사람이 실수를 하더라도 실수를 보완할 수 있는 차단장치가 정상 작동될 수 있도록 체계를 마련하여야 합니다. 환자안전 보고학습체계는 이러한 체계를 구축하는 기본바탕입니다. 보고학습체계는 환자안전의 시작이자 마지막입니다. 국제적으로 이에 대한 연구와 책자들이 다양하지만 국내에서 전문가들의 실제 사례를 중심으로 설명된 책자는 찾기 어렵습니다. 이론은 알지만 실제 의료현장에서 일하는 환자안전 담당자들에게 사례를 통한 실사구시의 참고서가 필요합니다.

한국의료질향상학회와 대한환자안전학회의 전문가들이 합심하여, 저자들의 경험과 노하우가 어우러져 실무자들에게 필독서가 될 것입니다. 보고학습체계 사례 보고에 축적된 자료를 통하여 고급 정보를 얻어 내고 이를 활용한다면 완전에 가까운 환자안전 실전 지침서가 될 것으로 기대합니다.

  학회의 사정과 시대 상황의 어려움 속에 탄생된 소중한 책자를 편집하시느라 수고해 주신 집필진 여러분과 황정해, 최영철 간행이사님께 다시 한번 머리 숙여 감사인사를 드립니다.

2021. 12. 31

한국의료질향상학회 회장, 대한환자안전학회 (전)회장 염 호기

목차 Contents

Contents

Chapter 03 │ 우리나라 환자안전 관련 법제도 / 45

목차 Contents

| Chapter 04 | 환자안전사건보고 학습체계의 국내 현황 / 73 |

| Chapter 05 | 환자안전사건보고 학습체계의 국외 동향 / 93 |

Contents

목차 Contents

Chapter 06   환자안전 보고학습시스템(KOPS)의 현황과 과제 / 151

Contents

Chapter 07 **환자안전 주제별 보고서 / 173**

목차 Contents

Chapter 08 의료기관 환자안전 보고학습 사례 / 199

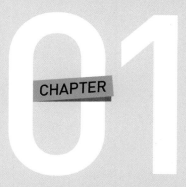

CHAPTER 01

환자안전사건보고 학습의 필요성

CHAPTER 01

환자안전사건보고 학습의 필요성

개요

이번 장은 환자안전사건보고와 학습에 대한 기본적 이해를 목표로 하고 있다. 환자안전의 배경지식으로서 시스템적 사고와 관련 기본 용어들을 제시하고, 성공적 환자안전사건보고가 되기 위해 전제되어야 하는 조건들과 함께 이러한 보고를 방해하는 다양한 요인들을 살펴본다. 더불어 환자안전사건보고에 있어 생각해 보아야 할 다양한 이슈들을 연구에 근거해 기술하고 있다. 마지막으로 환자안전사건보고와 학습에 있어 향후 과제에 대해 제시하였다.

Ⅰ. 환자안전사건보고의 필요성

과학기술의 발전에 따른 의학의 진보에 힘입어 많은 질병이 극복되어 가고 있지만 이러한 의학기술은 한편으로는 예측하지 못한 사고도 불러오게 된다. 의료는 그 본연의 특성상 의학적 처치에 대한 완벽한 결과를 보장하기 힘들고 예측도 불가능하다. 더군다나 의료서비스를 둘러싼 보건의료시스템의 복잡성이 더해짐에 따라 피할 수 없는 각종 오류로 인해 환자의 건강에 오히려 해악을 초래하고 결국 사망에 이르게까지 하고 있어 환자의 안전을 위한 협력적 노력을 필요로 하고 있다.

세계보건기구(WHO, World Health Organization)는 '환자안전은 보건의료 과정 중에 환자에게 예방 가능한 위해가 없으며 보건의료와 관련된 위해의 가능성을 수용할 수 있는 최저 수준으로 감소시키는 것'이라고 정의하였다(WHO, 2020). 환자안전은 의료가 추구하는 양질의 의료의 구성요소인 효과성, 효율성, 환자중심성, 형평성과 함께 핵심 요소로서 최근 의료기관의 환자안전 질 향상의 활동의 대부분을 차지할 정도로 중요도가 매우 크게 강조되고 있다.

환자안전사건은 환자의 기저질환에 기인하지 않은 의료서비스로 인해 일어나는 사

망·질환 또는 장애 등 환자의 생명·신체·정신에 대한 손상 또는 부작용으로, 환자의
재원기간을 연장시키거나 퇴원 시점에 장애를 초래한 경우를 말한다(Brennan, 1991). 미
국 의학한림원에서 발간한 'To err is Human' 보고서를 통해 환자안전사건의 이슈를 전
세계적으로 확산시키는 계기를 갖게 되었고(IOM, 2000), 우리나라에서도 '사람은 누구나
잘못 할 수 있다(이상일 역)'로 번역되어 환자안전사건의 경각심을 일으키는 데 큰 역할
을 하였다. 이 책에서는 의료와 관련된 예방 가능한 위해사건이 입원 환자 중
2.9~12.4%에 이르며 이와 관련하여 막대한 국가 손실비용이 매년 발생하고 있다는 놀
라운 메시지를 담고 있다(대한환자안전학회, 2011). 이후 WHO는 2004년 환자안전프로그
램(World Alliance for Patient Safety)을 만들어 환자안전지침개발, 캠페인, 연구 공유 등 전
세계적인 협력체계를 기반으로 다양한 환자안전 활동을 이어가고 있다.

우리나라에서 환자안전에 대해 사회적 관심은 2010년 5월 백혈병으로 입원한 어린
정종현 군이 빈크리스틴 항암제의 잘못된 경로 주입으로 숨지게 되면서부터 시작되었
다. 이와 유사한 사건이 동일한 상황 속에 전국에서 지속적으로 발생되어 왔고 환자
안전사건을 적절히 관리하거나 예방할 수 있는 제도적 기반과 시스템 마련이 필요하다
는 사회적 공감이 형성되었다. 이후 2015년에 비로소 환자안전법이 제정되었다. 환자안
전법의 주요 내용에서 환자안전사건 발생에 대한 보고를 활성화하여 학습으로 이어지도
록 하기 위한 환자안전 보고학습시스템 운영 및 활용을 담고 있다.

환자안전사건보고와 학습은 환자안전사건을 예방하기 위하여 사고발생을 보고하도록
하고 보고된 내용의 수집된 자료를 분석, 연구함으로써 주요 정보를 공유하여 사고 예
방에 기여하도록 하는 것이다. 다시 말해, 환자안전사건보고는 환자안전 문제를 발견하
여 사건을 이해하고 관리를 위한 방안을 도출하는 매우 중요한 시발점이 된다고 할 수
있다(이상일, 2020).

Ⅱ. 환자안전사건보고의 이해

일반적으로 환자안전사건에 대한 올바른 접근은 사고 발생 시에 의료인 개인에 대
한 비난과 처벌을 하는 개인적 접근보다는 시스템적 접근이라 할 수 있다.

1. 시스템적 사고

사고 발생에서 시스템적 접근을 강조하는 유명한 이론이 스위스 치즈 모형인데, 조

직 체계에서 일련의 사건을 치즈의 구멍에 비유하여 불규칙적인 구멍들이 일렬로 배열되는 상황, 바로 조직이 갖고 있는 잠재적 사고 발생 조건들이 일치되는 상황이 되면 이 때 사건이 발생된다는 것이다(Reason, 2000). 시스템적 접근을 하려면 시스템 전반에 걸쳐 환자안전 사고 발생에 영향을 미치는 요인들을 환자 요인, 업무 요인, 의료진 개인 요인, 팀 요인, 작업 환경 요인, 조직 및 경영 요인, 제도 요인으로 잘 분류하여 이해할 필요가 있고(Garfield et al, 2016) 요인에 대한 구체적인 확인이 이루어 질 수 있어야 한다.

2. 내부와 외부 보고

환자안전사건보고는 내부와 외부 보고로 구분할 수 있다(Lee SI, 2013). 국가적으로 환자안전사건 보고체계를 구축하는 것은 주로 외부 보고에 의한 시스템이라고 볼 수 있는데, 우리나라는 의료기관평가인증원이 환자안전 보고학습시스템을 마련하고, 국가 차원의 환자안전사건에 대한 정보 수집, 체계적 분석, 재발 예방을 위한 공유 시스템을 운영하고 있다(Seo JH, 2016). 이렇게 보고된 환자안전사건은 환자안전기준 및 지표 개발에 사용되어 보건의료서비스 질 향상에 기여하게 된다(KOPS, 2018). 환자안전사건의 내부 보고는 외부 보고를 활성화하기 위해 선행조건이 된다. 기관 내부에서의 활발한 자발적 보고가 있는 조직에서는 의무적 외부 보고를 잘 수행할 가능성이 높을 것이다. 더불어 환자안전사건보고에 영향을 미치는 주요한 요인으로 환자안전문화가 있다(Lee EJ, 2016). 연구에 따르면 환자안전문화 인식이 높을수록 환자안전사건보고 의도는 높으며, 간호 단위 관리자가 환자안전과 보고에 대한 체계적 코칭 역할을 하는 경우 보고 의도가 높았다(Ko YK et al, 2017).

3. 안전사건의 관리

환자안전사건의 효과적 관리라고 하면, 먼저 문제를 발견하고, 원인을 이해하고 이에 따른 개선방안을 도출하고 시행하는 것이다. '문제의 발견'을 위하여 사망집담회와 부검, 의료과오 자료, 오류보고시스템, 의무기록 검토 등이 이루어지는데(Thomas & Peterson, 2003) 이 중 오류 보고시스템은 가장 직접적이고 국가 및 의료기관 수준에서 보편적으로 활용되고 있는 방법이다(이상일, 2020). 영국의 National Reporting & Learning System(NRLS)(NHS, 2020)과 미국 Food and Drug Adminstration, Medication Error Reporting(MER) 프로그램과 MedMARx의 자발적 투약오류 보고시스템(IOM, 2000)이 대표적 예가 될 수 있다(이 책의 뒷장에서 국가별 보고의 사례가 구체적으로 제시될 예정이다). 또한 미국 보건의료질향상연구소(Institute for Healthcare Improvement)에서는 '중대한 안전사건에 대한 효율적 관리방안'이라는 백서를 출간하여 중대한 환자안전사건에 대한 신속하고 적극적인 대응 및 관리 방안을 제시하여 여러 나라에서 각자의 상황에 맞게 이를 수정하여 활용하고 있다(보건복지부, 2019).

Ⅲ. 용어구분과 성공적 보고의 조건 및 장애

1. 환자안전사건의 용어구분

환자안전사건보고시스템을 운영하는 각국에서는 환자안전사건을 근접오류(near miss), 위해사건(adverse event), 적신호사건(sentinel event)으로 구분하고 있다(<표 1-1>). 나라별로 보고를 해야 하는 사건은 다양하게 정의되는데, 미국은 각 보고기관 별로 대상 사건을 달리하고 있고, 영국은 근접오류를 포함한 모든 환자안전사건을 대상 으로 하며, 일본은 사망에 한하여 의료사건을 의무보고하도록 하고 있다.

표 1-1 근접오류, 위해사건, 적신호사건의 정의

개념	정의
근접오류	의료 오류가 발생하였으나, 환자에게 위해가 도달하지 않은 사건이나 상황(WHO, 2009) 또는 환자에게 손상을 입히지는 않았으나 손상이 일어날 수 있었던 사건이나 상황(Wachter, 2012)
위해사건	환자에게 위해를 일으킨 사건(WHO, 2009) 또는 의료 제공에 기안하여 환자에게 의도 하지 않았던 위해 발생과 관련이 있는 사건(Cooper, 1978)
적신호사건	환자에게 사망이나 심각한 신체·심리적 손상, 위험을 초래하는 예기치 못한 사고의 발 생으로 즉각적인 조사와 대응이 요구되는 상황(JCAHO, 2002)

2. 성공적 환자안전사건보고의 조건

위해사건보고는 일반적으로 과소보고된다는 한계가 있지만 이를 통한 활용의 가치 는 매우 높다. 제대로 오류보고가 활성화 될 수 있다면 이를 통해 수집된 자료를 기반으 로 오류를 분석하여 환자안전 시스템을 체계적으로 마련할 수 있다. 이를 위해 보고자 를 처벌하지 않고, 비밀을 보장하고, 보고된 자료를 전문가가 시스템에 초점을 두고 분 석하여 개선방안을 도출하여 실행하는 것이 필요하다(<표 1-2>).

표 1-2 성공적 보고 체계의 특성(Leape, 2002)

특성	설명
비처벌성	보고자들은 보고의 결과로 타인들의 보복이나 처벌에 대한 두려움에서 자유로와야 한다.
기밀성	환자, 보고자, 기관의 신상은 제3자에게 절대 공개되지 않아야 한다.
독립성	보고 체계는 보고자나 기관을 처벌할 수 있는 어떤 권한과도 독립적이어야 한다.
전문가분석	임상적 상황을 이해하고 시스템적 원인들을 인식하도록 훈련된 전문가가 보고서를 평가해야 한다.
시의적절성	보고서를 즉시 분석해야 하는데, 특히 심각한 위해성이 확인될 때, 이를 알 필요가 있는 사람들에게 권고사항을 신속하게 전달해야 한다.
시스템 지향	권고안은 개별 성과보다는 시스템, 프로세스 또는 서비스 결과의 변화에 초점을 맞추어야 한다.
반응성	신고를 접수한 기관은 권고사항을 전파할 수 있어야 하고, 참여 기관들은 가능한 한 권고사항의 이해에 동의해야 한다.

3. 환자안전사건보고를 방해하는 요인, 장애와 인센티브

환자안전사건보고를 활성화하기 위해서는 사고보고를 둘러싼 여러 요인들을 이해할 필요가 있다. Barach는 사고에 대한 보고는 개인, 조직, 사회 차원에서 법적으로, 문화적으로, 각종 규제에서, 재정적 측면에서 장애요인과 인센티브가 양방향으로 대립하여 존재하고 있음을 설명하였다(<표 1-3>)(이상일, 2020).

표 1-3 보고를 하는 데 대한 장애와 인센티브(Barach & Small, 2002)

	개인	조직	사회
법적			
장애	보복에 대한 두려움, 비용, 신뢰 부족	보복에 대한 두려움, 비용, 신뢰 부족, 제재로 인한 신뢰 저하, 나쁜 대중인식	동료심사, 기밀성, 여러 기관의 데이터베이스에 대한 법적 장애
인센티브	기밀성 및 면책성 제공	기밀성 및 면책성 제공	책임성 보장, 보고법령 강화
문화적(가치, 태도, 믿음)			

장애	직업관, 묵비권, 곤경에 처한 동료들에 대한 두려움, 회의주의, 추가 업무	조직의 병리적, 관료적, 생성적 문화, 알고 싶지 않음	공개에 대한 대중적 추세, 많이 알려진 의료 오류로 인한 신뢰 부족, 전문직이 너무 특권적이라는 우려, 시스템 효과에 대한 교육 부족
인센티브	직업적 가치, 박애, 성실, 교육, 카타르시스	안전과 질의 선두주자가 됨, 비즈니스에 유리	지역사회 관계 개선, 신뢰 구축, 의료 질 향상, 투명성 향상
규제			
장애	의료과실, 보험료 인상, 조사 및 잠재적 비난, 면허 정지 및 그에 따른 소득 손실	그건 우리에겐 해당되지 않고, 우리 스스로 내부 분석 과정을 진행하는데, 어차피 그들은 우리의 문제를 이해할 수 없음	보다 효과적인 규제와 자원 절약의 필요
인센티브	예방적, 규칙을 따르라.	비난의 두려움	규제 신뢰도 향상, 공공 책임 강화
재정			
장애	평판이 나빠짐, 실직, 추가 업무	자원 낭비, 잠재적인 수익 손실, 환자치료 위축, 비용 효과적이지 않음	시행에 따른 보다 많은 세금 부과, 보다 더 관료주의화
인센티브	비용 절감	홍보, 질과 안전에 대한 평판 향상	의료에 대한 신뢰도 향상

Ⅳ. 환자안전사건보고에 대한 다양한 이슈

환자 안전사건을 보고하고 이를 통해 수집된 자료를 적절히 분석하여 주요 정보를 공유하는 시스템은 단지 개별 기관 내에서 뿐 아니라 국가적으로 가장 널리 퍼져있는 환자 안전 전략 중 하나라고 할 수 있다. 하지만, 이렇게 보고를 활성화하기 위한 전략을 개발하고 다양한 환자안전사건에 대한 지원체계를 만들고 수집된 자료들을 분석하여 정보를 만들고 공유하지만, 실제 보고가 우리 사회가 원하는 결과로 효과를 보여주고 있는지에 대해 점검할 필요가 있다(IOM, 2000).

이러한 환자안전 사고 보고와 관련된 문제들에 대한 연구에서 Macrae는 다음과 같이 주요 시사점을 던져주었다(<표 1-4>)(Macrae, 2016).

표 1-4 환자안전 사고보고에 관련된 문제점

- 모든 것을 보고해야 하는가.
- 과연 보고의 양은 많을수록 좋다고 할 수 있는가.
- 사고 보고를 측정하는 것이 안전도를 보여주는가.
- 사고 보고 자료에는 수많은 편견이 포함되어 있다.
- 보고 자료의 질 개선이 필요하다.
- 용어분류가 중요하다.
- 일반적으로 사건을 상사에게 보고하고 있다는 것이다.
- 보고와 이에 따른 피드백이 적절하게 이루어지는가.
- 사고 보고와 분석을 통해 제대로 학습이 유도되고 있는가.
- 개선에 대한 책임보다 실패에 대한 책임이 강조되는 것이 맞는가.

위 사항들은 환자안전사건보고와 학습의 체계를 마련하는데 매우 중요한 메시지를 담고 있다. 각각에 대해 좀 더 살펴보면 다음과 같다.

• 모든 것을 보고해야 하는가

모든 사건을 보고하도록 함으로써 정작 주의를 기울여 우선순위를 수립해야 할 중요한 환자안전사건보고의 활용 기회를 놓치게 된다. 보다 구체적이고 세밀한 보고기준을 적용하여 의미있는 사고의 전조증상과 근접오류가 제대로 보고될 수 있도록 해야 한다 (Macrae, 2016).

• 보고의 양은 많을수록 좋은가

같은 유형의 사고에 대한 반복되는 보고는 강력한 보고 문화이긴 하지만, 학습 문화라고 볼 수는 없다. 양보다는 사고 보고의 질에 초점을 두어 보고를 통해 얻게 되는 새로운 정보가 생산될 수 있도록 해야 한다(Macrae, 2014a).

• 사고 보고를 측정하는 것이 안전도를 보여준다고 할 수 있는가

사고 보고에는 보고에 대한 인지적, 사회적, 조직적 요인이 관련되어 실제 사고 발생이 줄지 않았음에도 불구하고 보고가 제대로 이루어지지 않아 환자안전사건이 줄고 있다고 해석될 수 있다. 사고보고는 결코 안전도를 보장하는 측정이 될 수 없다(Billings, 1998).

• 안전사건 보고서 자료는 많은 편견을 포함하고 있다

편견은 보고자의 상황 인식에서부터 보고 행위에 이르기까지 광범위하게 존재한다 (Noble & Pronovost, 2010). 하지만 이러한 편견은 안전관리 측면에서는 오히려 강점이 될 수도 있다. 골치 아픈 문제를 강조하면 더 많은 사람들이 사고와 전조를 알아차리게 되고, 보고를 많이 하게 되고 더 풍부하고 광범위한 통찰력을 갖게 된다. 통계에서 끔찍한 결과를 보여줄수록 훌륭한 학습이 이루질 수 있는 것이다.

• 보고자료의 질이 지금보다 향상되어야 한다

자료의 질 향상에 대한 지속적인 요구가 있어왔다(Noble & Pronovost, 2010). 환자사고 보고체계를 통해 관련된 유용한 의미있는 정보를 수집한다는 것은 중요하다. 하지만, 사건 자료의 활용은 그 목적과 관련하여 이해될 필요가 있다. 우선적으로 사고보고는 의료체계에서 잠재된 위험을 확인하는 데 있다. 사고 자료가 안전의 역학적 경향성을 온전히 파악할 수는 없기 때문에, 사고보고에서 지나치게 자세한 정보를 요구해서는 안 된다. 중요한 사고라면, 심층 조사를 통해 필요한 세부사항의 수준과 자료 질을 보장할 수 있다. 초기 사고 자료의 정확성을 높이려다가 자칫 보고의 목적을 놓치게 될 수도 있다. 향상되어야 할 필요가 있는 것은 조사의 질에 있는 것이지 보고 자체에 있는 것이 아니다.

• 용어 분류가 필요하고 중요하다

환자안전 문제와 인과 요인과의 의미와 논리적인 존재를 알기 위해 점점 더 정교한 분류법이 요구된다. 그러나 사고보고 시스템은 정교함보다 효율성이 더 필요하다. 분류 체계는 유사한 특성을 가진 사고와 관련되어야 하고, 주요 임상 및 시스템 요인을 포착해야 하며, 검색 및 분석 목적을 지원할 수 있어야 한다. 그러나 대부분의 보고된 사고들은 제한된 정보만을 포함하고 있으며, 필요한 정보를 요구하려다 오히려 보고를 단념시키게 될 수도 있다. 따라서 분류는 다양한 목적을 수용하기 위해 실용적이고 융통성이 있어야 한다.

• 사고보고는 흔히 직원들이 자신의 상사에게 하고 있다

라인 관리자에게 직접 보고하는 것은 공개되는 사고 내용에 영향을 미칠 수 있으며 나쁜 소식이 계층 구조로 전달되는 것을 막게 될 수도 있다. 조직 내의 안전 문제에 대한 자유롭고 솔직한 설명을 보장하기 위해 사고보고 시스템은 독립성을 가지고 있어야 한다. 심각한 사건은 시스템 전반의 원인과 요구되는 개선이 공정하게 확인될 수 있도록 전적으로 독립적인 국가 안전 조사관에 의해 보고되고 조사되도록 해야 한다(Macrae, 2014b).

- 보고와 이에 따른 적절한 피드백이 이루어지지 않고 있다

사고보고 시스템은 협력하여 사건을 조사하고 문제를 해결할 수 있는 구조와 함께 의료 시스템 전반에서 발생하는 안전 문제를 통합적으로 바라볼 수 있도록 해야 한다 (Macrae, 2008). 이러한 목표는 직원의 적극적인 참여를 통해 달성된다. 직원의 집단 지성에 의존하여 새로운 위험의 그림을 그리고 서로 협력하여 최우선적인 위험 요소를 이해하고 해결하도록 하는 것이다. 직원들에게 정보를 피드백하는 것은 보고의 가치를 증명하고 직원들에게 취한 조치와 교훈을 알리는 데 매우 중요하다. 피드백을 통해 개방적 대화, 참여적 조사, 환자안전의 집단적 개선을 유도할 수 있다.

- 사고보고는 분석을 통해 학습을 유도할 수 있어야 한다

사고보고 시스템의 핵심 기능은 우선 사건을 통해 의료 시스템의 문제점과 잠재된 근본 원인이 있는지 면밀히 규명하고 우선순위를 정하는 것이고, 다른 하나는 그러한 위험을 이해하고 해결하기 위해 광범위한 조사와 개선 활동을 조직하는 것이다(NPSF, 2015). 이러한 조사, 개선의 적극적인 과정은 학습의 기초가 된다. 학습은 사람들이 서로 공유된 지식, 기술, 실천에 대해 적극적으로 반성하고 재조직화하는 복잡한 사회적 참여 과정이다. 안전 추구는 사고 보고에서 끝이 아니라 비로소 시작되는 것이다.

- 실패에 대한 책임보다는 개선을 위한 사고 보고의 책임이 강조되어야 한다

사고보고 시스템은 점점 더 성과 관리의 주요 영역으로 들어오고 있으며, 사고의 보고자료는 조직의 안전성에 대한 성과를 판단하는 데 사용되고 있다(DOH, 2015). 이로 인해 보고에 대한 압박을 받게 되고 오류를 확인하고 설명하는 데에 초점을 두게 된다. 하지만 실패를 설명하기 위해 사고보고 시스템을 사용하는 대신에, 개선을 위한 상호 책임 체제를 만들어가는 데 사고보고를 활용하는 것이 보다 생산적이라고 할 수 있다. 다른 산업분야에서는 사고보고 시스템을 개인, 그룹 및 조직이 책임 영역의 위험 원인을 설명하고 다루는 장으로 활용한다. 실패의 원인에 대해 책임을 추궁하기보다는 사고 보고가 시스템 개선을 이루도록 하는 책임을 부여해야 한다.

V. 환자안전사건보고와 학습의 향후 과제

환자안전의 최종 목표는 환자안전사건의 예방과 재발 방지이고, 이러한 목표를 달

성하기 위해 조직내 환자안전문화가 정착되어 환자안전사건에 대한 활발한 보고가 이루어져야 한다. 어떤 원인에 의해 환자안전사건이 발생했는지, 그리고 그 유형이나 정도, 빈도는 어떠했는지 아는 것이 중요하다. 2015년에 제정된 환자안전법의 핵심은 환자안전체계 구축을 위한 환자안전 보고학습시스템 마련이라고 할 수 있으며, 바로 보건의료인 및 환자의 자율적인 보고를 통한 자료를 확보하고 이를 분석하여 다시 환류하는 학습시스템이라고 할 수 있다.

자율성에 바탕을 둔 환자안전사건의 보고는 분명 한계가 있다. 환자안전문화가 형성이 되더라도, 보고체계가 제대로 기능을 하기까지 인내가 필요하고 이러한 보고자료 분석이 학습으로의 선순환을 이루기 위해 더 많은 수고를 필요로 한다. 그렇다고 국외 사례를 통한 학습은 나라가 갖는 정책과 상황이 달라 우리나라 보건의료 현실에서 바로 적용하기 힘들 수도 있다.

무엇보다도 지금 우리에게 환자안전사건보고의 중요성은 아무리 강조해도 지나치지 않을 것이다. 이러한 보고를 활성화하기 위한 모든 정책수단을 동원할 필요가 있다. 환자안전사건의 보고는 사고의 당사자와 보고자에 대한 개인정보와 민감정보에 대한 보호시스템이 철저히 마련되어야 하고, 환자안전사건에 대하여 국가보고시스템에 보고하도록 하는 환경과 지원정책을 마련하고 관리해야 한다. 각종 의료기관을 대상으로 하는 제도들을 활용하여 보건의료기관이 자발적 보고를 활성화하고 기관 자체의 환자안전사건에 대한 관리와 개선사항에 대해서도 평가할 수 있어야 한다. 환자안전 보고학습시스템에 실제 보고된 건에 대해서는 한국의료분쟁조정중재원, 한국소비자원 및 법원의 의료분쟁 자료를 비교하여 정확성을 확보해 나갈 필요가 있다. 환자안전 보고학습시스템을 통한 분석결과는 개인민감정보가 철저히 보호된 상태에서 외부에 적극적으로 공개되어야 하며, 유관기관에 공유되어야 하는 것은 물론이다. 더불어 건강보험심사평가원에서는 환자안전사건의 예방 및 재발방지 지침을 활용하여 심사할 수 있고, 국민건강보험공단은 의료과오의 사례에 대해 의료기관에 구상권을 청구할 수도 있을 것이다. 또한, 의료사고 피해구제 및 의료분쟁 해결을 담당하는 한국의료분쟁조정중재원, 한국소비자원 및 법원에서 과실유무의 판단 시 보고학습시스템을 통한 정보를 통해 도움을 받을 수 있을 것이다.

또한 우리 사회의 중요한 안전시스템의 중심으로 환자안전사건보고와 학습이 제대로 작동하도록 하기 위해서는 보고학습체계를 효율적으로 운영하고 다양한 정책수단으로 활용하기 위한 관련 연구가 이루어져야 한다. 2015년 한국보건의료관리연구원의 보고서에 따르면 보고학습시스템의 구축, 환자안전사건보고 활성화를 위한 제도적·정책적 지원방안, 환자안전사건의 분석방안 등 다양한 수준과 접근의 연구가 수행되어야 함을 강조하고 있다(김수경 외, 2015). 보고학습시스템에 구축된 자료를 근간으로 한 연구로 2018년 발간된 환자안전사건 주제별 보고서를 살펴보면 보고와 학습의 환류의 중요성을 확인할 수 있는데 현장에서 사건 유형의 현황과 원인분석을 통해 근거 기반의 체계적인 예방활동 방안과 지침이 구체적으로 제시되어 있으며, 환자안전정책의 기초자료로서 활용 가치가 높다고 할 수 있다(이재호 외, 2018).

이제 우리는 환자안전 패러다임 시대를 열어가고 있다. 의료의 복잡성과 불확실성으로 인한 환자 안전사건은 우리가 끊임없이 극복해야 할 문제이지만, 환자안전 보고학습시스템은 집단 지성과 경험을 공유하여 의료의 진정한 본질을 확인하고 사회 구성원의 참여와 협력의 성과를 누리게 하는 데 큰 기회가 되어 줄 것이다.

참고문헌

김수경, 이상일, 이진이 외. 환자안전체계 구축 기반연구. 한국보건의료연구원. 2015.

의료기관평가인증원. 중대한 환자안전사건관리방안. 의료기관평가인증원. 2019.

이상일. 환자안전관리의 현황과 과제. 약학회지. 2020; 64(3): 179−184.

이재호, 이원, 이유라, 이의선, 장승경. 환자안전사건 주제별 보고서 1차 보고서. 의료기관평가인증원. 2018.

Barach, P. and Small, SD. Reporting and preventing medical mishaps: lessons from non−medical near miss reporting systems. BMJ. 2000; 320: 759.

Billings C. Lessons learned from incident reporting in aviation. In: Cook RI, Woods DD, Miller C, eds. A tale of two stories: contrasting view of patient safety. Boston, MA: National Health Care Safety Council of the National Patient Safety Foundation. 1998.

Brennan TA, LeapeLL, Laird NM, Hebert L, Localio AR, Lawthers AG, et al. Incidence of adverse events and negligence in hospitalized patients. results of Harvard Medical Practice Study I. N Engl J Med. 1991; 324(6): 370−376.

Cooper JB, Newbower RS, Long CD, McPeek B. Preventable anesthesia mishaps: a study of human factors. Anesthesiology. 1978; 49(6): 399−406.

Department of Health. Culture change in the NHS—applying the lessons of the Francis inquiries. London: Department of Health. 2015.

Garfield S, Franklin BD. Understanding models of error and how they apply in clinical practice. The Pharmaceutical Journal. 2016; 296: 7890.

Reason, J. Human error: models and management. BMJ. 2000; 320: 768.

Institute of Medicine. To Err is Human: Building a Safer Health System. Washington DC; National Academies Press. 2000. (이상일 역. 사람은 누구나 잘못 할 수 있다. 이퍼블릭. 2010.

Joint Commission on Accreditation of Health Organizations Standards. Sentinel events. Oakbrook Terrance: JCAHO. 2002.

Ko YK, Yu SY. The relationships among perceived patients'safety culture, intention to report errors, and leader coaching behavior of nurses in Korea: A pilot study. Journal of Patient Safety. 2017; 13(3): 175−183. https://doi.org/10.1097/pts.0000000000000224

KOPS. Korea Patient Safety reporting & learning system [Internet]. Seoul: KOIHA.

[cited April 28, 2018]. Available from: https://www.kops.or.kr/portal

Korean Society for Patient Safety: Patient Safety. Concept and Application. Seoul: Pakyoungsa. Seoul. 2016.

Leape, L. Reporting of adverse events.

Lee EJ. Safety climate and attitude toward medication error reporting after hospital accreditation in South Korea. International Journal for Quality in Health Care. 2016; 28(4): 508−514. https://doi.org/10.1093/intqhc/mzw058

Lee SI. Necessity and enactment of Patient Safety Act. Healthcare Policy Forum. 2013; 11(2): 37−42.

Macrae C. Close calls: managing risk and resilience in airline flight safety. London: Palgrave. 2014.

Macrae C. Early warnings, weak signals and learning from healthcare disasters. BMJ Qual and Saf. 2014; 23: 440-5.

Macrae C. Learning from patient safety incidents: creating participative risk regulation in healthcare. Health Risk Soc. 2008; 10: 53-67.

Macrae, C. The problem with incident reporting. BMJ Quality & Safety. 2016; 25: 71.

National Patient Safety Foundation. RCA2: improving root cause analyses and actions to prevent harm. Boston. MA: National Patient Safety Foundation. 2015.

NHS. NHS Improvement website. Learning from patient safety incidents. Available from: https://improvement.nhs.uk/resources/learningfrom−patient−safety−in−cidents(accessed on Oct 14, 2020).

Noble DJ, Pronovost PJ. Underreporting of patient safety incidents reduces health care's ability to quantify and accurately measure harm reduction. J Patient Saf. 2010; 6: 247-50.

Seo JH. Current state and challenges of patient safety in hospitals. Health and Social Welfare Forum. 2016; 240: 6−16.

Thomas EJ, Petersen LA. Measuring errors and adverse events in health care. J Gen. Intern Med. 2003; 18: 61.

Wachter, RM. Understanding Patient Safety. 2nd ed. New York: McGraw Hill. 2012.

WHO. Conceptual Framework of the International Classification for Patient Safety. version 1.1, Final Technical Report. 2009.(Available at: http://www.who.int/patientsafety/texonomy/icps_full_report).

WHO. Patient Safety. Available from: https://www.who.int/patientsafety/about/en/(ac−cessed on May 25, 2020)

CHAPTER

02

환자안전의 체계적 이해

CHAPTER

02

환자안전의
체계적 이해

개요

환자안전사건은 병원에서 발생하는 환자에게 불필요한 위해를 주는 사건으로 때로는 회복할 수 없는 손상을 주거나 환자가 사망에 이르기도 한다. 이러한 문제를 해결하기 위해서는 사건이 발생하는 다양한 원인을 분석하고 그에 알맞은 해결 방안을 찾아 낼 수 있어야 한다. 여기서는 환자안전사건의 분류체계, 분석기법, 문제의 원인에 대한 이해와 해결방안 도출 방법에 대해서 살펴보고자 한다.

Ⅰ. 환자안전사건의 주요 개념

환자안전사건은 환자에게 불필요한 위해(harm)가 발생하였거나 발생할 수 있었던 사건이나 상황을 의미한다(WHO, 2009). 위해의 정도에 따라서 구분하면 오류가 발생할 위험이 있는 상황, 오류가 발생했으나, 가시적으로 위해가 발생하지 않은 상황, 일시적 손상이 발생하여 입원기간이 연장되는 상황, 영구적인 손상 및 사망에 이르기까지 다양하다. 의료제공과정에서 계획된 활동을 의도한대로 수행하지 못하였을 때 오류(error) 또는 의료오류(medical error)라고 한다(WHO, 2009). 위해의 정도에 따라서 환자안전사건을 분류하면 근접오류, 위해사건 및 적신호 사건으로 분류할 수 있는데 각 개념에 대한 상세한 설명은 다음과 같다.

1. 근접오류

근접오류(Near miss, Close call, Good catch)는 오류가 발생하였으나 환자에게 도달하기 전에 발견된 사건 또는 환자에게 손상을 입히지는 않았으나 손상이 일어날 수 있었던 위기일발의 상황이나 사건이다(WHO, 2009, Wachter, 2012).

2. 위해사건

위해사건(Adverse event, harmful event)은 의료 제공 과정에서 환자의 기저질환이나 환자 상태로 기인한 것이 아닌 투약 오류나 시술의 잘못 등과 같은 사건으로 인해 환자에게 예상하지 못한 심각한 결과가 나타난 사건이다(WHO, 2009).

한편 예측이 가능하였는데 인적이나 조직적 요인으로 인해서 발생한 위해사건은 예방 가능한 위해사건(preventable adverse event)이라 하고 주로 환자안전 활동의 목표는 이러한 위해사건의 감소에 있다. 그리고 예측하지 못했던 합병증 때문에 환자에게 피해가 발생한 사건은 예방이 불가능한 위해사건(unpreventable adverse event)이라 한다(Leape, 1997). 대부분의 위해사건은 예측할 수 있어서 예방이 가능하므로 이러한 예방 가능하였던 위해사건은 계획대로 수행되지 않고 실패하였다는 의미에서 오류(error)라고 한다.

3. 적신호 사건

적신호 사건(sentinel event)은 위해사건 중 환자의 기저질환과 관계없이 예상치 못한 사망이나 주요 부위의 영구적이고 심각한 기능적인 문제가 발생하는 사건이다(JCAHO, 2005). 임상에서 환자의 자살, 아이가 뒤바뀐다거나, 수술 환자나 수술 부위가 잘못된 경우, 입원이나 외래 진료 중 강간이나 폭력 등을 당한 경우뿐 아니라, 환자안전법 제정의 계기가 되었던 빈크리스틴 투약 오류로 환아가 사망한 사건 등을 포함한다.

<그림 2-1>에서 각 개념의 관계를 살펴보면, 대부분의 의료 오류는 환자에게 위해가 발생하지 않아 위해사건이 아니다. 마찬가지로 대부분의 위해사건은 의료오류와 무관하므로 예방이 가능하지 않다.

하지만, 예방 가능한 위해사건이 발생하는 횟수도 상당하기 때문에 환자 안전에 대한 경각심과 노력이 필요하다고 할 수 있다.

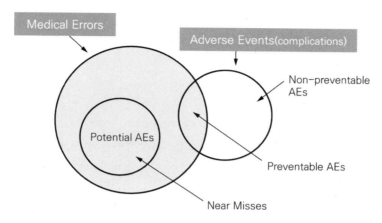

출처: Fryer-Edwards K, Talking about harmful medical errors and patients.
https://depts.washington.edu/toolbox/errors.html p.44

그림 2-1 의료 오류와 위해사건의 관계

II. 환자안전사건 관련 제도와 지침

1. 의료기관인증제도

의료기관인증제도는 의료기관이 환자안전과 의료의 질 향상을 위해 자발적이고 지속적인 노력을 하도록 유도하는 제도이다. 의료기관 인증기준 충족 여부는 의료기관 간 상대평가가 아닌 당해 의료기관이 인증기준에 충족하였는지 절대 평가한다. 의료기관인증제도는 환자안전 기준을 포함한 국제 수준의 인증기준 마련과 의료기관 자체 평가를 통해 자발적이고 지속적인 의료서비스 질 향상을 특성으로 한다.

현재 3주기 급성기병원 인증기준을 예로 들면 기본가치체계영역에서 안전보장활동, 조직관리체계영역에서 지속적인 질 향상과 감염관리, 성과관리체계영역의 환자안전지표는 2주기 인증평가에서 시범 적용 후 반영되었다.

2. 의료질평가 지원금 산정 기준

의료질평가 지원금 제도는 의료 기관의 자발적 질 향상 노력을 유도하여 국민에게 수준 높은 의료서비스 제공을 목적으로 한다. 전문병원 평가영역은 의료 질과 환자안전, 공공성, 의료전달체계 세 가지이고 각 영역별 평가지표 가중치가 상, 중, 하로 구분되어 있다. 2021년 의료질평가지원금 산정에 적용될 기준으로 「환자안전보고체계」가 신설되고 의료 질과 환자안전 평가영역의 가중치를 기존 65%에서 70%로 상향하는 '의료질평가지원금 산정을 위한 기준'고시가 일부 개정되었다(보건복지부 고시 제2019– 122호).

3. 국제적 환자안전 기준

미국의 국제의료기관평가위원회(Joint Commission International)의 국제환자안전목표로는 정확한 환자 확인, 효과적인 의사소통, 이상검사결과 보고, 인수인계와 의사소통, 고주의 약물의 안전한 사용, 정확한 수술부위와 수술명 및 환자 확인, 손위생과 낙상예방 여섯 가지가 있다. 서비스가 안전해야 한다는 의미는 의료기관의 시설과 의료장비 등이 관련 규정의 안전도를 충족하고 모든 조직이 위험관리에 참여하며 사건사고 발생 시 보고되고 서비스 안전 향상 활동에 활용되어야 한다는 것이다. 이를 통해 직원과 환자의 건강과 안전이 보장되어야 한다. 위험관리의 수행과 관련해서는 위험이나 예상치 않은 결과를 감소시키기 위해 다양한 정보원으로부터 정보를 수집하고 분석하여 잠재적인 위험 요소를 확인하고 모니터링과 평가를 통해서 위험을 제거하고 감소하는 것이다.

III. 환자안전사건 발생의 이해

1. 의료기관 체계의 복잡성

환자안전사건이 발생하는 원인은 여러 가지가 있다. 보건의료 시스템의 복잡성으로 인해 잘못될 수 있는 가능성이 높고, 다양한 직종과 전문성의 정도에 차이가 있는 인력들이 근무하므로 인적 오류가 발생할 수 있다. 복잡한 조직 내 인적 요소와 시스템적 요소가 공존한다는 것은 내재적으로 계획된 경로대로 되지 않을 수 있다는 가능성이 높음을 뜻한다.

환자안전과 관련하여 오류 발생의 일곱 가지 요인으로 환자의 상태나 성격과 심리적 문제 등에 관련된 환자 요인, 업무 설계와 프로토콜 및 검증 결과의 가용성인 유용성 등과 관련한 업무 요인, 의료진의 지식이나 기술과 경험 등 개인적인 요인, 팀원 간 소통이나 지원 및 학습등에 관한 팀요인, 물리적 환경이나 의료기기와 물품 및 조명과 주의를 분산시키는 것들에 관한 근무조건, 의료경영진의 정책이나 관리 감독 등에 관한 조직요인, 기관의 제도와 법령 및 분위기 등에 해당하는 기관요인 등이 있다(Vincent, 2012). 미국의 국제의료기관평가위원회(Joint Commission International, JCI)는 2013년부터 2015년까지 중대사건을 분석한 결과 우선순위가 높은 근본 원인들은 인적 요인과 리더

십 및 의사소통과 환자평가 및 물리적 환경 등이라고 발표하였다. 아래 <표 2-1>에
서 제시하고 있는 근본원인들은 인적 요인이 아닌 주로 조직 시스템 수준의 취약한 행
태를 나타내고 있다.

표 2-1 적신호사건의 근본 원인 유형

원인 요인	근본 원인의 형태
의사소통	팀원, 근무자, 의료제공자 간 의사소통의 단절, 언어와 문해력 인수인계 과정의 의사소통, 정보 접근성과 해석상 오류 등
환경	소음, 조도, 복도 상태, 가용한 공간, 설계와 위치 및 창고, 시설유지, 청소 관리 등
장비/물품/소모품/ 의료정보	장비, 물품 또는 소모품 공급의 문제와 가용성 의료정보기술 관련 화면출력, 시스템간 호환성 문제 정보의 가용성, 오작동, 선정의 부적절 등, 라벨링 누락과 오류 경고음의 음소거 상태와 고장 및 노후 등
일/업무과정	과정의 반복이 부족, 의사결정 지원의 미흡 등 오류 회복의 결여, 업무 흐름의 비효율성과 복잡 등
근무자의 업무수행	피로, 주의산만 및 업무량 과다, 직원의 지식과 역량 부족 의도적으로 준수 규정 불이행
팀	말하기, 팀워크를 와해하는 행동, 공유된 가치 모델 부족 힘북돋우기 부족, 환자 참여 부족
관리/감독/인력	사기를 꺾거나 위협적인 행동, 필요한 정보 제공의 실패 직원훈련이나 적절한 규칙/정책/절차 부족 적절한 인력배치와 문제를 시정하는 역량 부족 등
조직 문화/리더십	문제를 시정하거나 인력 충원을 포함한 조직수준의 자원 제공실패, 근무환 경 분위기와 조직 문화, 리더십의 환자안전 관심도

출처: Framework for RCA and Corrective Actions
The Joint Commission_RCACLEAN_Appendix_html_lh_LB_GC_7.13.17

2. 환자안전사건 분석을 위한 시스템적 접근

환자안전사건이 발생하였을 때 흔히 환자에게 의료를 제공한 최일선 의료진에게
책임을 돌리는 경우가 많았다. 그러나 점차 환자안전에 대한 시각을 조직 체계에서 바
라보는, 새로운 접근법인 시스템적 사고로 변화하였다. 이러한 시스템적 사고로의 변화
는 영국의 심리학자 제임스 리즌(James Reason)이 산업현장 사고 분석을 토대로 예방 가
능한 위해사건의 특성에 대한 근본적인 통찰로부터 제안한 스위스 치즈 모형에 기반을
두고 있다(<그림 2-2>). 즉, 재앙적인 안전사건은 전적으로 어느 개인의 실수 때문이

아니고 시스템에 내재되어 있는 중대한 흠결과 미미한 오류들이 동시다발적으로 발생할 때 일어나는 것으로 이해하는 것이다. <그림 2-2>에서 보는 치즈 조각들은 의료 기관 내의 방어벽들이고 각 조각의 구멍들은 개별적인 조직의 부분들에서 취약점이 있는 것을 보여주는데 각 부분의 취약점들이 어느 순간 한 줄로 늘어서게 되어서 시스템의 개별 장벽에서 방어하지 못하고 위해가 발생한다는 것이다.

예를 들면, 수술실에서 수술실 간호관리자가 "타임아웃"을 알리고 수술 집도의가 환자의 백내장 수술을 하려는 순간 환자가 바뀌었음을 알게 되었다고 해보자. 이 경우에는 의사가 수술을 중단하여 더 이상의 오류가 발생하는 것을 방어할 수 있다. 그러나 이를 알지 못하고 수술을 마쳤다고 가정할 경우에 의료기관 내 여러 방어벽들이 제대로 가동되지 않았기 때문이라는 것이다. 만약 위해사건이 발생했다면 각각의 실패한 방어벽들은 환자 손목에 채워진 환자 이름을 누구도 제대로 확인하지 않은 점, 의사가 수술 시작 시간에 임박하여 수술실로 들어왔고 오자마자 타임아웃을 시작한 점, 수술실 인력들이 제대로 준비되지 않았지만 누구도 이를 개의치 않았다는 점, 왼쪽 눈 백내장 수술 과정에서 오른쪽 눈에 시술할 렌즈가 부적합하여 의사가 짜증을 낸 점, 적합한 렌즈를 누군가가 갖고 온 점, 회복실에서 환자의 왼쪽 눈이 아닌 오른쪽 눈에 백내장 수술이 되었다는 것을 발견하게 된 점 등이다. 위 사례를 <그림 2-2>로 표현하면, 수술과정의 각 단계에 있는 방어가 실패하여 치즈에 뚫린 구멍처럼 오류가 있었고 결국 위해사건이 발생하였다.

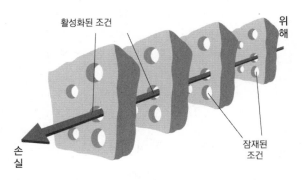

출처: Agency for Healthcare Research and Quality. 2019. Systems approach. last updated September 7, 2019. https://psnet.ahrq.gov/primer/systems-approach

그림 2-2 의료 오류에 대한 스위스 치즈 모델

리즌은 적극적 오류(active errors, sharp end)와 잠복된 오류(latent errors, blunt end)라는 용어를 사용하여 전자는 대부분 최일선 인력과 관련되어 인간과 기계의 인터페이스(human-machine interface)에서 주로 발생한다고 하였다. 잠복된 오류는 조직 설계의 실패로 인해서 불가피하게 언젠가는 발생할 사건을 의미한다. 앞의 수술사례에서 외과 의사가 잘못된 부위 수술을 하는 것을 상상해본다면 이러한 오류 분류 방식을 쉽게 이해할 수 있다.

3. 환자안전사건 관리와 질 향상 활동의 관계

복잡한 보건의료 환경에서 환자에게 기대하지 않은 해로운 결과가 발생할 수 있는 위험을 증가시키는 상황들은 익숙하지 않은 업무과 경험 부족, 시간부족, 부적절한 확인, 불충분한 절차와 인간-기계 결합이 불완전한 경우들이다. 이와 같이 환자안전사건은 의료기관의 조직체계가 다양한 요소들의 결합으로 구성되어 있으므로 오류 발생에 취약할 수밖에 없는데, 오류를 감소하기 위해서는 시스템적 접근이 필요하다. 환자 안전을 향상시키기 위한 접근 방법으로는 오류에 대한 보고와 분석을 통해서 시스템을 재설계하고 환자안전문화를 조성하며 교육과 훈련을 통해 질 향상을 도모해야 한다.

환자안전사건 관리에서 오류 감소를 위한 원인분석 방법으로 근본원인분석(Root cause analysis, RCA)과 실패유형과 영향분석(Failure Modes and Effect Analysis, FMEA)이 있다. 두 방법의 공통점은 모두 의료기관 리더십의 지원이 필수적이고 위해를 유발하는 상황을 규명하는 것이며 비통계적인 팀 활동 방법이다. 근본원인분석은 사건 발생 이후에 그 사건이 발생하게 된 과정을 중심으로 발생하게 된 이유인 원인을 분석하고 개선책을 찾는 것이다. 이에 반하여, 실패유형과 영향분석은 환자에게 해롭고 중대한 결과가 발생할 것으로 예상되는 위험에 대해서 사전에 분석하는 것이다. 예를 들면, A 병원에서 최초로 간이식수술을 도입하려고 할 경우에 간이식수술의 성공을 위해서 제반 의료 과정에 집중하여 어떻게 하면 간이식 수술의 오류 발생을 예방할지에 중점을 두어 사전 예방적 위험 감소(proactive risk-reduction)에 중점을 두는 분석이다(<표 2-2>). 두 가지 원인 분석 방법을 적용하여 확인된 근본원인에 대한 조직 내 개선 활동은 질향상 활동으로 연계가 된다. 질 향상 활동에서는 자료분석과 향상 전략을 수립할 때 구성요소 간의 이해를 증진하기 위한 도구로 어골도(fishbone diagram)가 주로 사용되고 활동 절차를 위해서는 주로 계획-수행-확인-분석(Plan-Do-Check-Analysis, PDCA)이 적용된다.

표 2-2 환자안전사건 분석과 질 향상 활동의 관계

사건 분석			질 향상 도구와 전략		
전향적	실패유형과 영향분석 (FMEA) 전체 과정 중심으로 어떻게 예방할까에 중점	⇒ 질 향상 활동	개념	고객의 요구 충족을 위해 의료의 질을 지속적으로 향상시키는 방법	
			전략	건축, 공학적 변화, 과정의 표준화	
				인원 확충, 인지보조수단(체크리스트)	
후향적	근본원인분석(RCA) 발생한 사건을 중심으로 왜 발생하였는지 초점			새로운 정책과 절차, 훈련, 경고문구	
			도구	Fish-bone flow(어골 흐름도) FOCUS-PDCA(Find-Organize-Clarity -Understand-Select-Plan-Do-Check-Act) 기타 여러 도표 등	

Ⅳ. 근본원인분석

1. 근본원인분석의 개념

근본원인분석이란 적신호 사건 발생 또는 발생 가능성을 포함하여 성과 저하의 바탕에 있는 기여 요인과 원인을 파악하는 절차이다. 적신호 사건이 발생한 경우 적시에 철저하고 신뢰할 수 있는 근본원인분석을 시행하고, 위험 감소를 위한 개선책을 도입하기 위한 활동계획을 개발하고 개선책 도입, 개선의 효과를 평가하는 일련의 과정이다. 근본원인분석이 필요한 이유는 보건의료 제공과정에서 발생하는 오류는 단 하나의 원인으로 발생하지 않고 여러 의료과정에서의 실패들이 복합된 오류이고 잠재된 실패들과 깊이 관련되기 때문이다. 미국의 JCI는 모든 적신호 사건 발생은 수천 번의 위기일발 상황인 근접오류들과 관련되므로, 재앙적인 결과가 발생하기 전에 사전에 근접오류로부터 위해사건 발생을 감소시키는 대처를 요구한다.

2. 근본원인분석과 주요 도구

근본원인분석은 다학제팀인 질향상과 위험관리 담당자, 근본원인분석 전문가, 임상 또는 비임상인력이 포함되어야 하지만, 환자나 오류를 발생시킨 인력이나 그 리더는 심리적 부담과 비난의 대상이 될 수 있으므로 배제하는 것이 바람직하다.

가. 안전평가코드

근본원인분석 수행 여부를 결정하기 위해서 안전평가코드(safety assessment code, SAC) 매트릭스를 활용한다(<표 2-3>). 심각성과 발생 가능성을 기초로 매트릭스에 순위점수를 매긴다. 먼저 심각성을 결정한 후 다음으로 발생할 가능성에 점수를 부여하는데, 위해사건과 근접오류가 고위험이면 3점, 저위험이면 1점이다. 예를 들어, 중환자실환자 모니터 알람이 작동하지 않아서 환자에게 심정지가 발생했고, 이를 알지 못하여환자가 사망하였다고 하자. 이 경우에 심각성은 재앙적(Catastrophic)이며, 발생가능성은 2-3년에 한번 발생할까 말까 한 상황으로 매우 드물게 발생하므로 SAC 점수가 3점이고, 근본원인분석과 교정활동을 수행해야 한다. 그러나 2점이나 1점이면 즉각적인 근본원인분석은 필요하지 않다. SAC 이외에 위험관리 영역에서는 위험점수체계(Risk Scoring System)를 적용하여 잠재적인 손상의 심각성 정도와 위해 발생 가능성을 매트릭스표에 표시한다. 위험이 낮을수록 녹색, 높을수록 적색으로 표시되는데 표시한 결과 붉은색으로 분류되면 시스템 개선을 반드시 진행해야 하며 이를 위해 근본원인분석을 한다.

표 2-3 안전평가코드 매트릭스(Safety Assessment Code Matrix)

심각성(Severity)은 손상범위, 재원기간, 회복에 소요되는 치료, 손해 배상 정도로 판단				
	Catastrophic	Major	Moderate	Minor
실제적, 잠재적	사망, 기저질환 관계 없는 영구 기능 손실	기저질환과 무관한 영구적 기능 감소	재원기간 증가, 1-2명 환자 치료 상향조정	손상이나 재원기간 연장/치료변동이 없음
환자/ 보호자	사망, 3명 이상 입원	1-2명이 입원	1-2명의 통원치료	치료 불요/거부
근무자	사망, 3명 이상 입원	1-2명 입원, 3명 이상 근무시간 단축	1-2명 의료비용 지출과 근무시간단축	응급조치로 충분
장비나 시설	–	10만달러(약 1억원) 이상 손해	1만달러(약 천만원) 이상 ~ 10만달러 미만 손해	중대한 환자결과 없이 1만달러 미만 손해

발생가능성(Probability)
- Frequent: 1년에 서너번 발생
- Occasional: 1년에 한두번 발생
- Uncommon: 2년~ 5년에 한 번
- Remote: 5년~30년에 한 번

SAC Matrix		Severity			
		Catastrophic	Major	Moderate	Minor
Probab-ility	Frequent	3	3	2	1
	Occasional	3	2	1	1
	Uncommon	3	2	1	1
	Remote	3	2	1	1

출처: http://www.patientsafety.va.gov/professionals/publications/matrix.asp

나. 다섯단계 "왜" 질문하기

근본원인분석을 제대로 수행하려면, 과정 흐름도의 활용이 분석에 유용하다(<표 2-4>). 위험이 어디에 존재하고 향상을 위한 방법과 조직체계, 업무과정을 분석하고 확인하는 것인데, 자료에 근거한 내적 일관성과 타당한 결론을 도출하기 위하여 관련 문헌을 활용해야 한다. 실무에서는 근본원인분석 과정에서 뿌리가 되는 원인이 무엇인지 파악하기 위하여 최소 다섯번 이상 "왜"라는 질문을 하며 계속적으로 근본 원인을 찾기 위해 노력하고 재발 방지를 위해 시스템과 업무과정을 바꾸도록 지도한다.

표 2-4 다섯 단계 "왜" 질문 전개 과정과 예시

5 Whys 전개 과정			예시
사건	무엇이 발생했는지 문제 사건을 규명한다		투약 오류 사건
양상	무슨 일이 있었는지 열악한 업무성과 요인의 양상으로서 문제를 규명한다.		잘못된 약물 투여
구조	왜 발생하게 되었는지 결과를 만들게 된 가시적, 비가시적 구조는?	왜 환자가 잘못된 약물을 투여 받았는가? ("왜" 질문 4회 반복)	간호사가 환자확인을 하지 않음
		왜 간호사는 환자 확인을 하지 않았는가?	환자 손목에 이름표가 없었음
		왜 환자 손목에 이름표가 없었는가?	시술과정에서 이름표가 제거됨
		왜 이름표를 재부착하지 않았는가?	프린터가 고장난 상태였음
		왜 인식표 출력 프린트가 고장이었는가?	수리를 요청했으나, 전산 요원 인력감축과 업무량 과다로 처리되지 않음
행동	행동에 미치는 영향과 결과 변화를 위해 할 수 있는 것은?		

출처: IHI. Patient Safety Essentials Toolkit: 5 Whys. 내용을 필자가 재구성하였고 예시한 그림은 (사)국제한인간호재단. 2019 환자안전전문가 과정, 김현옥 강사 강의자료에서 발췌함.

다. 다섯 가지 인과관계 규칙

위해발생 이전에 실패유형과 영향분석을 하는 과정 및 위해사건이 발생 후 근본원인분석 과정에서 <표 2-5>의 다섯 가지 인과관계 규칙을 적용하여 선행조건과 근본원인을 구분하고 결과를 구체적이고 명확하게 파악해야 한다.

표 2-5 다섯 가지 인과관계 규칙

규칙	내용
규칙 1	"원인과 결과"의 관계를 명확하게 나타내라. (틀림) 전공의가 피로하였다. (옳음) 전공의 근무시간이 한주에 80시간 이상이므로 상당한 피로가 누적되어 약물 용량을 잘못 읽는 결과를 초래하였다.
규칙 2	무엇이 발생했는지 이해하기 쉽게 부정적이고 모호한 표현이 아닌 구체적이고 정확하게 묘사한다. (틀림) 매뉴얼이 엉성하게 작성되었다. (옳음) 정맥주입 펌프 사용자 매뉴얼 글씨가 너무 작아서 간호사도 이 매뉴얼을 거의 사용하지 않기 때문에 펌프를 부정확하게 작동할 가능성을 증가시켰다.
규칙 3	인적인 실수에는 반드시 선행적인 원인이 있다. (틀림) 레지던트가 용량을 잘못 결정한 결과, 환자에게 과다 용량이 투여되었다. (옳음) 자동화된 약품처방시스템 화면 내 약품명 사이에 적절한 간격없이 화면에 보여 잘못된 용량이 선택되고 환자에게 과다 투여될 가능성을 높였다.
규칙 4	절차의 위반 자체는 근본 원인이 아니고 반드시 선행하는 원인이 있다. (틀림) 방사선 기사가 CT 스캔 절차를 준수하지 않았기 때문에 환자 정맥 주입로에 공기가 들어가서 치명적인 색전증이 발생하였다. (옳음) 환자 전처치 공간에서의 소음과 혼란이 방사선기사가 프로토콜대로 수행하는 것을 방해한 결과 수액이 채워지지 않은 수액라인으로 조영제를 투입하여 색전증이 발생하였다.
규칙 5	특정 행위수행 의무가 있음에도 이를 실패하는 경우에만 원인이 된다 (틀림) 간호사가 매 30분마다 확인하라는 처방을 이행하지 않은 결과 항응고제 투여가 지연되어 혈액응고 가능성을 증대시켰다. (옳음) 담당간호사가 특정 시간 내에 투여되어야 하는 약물 처방을 이행하지 않아, 치료 지연을 초래하였다.

출처: Action hierachy levels and categories are based on Root Cause Analysis Tools, VA National Center for Patient Safety. http://www.patientsafety.va.gov/docs/joe/rca_tools_2_15.pdf.Examples

3. 팀기반 근본원인분석 단계별 내용

근본원인분석은 준비단계, 근접원인의 규명단계, 근본원인의 규명단계, 개선활동의 설계 및 도입단계로 구성되며, 주로 팀을 구성하여 수행하는데 전형적인 근본원인분석 팀 과정은 <그림 2-3>과 같다.

근본원인분석의 단계는 첫째, 무엇이 발생하였는지 확인하기, 둘째, 무엇이 발생하였는지 또는 발생할 뻔하였는지 검토하기, 셋째, 왜 발생하였는지 원인을 결정하기, 넷째, 재발 방지를 위해 무엇을 해야 하는지 가능한 활동들을 목록화하기, 다섯째, 실제로 안전이 증진되었는지 변화를 측정하는 방법을 계획하는 것이다.

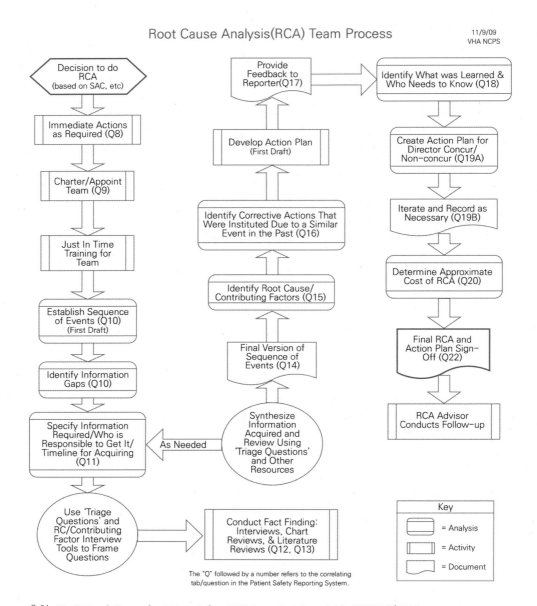

출처: VA National Center for Patient Safety RCA Step−By−Step Guide REV.02.26.2015

그림 2-3 근본원인분석 팀활동 과정

가. 준비단계

근본원인분석 시 팀원의 역할은 매우 중요하다. 최고 리더(top leaders)는 가시적인 리더십 지원 활동인 보상과 코칭 등을 해야 하고 자문가는 비난하지 않는 접근을 강조하고 제시간 안에 흐름대로 근본원인을 찾아 대책을 마련하도록 해야 한다. 팀 리더는 팀원들이 과업에 몰입하여 효과적으로 정해진 시간 안에 근본원인을 파악하도록 해야 한다. 기록자는 근본원인분석 문서에 정보들을 기입하고 팀원들은 적극적으로 몰입하여 관련 문서를 검토하고 면담을 실시하며 근본원인과 활동계획을 최고경영자에게 보고할 때 함께하는 등 근본원인분석 과정에 동참해야 한다.

나. 근접원인과 근본원인의 규명단계

단계별로 근본원인분석 활동을 수행한 후에는 밝혀진 근본 원인들이 의사소통이나 훈련의 부족, 피로감이나 근무스케줄 등 인적 요인과 관련된 것인지 환경이나 의료장비, 규정이나 방침 때문인지 분류해야 한다. 인적요인과 관련된 근본원인인 경우 신체적, 인지적, 지식과 경험 등으로 더 세분화하고 의사소통이 원인이 된 경우는 환자 사정과 관련된 것인지, 정보의 부족 또는 해석의 오류인지 파악한다. 훈련과 관련된 인적요인의 경우 발생한 사건과 관련된 직원 훈련이나 역량의 문제인지 장비 사용 미숙 때문인지를 명확히 해야 한다. 그리고 근무자의 피로가 문제였던 경우에는 개인적인 사정 때문인지 조직내 업무량은 많은 데 비해 배치 인원이 부족하였기 때문인지 확인해야 한다.

근본 원인과 기여 요인을 구별하는 방법은 다섯 가지 인과관계 규칙을 적용하여 원인과 결과(cause and effect) 연결고리를 명확하게 기술하되 부정적인 용어(미숙한 poorly, 부주의한 careless, 잘못된 wrong)를 원인 기술에 포함하지 않고 사실대로만 기재하여야 한다. 인적 오류인 착오(mistake)나 정책이나 절차 위반(violation)은 근본 원인이 아닐 수 있고 선행하는 시스템 수준의 원인이 분명히 있을 수 있다.

다. 개선 활동의 설계 및 도입 단계

개선 활동을 설계하기 위해서 먼저 근본원인을 제거할지, 관리할지 아니면 수용할지 결정해야 한다. 그리고 개선 활동을 할 때, 구체적이고 명확하게 특정 근본원인과 기여요인 등에 해당하는 활동인지를 나타내고 개선 활동계획의 책임자를 지정해야 한다. 개선활동을 개발하는 경우 어떻게 해야 근접오류가 발생하지 않거나 환자안전사건의 발생 가능성이 감소할지에 중점을 두어야 하고 관련된 장비와 소프트웨어 업무과정이나 업무공간 등 제반 요소들을 포함해야 한다.

개선 활동은 단순한 훈련이나 새로운 절차나 경고문구의 부착 등과 같은 활동으로부터 물리적 시설의 변화나 물품 배치의 표준화 및 불필요한 업무절차의 생략과 간소화 등과 같은 보다 강력한 활동이 있다. 개선 활동계획이 수립되면 수치화하여 측정할 수 있는 지표를 만들고 현실적으로 달성가능한 목표 수준을 설정하고 개선 활동이 계획된 기간 내 달성 여부와 효과성을 주기적으로 평가해야 한다.

라. 근본원인분석과 활동 계획

근본원인분석과 활동 계획(Root Cause Analysis and Action, RCA2)은 근본원인분석과 위험 예방활동을 증진하기 위한 것으로 미국의 국립환자안전재단(National Patient Safety Foundation)에서 발행한 도구이다(NPSF, 2015). 이 도구는 국립환자안전재단이 전문가들과 이해관계자들을 대상으로 근접오류와 중대사건 및 의료과오 등 근본원인분석 우수사례를 발굴하는 과정에서 나온 산물이다. 근본원인을 분석한 후 교정을 위한 활동계획은 아래 <표 2-6>에 기재하면 된다. 활동계획의 강도는 <표 2-7>에 제시한대로 인적 요인에만 의존하는 것보다는 시스템 자체에서 방어벽으로 작용할 수 있게 활동계획을 수립하는 것이 보다 강력한 활동 계획이 된다. 성취 여부를 측정할 때는 분자에는 측정하려는 사건의 수, 분모에는 그 사건이 일어날 수 있는 모든 가능한 기회의 수를 넣는다. 예를 들어서, 70세 당뇨환자가 낙상으로 고관절이 부러졌다면, 사건발생횟수가 분자에 넣어서 측정하려는 것에 해당하고, 동일 간호단위에서 70세 이상 당뇨환자의 수가 분모로 가게 한다. 표본수 산정은 모집단의 크기가 30사례 미만이면 전수 조사, 모집단의 크기가 30 이상 100 미만이면 표본수는 30개, 101에서 500개 미만이면 표본수는 50개, 모집단이 500 이상이면 70개를 선정해서 측정한다.

표 2-6 교정을 위한 활동 계획

유형	세부 행태	교정 활동	활동계획 강도	성취 여부 측정	표본수
		활동 1			
		활동 2			
		활동 3			

출처: Framework for RCA and Corective Actions
　　　The Joint Commission_RCACLEAN_Appendix_html_lh_LB_GC_7.13.17

표 2-7 활동 계획의 강도

활동 계획의 강도(Action Strength)		
보다 강력한 활동 계획행동 (과업 자체가 사람의 기억에 덜 의존하여 수행되는 일들)	건축/물리적 설비 변화	환자 낙상을 예방하기 위해 건물 내 환자 출입구를 전동 슬라이드 또는 회전문으로 교체
	사용성 검증이 포함된 새 장치	외래 환자 혈중글루카곤의 측정을 수행하여 환자군별 가장 적절한 측정 스트립을 선정
	공학적 조절	약물주입을 위한 범용 어댑터와 주변 장치의 사용을 없애고 올바른 장치에만 연결되는 튜브/피팅을 사용
	과정의 단순화	과정 내에서 불필요한 절차를 제거
	비품과 과정의 표준화	의료기관 내에서 사용하는 약물주입펌프 모델을 표준화 및 약물주입시 바코드를 사용
	리더십의 가시적 참여	의료진 단위 내 환자안전평가에 참여하고 RCA2 과정을 지원해주고 필요한 비품을 구매하고 의료인력수와 업무량의 균형 유지
중간 정도의 활동계획	반복	고위험 약품의 용량은 간호사 두 명이 각자 용량을 계산
	인원증가/업무량 감소	일일 업무량이 절정인 때를 대비하여 지원 인력을 확보
	S/W 교체/보완	약물간 상호작용을 경고해주는 기능을 활용
	집중 방해 요소 제거	PCA 펌프 프로그램을 위한 조용한 공간을 제공 약물펌프 프로그램시 집중을 흐트러뜨리는 요소를 제거
	주기적인 시뮬레이션 기반 보수교육과 관찰	시뮬레이션 실습실/환경에서 환자 인수인계를 수행하고 평가와 디브리핑 실시
	체크리스트/ 인지적 보조수단	수술실에서 전처치와 전절개 체크리스트를 사용 광섬유 내시경 관리 위한 체크리스트를 활용
	외형과 발음이 유사한 약품의 제거	약품 보관시 유사 용기/명칭의 약품을 옆에 두지 않음
	의사소통 도구의 표준화	모든 중요한 검사 결과는 반복해서 읽음 모든 구두 처방은 따라 읽고 의사가 동일하게 처방하는 것을 확인한다. 표준환자인수인계 양식을 사용
	개선된 문서와 소통방법	약품명과 용량을 정맥 용액 백에 눈에 띄게 강조하여 기재
약한 활동계획 (과업이 사람의 기억에 주로 의존하여 수행되는 일)	이중 확인	한 사람은 용량 측정, 다른 사람은 측정 결과를 평가
	경고	경고나 주의 문구 부착
	새로운 절차/협약/정책	매 2시간마다 정맥주입부위 확인
	훈련	정확한 의료장비 사용법의 시범

출처: Framework for RCA and Corective Actions
　　The Joint Commission_RCACLEAN_Appendix_html_lh_LB_GC_7.13.17

최근에는 한국형 근본원인분석 소프트웨어가 웹기반으로 개발되었다. 아직 상용화 단계에 이르지는 않았으나, 정보기술을 접목하여 사건을 분석하는 것은 데이터 축적과 유형분석 등 사례관리에 유용할 것이다(최은영 외, 2017).

V. 실패유형과 영향분석

실패유형과 영향분석(Failure Modes and Effect Analysis, FMEA)은 인간이 정신을 집중하고 지식을 동원하더라도 특정한 상황에서는 오류가 발생하거나 발생할 가능성이 있다고 가정하고 오류발생 가능성을 체계적이고 전향적으로 평가하는 방법이다. 평가 대상인 과정내의 세부 절차나 단계에서 어떤 단계가 실패할 수 있을지 그 유형을 분류하고, 그러한 실패가 왜 발생하는지 원인을 확인하고 발생하였을 때의 영향을 평가한다(IHI, 2020). 이 활동에 참여하는 팀원들은 가능한 실패의 과정을 평가하고 그 과정을 바로 잡아 실패를 예방하기 위하여 이 분석을 한다.

1. 실패유형과 영향분석을 적용한 위험분석

보건의료분야에서 실패유형과 영향분석을 적용한 연구에 대한 체계적 문헌분석 연구결과가 있다(Liu et al, 2019). 주요 연구로 의료제공과정에서 실패유형과 영향분석을 적용한 연구들은 항암치료 36개, 약품처방 12개, 산소치료를 위한 산소보충 9개, 응급실에서의 환자 치료 9건 등이었다. 병원관리 과정에서는 의료폐기물관리 13개, 낙상이나 혈액관련 9개, 환경위생 9개 등이었고 의료장비와 관련해서는 스마트 정맥주입펌프가 12건으로 가장 많았다.

2. 실패유형과 영향분석의 10단계

실패유형과 영향분석의 단계는 <표 2-8>에 제시한 10단계로 전개된다. 첫 번째 단계인 실패유형과 영향분석을 적용할 고위험과정을 선택하고 이에 관련된 다학제팀을 구성하여 각 과정의 단계에서 실패유형과 실패 원인 및 실패의 영향을 확인한다. 그리고 실패 발생가능성, 감지가능성과 그 영향의 심각성을 곱해서 계산된 점수를 보고 위험도의 우선순위를 판단한다.

표 2-8   **실패유형과 영향분석 10단계**

단계	내용
1	실패유형과 영향분석 적용은 너무 많은 하위과정이 포함되지 않은 고위험 과정을 선택한다.
2	다학제간 팀을 구성한다.
3	현재 과정에서 고정 매핑을 적용하여 세부 단계를 확인한다.
4	각 과정 내 단계에서 잠재적인 실패 유형을 브레인스토밍하여 확인한다.
5	각 실패유형의 최근접 원인과 영향을 각각 브레인스토밍하여 확인한다.
6	실패유형의 빈도/발생수와 감지가능성, 영향의 심각성 등 위험을 평가한다.
7	각 실패 유형의 위험도 우선순위(risk priority number, RPN) 점수를 측정한다.
8	교정 활동이 필요한 우선순위 실패 유형을 확인하기 위해서 RPN 점수를 적용한다.
9	"다섯가지 왜" 또는 어골도를 적용하여 근본원인을 확인한다.
10	각 실패 유형에 대한 위험감소전략을 개발하고 수행한다.

출처: IHI. QI Essentials Toolkit:FMEA. http://www.ihi.org/resources/Pages/Tools/FailureModesandEffectsAnalysisTool.aspx

가. 실패유형과 영향분석을 적용한 고위험 과정 선택

투약처방 과정을 예로 들면, 의사의 처방이 '과정'이고 실패 유형은 부정확한 체중기반 처방이며 '실패 원인'으로는 환자 체중 측정을 하지 않은 것이고 그 결과 과다용량 투여로 인한 심각한 반응이 '실패의 영향'이다(<표 2-9>).

표 2-9   **실패유형과 영향분석 적용 예**

과정		실패 유형		실패 원인		실패의 영향
의사 처방 지시가 전달	⇒	부정확한 체중기반 투약지시	⇒	정확한 측정 검증과정이 누락	⇒	환자에게 과다용량투여로 심각한 반응 발생

출처: (사)국제한인간호재단. 2019 환자안전전문가 과정, 김현옥 강사 강의자료에서 발췌 및 재구성.

나. 다학제간 팀 구성

평가 대상이 되는 과정을 선정한 후 세부 절차와 관련된 보건의료인력으로 다학제 간 팀을 구성한다. 예를 들면, 새롭게 간이식수술을 시도하기 전에 실패유형과 영향분석 을 위해서 이식외과의사, 이식 코디네이터 간호팀장, 마취과, 영상의학과, 진단검사의학 과, 중환자의사, 수술간호사, 중환자팀, 혈액센터장 등이 참여하게 된다.

다. 과정내 단계별 실패유형과 원인 확인

각 과정의 세부 단계를 더 쉽게 이해하기 위해서는 흐름도를 활용하면 된다. 다학제 팀원이 과정의 세부 단계를 아래 표의 좌측 칸에 위에서 아래로 번호를 매긴 후 세부 단계에 관여하는 팀원이 실패 유형부터 실패가 발생하는 것을 감소시키는 활동까지를 채워 넣는다(<표 2-10>).

표 2-10   실패 유형과 영향 분석표

과정내 세부단계	실패 유형	실패 원인	실패 영향	발생 가능성 (1-10)	감지 가능성 (1-10)	심각도 (1-10)	위험도 우선순위 (RPN)	실패 발생 감소 활동
1								
2								
3								
. . .								
							RPN 합계	

- 실패 유형(failure mode) 세부단계별로 잘못 될 수 있는 것을 표시.
- 실패 원인(failure causes) 실패 유형의 모든 가능한 원인들을 표시.
- 실패 영향(failure effects) 확인된 실패 유형별로 모든 가능한 위해의 결과를 표시.
- 발생 가능성(likelihood of occurrence) 1-10의 척도로 실패 발생 가능성이 높은 것이 10점.
- 감지 가능성(likelihood of detection) 1-10의 척도로 감지가 안 될 가능성이 높은 것이 10점.
- 중등도(severity) 1-10의 척도로 실패 유형이 발생한 경우의 가장 심각한 위해가 10점.
- 위험 프로파일 수치(Risk Profile Number, RPN) 각 실패유형에 대하여 '발생가능성-감지가능성-중등도' 세 가지를 곱한 값으로 최하 1점부터 최대 1,000점까지 표시하고 세부단계의 RPN을 합한 총합으로 RPN값을 구하고 위험도 우선순위를 판단.
- 실패 가능성 감소 활동(Actions to reduce occurrence of failure)은 가장 높은 RPN 실패 유형을 안전한 체계로 향상시키기 위하여 가능한 활동을 나열.

출처: IHI. QI Essentials Toolkit:FMEA. http://www.ihi.org/resources/Pages/Tools/FailureModesandEffectsAnalysisTool.aspx

라. 위험도 우선순위의 해석

위험도 우선순위 수치가 가장 높은 실패 유형에 개선 노력을 중점적으로 기울여야 한다. 이 수치가 가장 낮은 실패 유형은 전체 과정에 크게 영향을 미치지 않으므로 우선순위가 가장 낮다. 위험 우선순위 수치가 가장 높은 열 가지 실패 유형을 확인하고, 활동 계획으로 다음을 고려해야 한다(<표 2-11>).

표 2-11 실패 발생 감소 활동 계획시 고려할 사항

구분	실패 발생을 감소시키는 활동 계획
실패 유형이 발생할 가능성이 있는 경우	• 원인을 평가하여 모두 제거될 수 있는지 확인 • 강력하게 통제가 가능한 추가 장치를 고려 • 검증 단계를 추가(예: 독립된 이중확인, 바코드 등) • 원인에 기여하는 다른 절차를 조정
실패가 탐지하기 어려운 경우	• 실패 유형이 발생할 수 있는 '전조(flags)'가 있는지 확인 • 초기 단계에서 실패유형을 막을 수 있는 개입 단계를 추가 • 안전하지 못한 역치에 도달시 경고해 주는 알람 기능 설치 고려
실패로 심각한 손상이 야기될 수 있는 경우	• 실패 유형이 발생한 때 조기 경보 신호를 직원들이 인지하고 초기 대응하도록 훈련 • 즉각 대응이 요구되는 상황에 필요한 해독제 정보와 자원 제공

출처: IHI. QI Essentials Toolkit:FMEA. http://www.ihi.org/resources/Pages/Tools/FailureModesandEffectsAnalysisTool.aspx

3. 고위험 실패 유형에 대한 전략

개선이 필요한 고위험 실패 유형에 대해서는 다학제팀이 브레인스토밍을 통해서 개선 전략을 수립하고, 향상 목표를 설정하고, 성과 측정 방안을 제시할 수 있다. 예를 들면, 간이식 수술을 최초로 시도하려는 병원에서는 다학제간 팀을 구성하여 실패유형과 영향분석 및 위험도 우선순위 수치가 가장 높은 실패 유형을 확인하여 향상 활동을 수립해야 한다. 활동계획 수립에는 교정활동계획(Corrective Action)이나 전략적 향상 계획(Strategic Improvement Plan, SIP)이 사용된다. 전략적 향상 계획은 무엇(what)을 어느 영역(where)에서 누가(who) 책임을 맡아서 언제부터(when) 할 것인지, 4W를 사용하여 구체적으로 수립하는 것이다.

VI. 인적 오류 분류 체계

근본원인분석이나 실패 유형과 영향 분석과 같은 방법을 이용해서 이미 발생한 사건 혹은 발생할 우려가 있는 사건에 대해서 분석을 하는 것이 가능하지만 사건 원인에 대한 해결책을 마련하기 위해서는 사건의 성격에 대한 이해가 필수적이다. 원인에 대한 이해 없이 쉽게 떠오르는 내용만으로 대책을 구성하게 되면 당장 문제가 해결된 것처럼 보이지만, 이후에 다른 형태의 문제로 발생할 가능성이 높다.

이러한 관점에서 여기서는 환자안전사건에서 주요 근본 원인 중 하나로 꼽히고 있는 인적 오류에 대해서 자세히 살펴보기로 하겠다. 인적 오류를 분류하는 방법은 여러 가지가 있으나 여기서는 <그림 2-4>와 같이 제임스 리즌(1990)의 분류 체계를 따라서 설명하도록 한다.

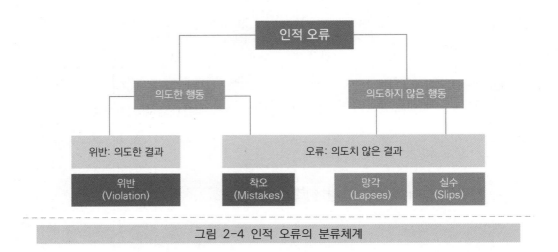

그림 2-4 인적 오류의 분류체계

인적 오류는 의도가 성공/실패하였는지 여부와 의도가 적절하였는지에 따라 구분할 수 있다. 이렇게 구분한 것이 실수(slip), 망각(lapse), 착오(mistake), 위반(violation)이 된다. 의도하지 않은 행동으로 인해서 발생하는 오류가 실수(slip)와 망각(lapse)이다. 실수는 의도와 다른 행동을 하는 것으로 문자 메시지를 보낼 때 키보드를 잘못 눌러서 원치 않는 메시지를 보내게 되는 것을 뜻한다. 의료관점에서는 약화사고에서 비슷한 형태와 이름의 약(look-alike, sound-alike)을 혼동하여 처방과 다른 약을 투약하는 사례를 들 수 있다. 망각은 주로 미래기억(prospective memory)의 실패로 나타나는데 앞으로 수행해야 할 일의 단계를 잊어버려서 순서를 건너뛰거나 다른 대상에 행동을 수행하게 되는 것을 뜻한다. 수혈 혹은 투약을 할 때 동시에 여러 가지의 일을 수행하다보니 어디까지 진행하였는지를 잊고 다른 환자에게 투약하거나 수혈하는 경우가 이에 해당한다. 망각이 발생하는 이유는 보통 중간에 다른 과업을 하게 되거나 순간적으로 현재 작업하고 있는 내용에 다른 과업이 개입하여 발생하게 된다. 작업 중단(interrupt)이 대표적인 원인이 될 수 있다. 기억을 돕기 위해서는 머릿속으로만 기억하지 않고 현재 진행상태를 기록해 두는 외부 기억(external memory)이나 체크리스트 등을 활용할 수 있다.

착오는 초기 의도는 올바르게 설정되었으나 원하지 않는 결과를 얻게 되는 것으로 주로 의사결정의 실패로 인해서 잘못된 행동을 선택하여 실행하게 되는 것이다. 착오와 실수가 다른 점은 실수는 의도와는 다른 행동을 수행하게 된 것이고 착오는 의도한 행동을 성공적으로 수행했지만 행동을 선택하는 계획 단계에서 오류가 발생한 것이다. 예를 들어, 문자 메시지에 '왜 안돼?'라고 쓸 것을 '외 않되?'라고 잘못 쓰는 것은 문자를 입력하는 단계에서 맞춤법을 몰라서 틀린 경우이므로 착오(mistake)에 해당한다. 하지만 '했습니다'를 '했스빈다'로 잘못 쓰는 것는 'ㄴ'과 'ㅣ'의 입력 순서가 잘못된 것으로 실수(slip)라고 볼 수 있다. 의료에서 착오는 진단오류의 형태로 많이 나타나게 된다. 환자가 증상을 호소할 때 증상의 원인을 정확히 발견하지 못해서 잘못 투약하는 경우가 이에 해당한다.

착오는 크게 나누어 보면 규칙기반 오류와 지식기반 오류로 세분하여 설명할 수 있다. 규칙기반 오류는 상황에 적절하지 않은 규칙(rule)을 적용하여 문제가 발생하는 것으로 규칙을 적용할 수 없는 상황에서 규칙을 무리하게 적용하는 경우에 발생한다. 이에 비해서 지식기반 오류는 학습한 지식이나 주어진 정보가 충분하지 않아서 잘못된 의사결정을 내리는 것으로 경험의 부족이나 정보 전달의 단절로 인해서 발생할 수 있다. 비합리적인 의사결정과 한계에 대해서는 노벨 경제학상 수상자인 대니얼 카네만(Kanneman)이 여러 가지 연구를 수행하여 사람이 쉽게 빠지기 쉬운 편향(bias)이나 간편추론(heuristic)에 대해서 밝힌 바 있다. 카네만은 의사결정을 내리는 시스템이 직관적, 감정적인 시스템 1과 논리적이고 신중한 시스템 2로 구성되어 있다고 소개하고 시스템 2의 동작을 필요로 하는 문제에서 충분한 숙려없이 시스템 1의 직관적인 판단을 믿어버리는 문제를 지적한 바 있다. 이러한 관점에서 임상의사결정 과정에서 성찰/숙고(reflection)하는 시간을 가졌을 때 오류를 줄일 수 있다는 결과가 보고된 바 있다.

위반은 주어진 규칙을 따르지 않는 것으로 태업(sabotage)이라고 보기도 한다. 이에 관련하여 인적 오류 분석에서 주의해야 할 점은 위반이 발생했을 때 이것을 근본원인으로 보고 분석을 멈추는 것이다. 위반사례를 분석할 때에는 먼저 이러한 위반이 일상적으로 발생하는 것인지 아니면 이 사건에서만 예외적으로 발생한 것인지를 구분해야 한다. 특히 일상적으로 발생하는 위반에 대해서는 평소에는 위반하고 있더라도 별다른 문제가 없었는데 사건이 발생하였으므로 원인으로 지목되고 조명을 받게 되는 경우가 생기게 된다. 이런 상황에서의 위반은 사건을 유도하는 원인이 되었다기 보다 사건 발생을 막는 방어기제로서 제정해 둔 규칙이 무력화 된 상황으로 이해할 수 있다. 따라서 어떤 요인이 규칙을 따르지 않게 만들었는지, 혹시 규칙을 따라서 행동하도록 강제하는 것이 많은 불편을 초래하는 것이었는지에 대해서 검토할 필요가 있다. 예외적인 위반은 사건이 발생한 원인으로 볼 수 있거나 이와 밀접한 관계가 있는 것으로 생각할 수 있다. 예를 들어서, 대형 사고로 인해서 응급실이 몹시 붐비는 상황에서 중증 환자를 담당하지 않고 있던 간호사가 투약 중에 환자 확인 절차를 지키지 않아서 투약오류를 발생시킨 경우에는 특별히 바쁘고 위중한 응급실 환경이 환자 확인을 건너뛰게 한 원인이라 볼 수 있다. 이 때 환자 확인을 강화하기 위해서 두 명이 독립적으로 환자의 신원을 확인하도록 한다거나 확인 절차를 강화하여 업무강도가 높아지는 상황이 생긴다면 이는 문제를 해결하기보다 오히려 다른 문제 발생 가능성을 높이는 것이라 볼 수 있다.

Ⅶ. 인적 오류에 대한 해결 방안

인적 오류에 대한 해결책은 오류의 종류에 따라서 다르게 접근해야 한다. 또한 접근 방식에 따라서 근본적인 체계 변경과 상황에 따른 대응책으로 나눌 수 있는데 이는 각각 장단점이 존재한다.

실수는 비효율적인 작업 환경에 기인하는 경우가 많다. 투약오류에서 유사한 약품 이름을 혼동하여 처방을 실수하는 경우에 이름의 유사도가 높은 약물이 전산 약품 처방 시스템(EMR) 선택창에서 나란히 있어서 잘못 선택할 수 있다. 사람은 유사한 특성을 가진 자극을 분류하는데 익숙하지 않고 많은 노력을 해야 한다. 따라서 불필요하게 유사한 자극을 분리할 수 있으면 오류를 줄일 수 있게 된다. 과거 발생했던 빈크리스틴과 시타라빈의 혼동으로 인한 사건 또한 하나는 정맥으로 다른 하나는 척수강으로 투입해야 하는 서로 다른 두 약물이 동일하게 주사기에 담겨 있었기 때문이라 할 수 있다. 이후 대책으로 마련된 것이 시타라빈의 경우에는 수액에 담아 정맥주사의 형태로 조제하여 투약하도록 함으로써 유사성을 줄이는 대책이 제시된 바 있다. 이와는 반대로 같은 역할을 하는 장치의 인터페이스가 서로 다르게 설계되어 있으면 이로 인해서 문제가 발생하기도 한다. 예를 들어, 정맥주입펌프 같은 경우에 거의 동일한 기능을 수행하는 제품이지만 제작사에 따라서 혹은 모델에 따라서 각각 다른 인터페이스를 가지고 있다. 이것 때문에 작업 순서에 혼동이 발생하기도 하고 약품 주입속도와 주입량을 바꿔서 입력하기도 하는 등의 오류를 유발하기도 한다. 다른 인터페이스는 학습의 부담을 높이게 되고 서로 다른 작동 방법에 대한 기억이 서로 영향을 주어 작업 수행 중에 오류를 일으키기 쉽게 만든다.

착오는 정보와 지식의 부족 혹은 정보처리 능력의 한계로 인한 완전하지 못한 의사결정 때문에 발생한다. 잘못된 판단을 하는 상황은 여러 가지가 있으나 대표적으로 정보가 부족할 때에는 정확한 판단을 내리기가 어렵다. 예를 들어, 환자의 검사 결과가 제때 통보되지 않는다거나 전원된 환자의 과거 병력이 누락되거나 하면 정확한 결정을 내리기 어려운 상황이 발생하게 된다. 따라서 중요한 정보를 어떻게 효과적으로 제공하는가라는 측면에서 병원 정보 시스템의 인터페이스를 어떻게 설계해야 하는가라는 고민을 할 필요가 있다. 다른 한 가지 패턴은 정보처리 능력의 한계로 인해서 모든 경우를 고려하는 합리적인 의사결정을 못하는 것이다. 이것은 인간 정보처리 능력의 한계로 발생하는 경우가 많고 의료뿐 아니라 다른 분야에서도 공통적으로 나타나는 특성이라고 할 수 있다. 다른 분야에서는 편향을 없애는 훈련이 올바른 의사결정을 하는 데 도움을 제공한다는 연구가 있었으나(Sellier et al., 2019) 의료 분야에서는 아직까지 검증된 바는 없다. 하지만 의료에서 다루게 되는 정보의 다양성과 복잡함을 고려할 때 이와 같은 의사결정의 한계는 충분히 예상할 수 있는 것으로 이를 돕기 위한 의사결정 시스템의 필요성 또한 부인할 수 없다. 특히 인공지능 기반 진단 시스템은 의료진을 대체한다기보다 증상을 기반으로 추정할 수 있는 여러 원인을 제안함으로써 의사결정의 한계점을 보완할 수 있을 것으로 생각된다.

위반은 처벌보다는 왜 그렇게 행동했는지에 대한 이해가 우선되어야 한다. 사건 사건이 발생했을 때 적극적 오류(active error)가 먼저 눈에 띄기 쉽고 따라서 이와 관련된 위반 사항이 있을 경우 이를 근본 원인으로 지목하고 해결책으로 규정을 준수하는 것을 강화하기 쉽다. 하지만 위반의 종류에 따라서 해결책 또한 달라야 한다. 원내 감염을 막기 위해서 병원에서 집중적으로 관리하는 손씻기 수행에 대해서도 이와 같은 위반 사항을 적용할 수 있다. 포스터나 입간판 같은 다양한 홍보 활동을 통해서 손씻기의 중요성을 알림에도 불구하고 손씻기가 일상적으로 누락되고 있다면 그 원인을 파악할 필요가 있다. 만약 부서 내부에서 손씻기의 중요성이 강조되지 않고 있다면 손위생을 소홀히 하는 것이 당연할 것으로 생각된다. 이는 일상적인 위반으로 이어지게 되고 그에 대한 대책은 부서 내에서 통용되는 규범(norm)을 재설정해주는 것이 된다. 이때 흔히 채택하는 정책으로 위반자에 대한 불이익을 주거나 감시를 강화하는 방법을 취하기 쉬운데 전체적인 분위기와 문화의 변화 없이는 벌칙을 강화하는 것으로 원하는 효과를 얻기 어려운 경우가 많다. 규정을 강화하는 것은 불이익에 대한 부정적인 감정을 불러일으켜 행동을 변화시키려 하는 것인데 이는 오히려 위반사례만 증가시키게 되는 결과를 초래할 수도 있다. 따라서, 규정 강화 외에도 긍정적인 동기를 부여할 수 있는 다른 여러 가지 개선 활동을 동시에 진행해야만 한다.

예외적인 위반의 경우에는 어떤 환경적인 요인에 의해서 규정을 지키지 않았는지에 대한 판단이 필요하게 된다. 우선 순위가 높은 다른 과업을 먼저 수행해야 했다거나 타당한 이유가 있는지를 확인해서 의도를 파악하는 것이 중요하다. 작업 환경에 대한 이해가 없이 이중확인 등의 대책을 만들게 되면 이는 오히려 의료진의 업무를 과중하게 하고 다른 일상적인 위반으로 이끄는 요인이 될 수 있으므로 주의해야 한다.

참고문헌

보건복지부 고시 제2019-122호. 의료질평가지원금 산정을 위한 기준 고시 일부 개정.

분당서울대학교병원. Outcomes Book(2nd Ed). 2019.

의료기관평가인증원. 중대한 환자안전사건 관리 방안. 2019.

의료기관평가인증원. 3주기 급성기병원 인증기준. 2018.

최은영, 이현정, 옥민수, 이상일. 환자안전사건 분석을 위한 한글 근본원인분석 소프트웨어 개발. *한국의료질향상학회지*. 2018. *24*(1), 9-22, http://dx.doi.org/10.14371/QIH.2018.24.1.9.

Ginsburg LR, Chuang YT, Norton, PG et al. Development of a measure of patient safety event learning responses. Health Services Research. 2009; 44(6), DOI: 10.1111/j.1475-6773.2009.01021.x

Hoppes M., Mitchell J. White paper series: Serious safety events: Getting to zero American Society for Healthcare Risk Management. 2012.

Johnsom BE, Lou-Meda R, Mendez S., et al. Teaching patient safety in global health: Lessons from the Duke global health patient safety fellowship. 2019.

Johnston BE, Lou-Meda R, Mendez S., et al. Teaching patient safety in global health: Lessons from the Duke global health patient safety fellowship. BMJ Global Health. 2019; 4(1), e001220. doi: 10.1136/bmjgh-2018-001220

Leape LL. Error in medicine. JAMA. 1994; 272(23): 1851-1857.

AHRQ. Patient safety 101: The history of the patient safety movement. 2019.
https://psnet.ahrq.gov/primer/patient-safety-101.

AHRQ. Long-term care and patient safety. 2019.
https://psnet.ahrq.gov/primer/patient-safety-101.

Agency for Healthcare Research and Quality. Systems approach. last updated September 7, 2019. ttps://psnet.ahrq.gov/primer/systems-approach.

AHRQ. Free from harm: Accelerating patient safety improvement fifteen years after to Err is Human. 2015.
https://psnet.ahrq.gov/index.php/issue/free-harm-accelerating-patient-safety-improvement-fifteen-years-after-err-human

Liu HC, Zhang LJ, Ping YJ, Wang L. Failure mode and effects analysis for proactive healthcare risk evaluation: A systematic literature review. *Journal of Evaluation in Clinical Practice*. 2020; 20:1320-1337. doi:10.1111/jep.13317

Reason, J. Human Error, Cambridge University Press New York, NY. 1990.

Sellier, Anne-Laure & Scopelliti, Irene & Morewedge, Carey. Debiasing Training

Improves Decision Making in the Field. Psychological Science. 2019; 30. 1371－1379. 10.1177/0956797619861429.

U.S. Department of Veterans Affairs. Root Cause Analysis Toos; VA National Center for Patient Safety RCA Step－By－Step Guide REC.0226. 2015.
http://www.patientsafety.va.gov/docs/joe/rca_step_by_step_guide_2_15.pdf

Wachter RM. Understanding patient safety (2nd Ed.). McGraw－Hill. 2012.

WHO. The conceptual frameworks for the international classification for patients for patient safety. 2009.

WHO. Patient safety: A global health priority. 2019.
https://www.who.int/patientsafety/policies/global－health－priority/en/

WHO. Key facts: Patient safety: A fundamental component for UHC. 2019.
https://www.who.int/news－room/fact－sheets/detail/patient－safety.
Uploaded on 13 September 2019

CHAPTER

03

우리나라 환자안전 관련 법제도

CHAPTER 03

우리나라 환자안전 관련 법제도

개요

3장에서는 우리나라 환자안전 관련 법제도를 사건 예방, 사건 확인, 사건 대응의 세 가지 범주로 소개하고자 한다.[1)]
'Ⅰ. 환자안전사건 예방에 관한 법제도, Ⅱ. 환자안전사건 파악에 관한 법제도, Ⅲ. 환자안전사건 대응에 관한 법제도'에서는 「환자안전법」을 제외한 사건 확인, 사건 대응과 관련된 우리나라 법 제도를 다루며, 특히 최근 개정된 법을 위주로 정리하였다. 우리나라 환자안전법의 제·개정 배경과 과정, 주요 내용 등에 대해 환자안전 전담인력으로서 활동하기 위해 꼭 학습해야 할 내용 위주로 제시하였다.
'Ⅳ. 환자안전법'에서는 우리나라 환자안전법의 제·개정 배경과 과정, 주요 내용 등에 대해 환자안전 전담인력으로서 활동하기 위해 꼭 학습해야 할 내용 위주로 제시하였다.

Ⅰ. 환자안전사건 예방에 관한 법제도

환자안전사건 예방에 관한 법제도는 환자안전사건이 발생하여 사회적으로 큰 관심이 모아지고, 이후 관련 법 개정 또는 제도의 개선이 이루어진 사례 또는 변화가 필요한 내용을 중점적으로 소개하고자 한다.

「의료법」에서는 의료기관의 구분(의원급 의료기관, 조산원, 병원급 의료기관)과 요건, 상급종합병원과 전문병원 지정, 의료기관의 개설 및 운영, 의료장비의 설치·운영 등에 대한 사항을 규정하고 있다. 그리고 이와 같은 규정들을 위반할 경우 적용되는 벌칙 또한 명시하고 있다. 그 중 「의료법」 제36조는 의료기관 개설자의 준수사항에 대한 조항

---

1) 환자안전법 매트릭스의 세 가지 범주의 분류에 따른 제시이며(Downie at al, 2006), 2021년 7월 기준 시행되고 있는 법·정책을 바탕으로 기술되었다. 이에 법 개정 또는 정부 정책의 변경 등에 따라 내용이 달라질 수 있다.

으로, 의료기관의 종류에 따른 시설기준 및 규격, 안전관리시설 기준, 운영 기준, 고가의
료장비의 설치·운영 기준, 의료기관의 종류에 따른 의료인 등의 정원 기준, 의료기관의
위생관리, 의료기관의 의약품 및 일회용 의료기기의 사용에 관한 사항과 의료기관 내
수술실, 분만실, 중환자실 등 감염관리가 필요한 시설의 출입 기준, 보안장비 및 보안인
력 배치 등에 관한 사항들이 포함되어 있다.

1. 의료기관의 시설기준 및 시설규격

의료기관 시설과 관련된 규정은 「의료법」, 「응급의료에 관한 법률」, 「감염병의 예
방 및 관리에 관한 법률」, 「정신건강증진 및 정신질환자 복지서비스 지원에 관한 법률」,
「건축법」 등에 제시되어 있다(보건복지부, 한국의료복지건축학회, 2018).

「의료법」에서 규정하고 있는 의료기관의 종류별 시설기준에서는 각 의료기관 종류
마다 구비해야 하는 시설에 대해 제시하고 있고, 의료기관의 시설규격에서는 각 시설마
다의 구체적인 기준을 제시하고 있다(의료법 시행규칙 제34조, [별표 3], [별표 4]). 특히
2017년 병원 내 감염을 예방하고 더욱 안전하고 쾌적한 의료환경에서 입원환자가 진료
를 받을 수 있도록 시설규격을 전반적으로 개선하였고, 이에 따라 입원실에 설치하는
병상 수는 최대 4병상(요양병원의 경우 6병상)으로 제한하였다. 병실 면적은 1인 입원실의
경우 기존 6.3제곱미터에서 10.0제곱미터로, 다인 입원실은 환자 1인당 4.3제곱미터에서
6.3제곱미터로, 중환자실의 면적은 병상 1개당 10제곱미터에서 15제곱미터로 강화하였
다. 또한 기존에는 규정되어 있지 않았던 병상 간 이격거리도 입원실 병상 간 최소 1.5
미터 이상으로, 중환자실은 최소 2미터 이상으로 제시하고, 입원실에 손씻기 시설 및 환
기시설을 설치하도록 하였다. 그리고 300병상 이상의 종합병원 입원실에는 1개 이상의
음압격리실, 300병상 이상의 요양병원 입원실에는 1개 이상의 격리병실을 각각 설치하
도록 하였다. 권역외상센터의 시설기준에는 외상 소생실, 외상 환자 진료 구역과 같은
외상소생구역과 외상 수술실, 외상 중환자실의 병상, 방사선실, 헬기장 등의 시설이 포
함되며, 외상환자 진료를 위한 시설(외상 소생실, 방사선실, 중환자실, 수술실)은 상호간 구
획되어야 하며 최대한 근접하여야 한다(응급의료에 관한 법률 시행규칙 제17조의2, [별표 7의
2]). 「감염병의 예방 및 관리에 관한 법률」 시행규칙 제31조에 따르면 감염병관리시설
중 300개 이상의 병상을 갖춘 감염병관리기관은 음압병실 1개 이상, 300개 병상 미만의
감염병관리기관은 외부와 격리된 진료실 또는 격리된 병실을 1개 이상 설치하여야 한
다. 음압병실은 15제곱미터 이상의 면적을 확보해야 하며, 음압병상이 있는 음압구역과
비음압구역을 물리적으로 구분할 수 있는 장소에 설치하여야 한다. 화장실은 음압병상

이 있는 공간에 설치하며, 음압용 공급·배출 시설은 다른 공급·배출시설과 구분하여 설치하고 헤파필터를 설치하여야 한다(감염병의 예방 및 관리에 관한 법률 시행규칙, [별표 4의2]).「정신건강증진 및 정신질환자 복지서비스 지원에 관한 법률」시행규칙 제11조 별표 3에서는 정신의료기관의 시설 및 장비기준을 정신병원, 병원급 이상의 의료기관에 설치된 정신건강의학과, 정신과의원별로 제시하고 있다.「건축법」제50조에서는 의료시설 등의 건축물은 국토교통부령으로 정하는 기준에 따라 주요 구조부와 지붕을 내화 구조로 하여야 한다고 규정하고 있다.

의료기관의 시설기준 및 환자안전과 관련하여 주목해야 할 것은 화재안전이다. 최근 5년 간의 화재 발생 건수를 살펴보면 전체 화재 발생 건수는 소폭 감소하는 추세인 반면, 의료시설의 화재는 2014년 161건, 2015년 142건, 2016년 188건, 2017년 169건, 2018년 206건으로 증가하는 추세이다(보건복지부, 2020). 의료기관 대규모 화재사건으로는 2014년 5월 장성효사랑요양병원 화재(사망 21명, 부상 14명), 2018년 1월 밀양세종병원 화재(사망 55명, 부상 137명) 등이 있으며, 특히 밀양세종병원 화재 이후 의료기관의 화재안전 취약성에 대한 문제가 더욱 부각되었다(보건복지부, 2020). 의료기관은 화재 발생 시 피난에 어려움이 있는 피난약자인 환자들이 다수이고, 대형 조리시설, 신체 결박과 같은 보호조치가 이루어지는 경우도 있으며, 입원실 내 다량의 가연물이 적치되어 있어 화재위험성 측면에서 고위험군에 해당한다(보건복지부, 2020). 이에 의료시설의 화재안전을 위해서는 이러한 특성을 반영하여 강화된 방화 및 피난규정을 마련하여야 한다(보건복지부, 한국의료복지건축학회, 2018).

의료기관의 시설기준 및 시설규격은 화재안전뿐만 아니라 감염관리 등 다양한 측면에서 의료환경 개선과 환자안전을 위한 적정 수준이 담보되어야 한다. 그러나 현재 법률에 규정된 내용은 우리나라 의료기관 시설에 대한 현실을 종합적으로 반영하고 있다고 보기 어렵다. 특히「의료법」에 제시되어 있는 시설기준은 의료기관을 설립하기 위해서는 반드시 준수해야 하는 강제규정의 성격을 가지기 때문에 최소한의 필수적인 내용만을 규정하여 대부분의 의료기관이 기준을 준수할 수 있도록 하고 있다. 이에 해당 시설기준을 충족하였다고 하여 의료기관 시설수준이 적절하다고 볼 수 있는 것은 아니며, 최소한의 규정이 아닌 적정 수준의 질을 규정하는 시설 가이드라인 준수를 통해 적정 수준을 확보하는 것이 필요하다(보건복지부, 한국의료복지건축학회, 2018).

2. 수술실, 분만실, 중환자실 출입 제한

2018년 의료기기 영업사원이 수차례 대리수술을 하였고, 대리수술을 한 환자 중 1명이 수술 후 사망한 사건이 언론을 통해 보도되면서 무자격자의 의료행위와 의료시설 출입에 대해 사회적으로 큰 관심이 모아졌다. 이후 의료인, 의료기관 개설자 및 종사자는 무자격자에게 의료행위를 하게 하거나 의료인에게 면허 사항 외의 의료행위를 하게 하여서는 안된다는 조항과 의료기관 내 수술실, 분만실, 중환자실 등의 감염관리가 필요한 시설의 출입 기준에 관한 사항을 신설한 「의료법」 일부개정안을 마련하였고, 2019년 10월 24일부터 수술실, 분만실, 중환자실 등의 시설에 출입을 제한하고 있다.

「의료법」 시행규칙 제39조의5에 의하면 의료기관 개설자는 수술실, 분만실, 중환자실에서 의료행위가 이루어지는 동안 환자, 의료행위를 하는 의료인·간호조무사·의료기사, 환자의 보호자 등 의료기관의 장이 출입의 필요성을 인정하여 승인하고 감염관리 등 출입에 필요한 안내를 받은 사람을 제외하고는 출입하는 사람이 없도록 관리해야 한다. 또한 출입하는 사람의 이름, 출입 목적, 입실·퇴실 일시, 연락처 등을 기록하고 1년 동안 보존해야 한다. 이때, 환자는 진료기록부, 간호기록부 등의 기록으로 해당 사실을 확인할 수 있기 때문에 기록과 관리, 보존을 생략할 수 있다.

3. 보건의료인의 안전

2018년 12월 정신건강의학과 외래 진료를 보러 온 한 환자가 의사의 흉부를 흉기로 여러 차례 찔러 의사가 사망한 사건이 발생하였다. 이 사건 이후 의료기관 안전시스템의 개선의 필요성이 다시 한번 강조되었고, 특히 안전한 진료환경은 곧 환자안전과도 직결되는 문제로 국가적 차원의 대응 및 지원의 필요성이 제기되었다. 이후 보건복지부는 비상벨 설치 및 보안인력 배치 추진, 안전한 진료환경 조성을 위한 비용 지원, 안전 진료 가이드라인 마련 및 배포, 정신질환 치료·관리체계 개선 등의 내용이 담긴 '안전한 진료환경 조성 방안'을 발표하였다.

「의료법」에 의해 의료인을 폭행하는 등의 행위로 상해에 이르게 하였다면 7년 이하의 징역 또는 1천만원 이상 7천만원 이하의 벌금에 처하고, 중상해에 이르게 한 경우 3년 이상 10년 이하의 징역에 처하며 사망에 이르게 한 경우에는 무기 또는 5년 이상의 징역에 처하도록 처벌을 강화하였다. 또한 음주로 인한 심신장애 상태에서 폭행을 행할 경우 벌하지 않는다는 형법 규정을 적용하지 않는 특례를 규정하였다.[2]

또한 100병상 이상의 병원·정신병원 또는 종합병원에 보안인력 배치가 의무화되었으며, 정신병원의 경우에는 보안인력, 비상경보장치 설치 내용은 정신건강복지법 시행규칙에서 별도로 규정할 예정이다.

---

2) 의료법[시행 2021. 6. 30.] [법률 제17787호, 2020. 12. 29., 일부개정]

「의료법」시행규칙 제39조의6의 내용을 자세하게 살펴보면 100개 이상의 병상을 갖춘 병원·정신병원 또는 종합병원을 개설하는 자는 의료인 및 환자에 대한 폭력행위를 관할 경찰관서에 신고할 수 있는 비상경보장치를 설치하고, 보안 전담인력 1명 이상을 배치하여야 하며, 의료인 및 환자에 대한 폭력행위 예방·대응 매뉴얼을 마련하여 의료인 및 의료기관 종사자 등을 대상으로 교육을 실시하고 의료인 및 환자에 대한 폭력행위 예방을 위한 게시물을 제작하여 의료기관의 입구 등 눈에 띄기 쉬운 곳에 게시하여야 한다.

Ⅱ. 환자안전사건 파악에 관한 법제도

환자안전사건 확인과 관련된 법제도는 환자안전법에 의해 운영되고 있는 환자안전 보고학습시스템 외 환자안전사건에 대한 정보를 수집 및 관리하고 있는 법제도(의료관련 감염 보고, 혈액안전 관리, 의약품부작용 보고)에 대해 살펴보고자 한다.

1. 의료관련감염 보고

「의료법」제47조에 의하면 종합병원 및 150개 이상의 병상을 갖춘 병원급 의료기관의 장은 의료관련감염 예방을 위하여 감염관리위원회와 감염관리실을 설치·운영하고 감염관리 업무를 수행하는 전담인력을 두는 등, 감염을 관리하기 위해 필요한 조치를 하여야 한다.

가. 의료관련감염 감시 시스템

질병관리청장은 의료관련감염의 발생과 원인 등에 대한 의과학적인 감시를 위하여 의료관련감염 감시 시스템을 구축·운영할 수 있으며, 이러한 시스템의 구축과 운영 업무를 관계 전문기관에 위탁할 수 있다.

의료기관은 의료관련감염 감시 시스템을 통하여 매월 의료관련감염 발생 사실을 등록할 수 있으며, 의료관련감염 감시의 대상은 중환자실에서 발생한 감염(혈류감염, 요로감염, 폐렴), 수술한 부위의 감염, 신생아중환자실에서 발생한 감염, 손위생 수행률, 중심정맥관 관련 혈류감염예방, 기타 그 밖에 질병관리청이 필요로 하는 의료관련감염 감시이다. 감시 시스템에 참여하는 의료기관은 의료관련감염 감시 대상을 1개 이상 선택하여 등록할 수 있다.[3] 질병관리청장은 고유식별정보를 제외한 의료관련감염 감시 시스템의 통계자료를 참여 의료기관에 제공할 수 있다(<그림 3-1>).

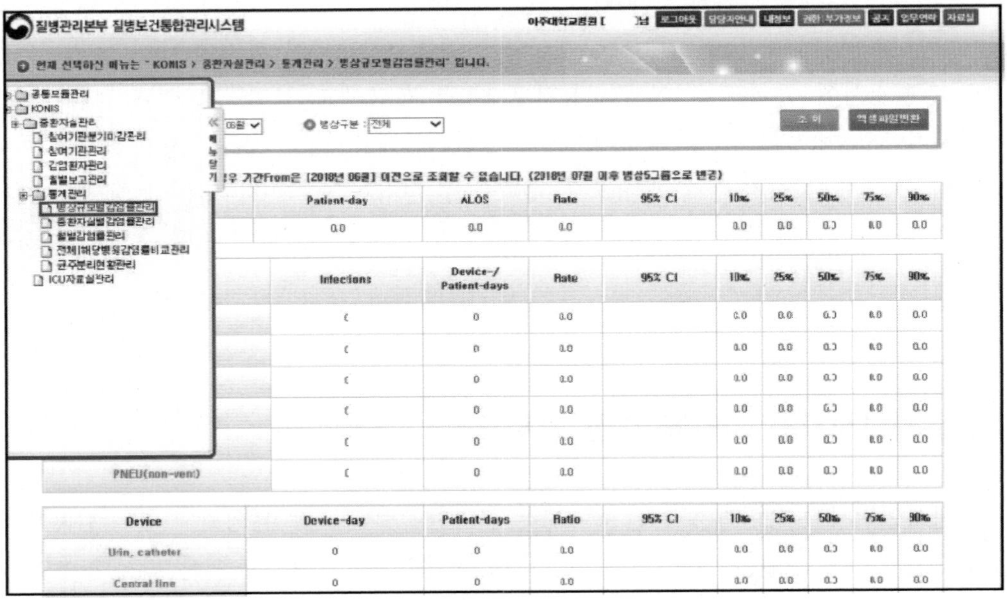

출처: KONIS, KONIS Manual 2020.

그림 3-1 의료관련감염 감시 시스템 전산 화면

나. 의료관련감염 자율보고

「의료법」 제47조에 따라 의료관련감염의 발생이 확인되거나 또는 의심되는 경우 보고를 할 수 있다. 보고자는 의료관련감염이 발생한 사실을 알게 된 의료기관의 장, 의료인, 의료기관 종사자 또는 환자 등이다. 보고방법은 의료인, 의료기관장, 의료기관종사자는 「의료법 시행규칙」 별지 제21호서식을 작성, 환자, 환자보호자 등은 제21호의2 서식을 작성하여 팩스 또는 전자·비전자 우편으로 의료기관이 위치한 지역의 질병관리청 질병대응센터로 보고한다. 자세한 보고기관은 <표 3-1>과 같다.

이와 같이 자율적으로 보고가 이루어진 의료관련감염에 대해 보고자 및 관련 내용과 관련된 비밀을 보장하고 보고를 촉진하도록 하는 방안도 법에 규정되어 있다. 의료관련감염을 자율보고한 사람의 의사에 반하여 그 신분을 공개해서는 안되며, 자율보고가 된 의료관련감염에 관한 정보는 검증을 한 후에는 개인식별이 가능한 부분을 삭제하

---

3) 의료관련감염 감시 시스템 운영에 관한 규정[시행 2020. 9. 14.] [질병관리청고시 제2020-15호, 2020. 9. 14., 제정]

표 3-1 의료관련감염 구분 및 보고기관

구분	보고기관	관할 지역
의료관련감염 자율보고 체계 운영 총괄	질병관리청 (의료감염관리과)	
관할 지역 내 의료관련감염 자율보고	질병관리청 수도권 질병대응센터	서울특별시, 인천광역시, 경기도, 강원도
	질병관리청 경남권 질병대응센터	부산광역시, 경상남도, 울산광역시
	질병관리청 경북권 질병대응센터	대구광역시, 경상북도
	질병관리청 충청권 질병대응센터	대전광역시, 충청남도, 충청북도, 세종특별자치시
	질병관리청 호남권 질병대응센터	광주광역시, 전라남도, 전라북도, 제주특별자치도

출처: 의료관련감염 자율보고 운영에 관한 규정[시행 2020. 9. 14.] [질병관리청고시 제2020-14호, 2020. 9. 14., 제정]

여야 한다. 그리고 자율보고한 사람이 해당 의료관련감염과 관련하여 관계 법령을 위반한 사실이 있는 경우, 그에 따른 행정처분을 감경하거나 면제할 수 있다. 자율보고된 내용의 기밀 유지를 위하여 자율보고의 접수 및 분석 등의 업무에 종사하거나 종사하였던 사람은 직무상 알게 된 비밀을 다른 사람에게 누설하거나 직무 외의 목적으로 사용해서는 안된다. 자율보고를 한 자의 보호를 위해 의료기관의 장은 해당 의료기관에 속한 자율보고를 한 보고자에게 그 보고를 이유로 해고 또는 전보나 그 밖에 신분 또는 처우와 관련하여 불리한 조치를 할 수 없다. 질병관리청장은 의료관련감염 감시 시스템 또는 자율보고를 통해 수집된 의료관련감염 관련 정보를 감염 예방·관리에 필요한 조치, 계획 수립, 조사·연구, 교육 등에 활용할 수 있다.

2. 혈액안전 관리

혈액안전 관리와 관련해서는 한국혈액감시체계와 특정수혈부작용 조사로 나누어 살펴보겠다.

가. 한국혈액감시체계

한국혈액감시체계는 혈액재고의 안정적인 관리, 적정수혈, 안전한 수혈 등 의료기관의 혈액관리 전반에 대한 과정을 지원하기 위한 자료로 활용하기 위해 의료기관의 혈액재고, 혈액사용, 수혈 관련 오류 및 증상 등의 현황을 모니터링하는 감시체계이다. 수혈안전감시는 수혈 안전성 강화를 위해 수혈 관련 오류 및 증상 발생을 모니터링하고 있으며, 운영에 대한 전반은 수혈안전감시 홈페이지(http://kohevis.or.kr)를 통해 이루어진다. 수혈안전감시 참여 의료기관은 수혈 특이사항 발생 시 발생일로부터 4주 이내에 수혈안전감시에 보고해야 하며, 수혈 특이사항은 의료기관 내 혈액제제 사용과 관련된 수혈 전반에 걸친 과정에서 발생하는 의도되지 않은 사항, 수혈과 관련해서 발생할 수 있는 오류 및 수혈 관련 증상을 말한다. 만약 전월에 발생사항이 없는 경우에는 매월 10일까지 제로보고를 해야 한다. 2019년도 보고서(한국혈액감시체계, 2020)에 따르면 사업 기간 동안 총 252개 기관에서 3,504건의 오류 및 수혈관련증상을 보고하였다. [4], [5]

나. 특정수혈부작용조사

특정수혈부작용조사는 의료기관에서 수혈받은 수혈자에게 B형/C형 간염 및 HIV 감염 등과 같은 수혈부작용이 의심되는 사례가 발생하고, 기관에서 이와 같은 수혈부작용 발생을 인지하였을 경우 의료기관이 신고하고 국가가 원인조사를 수행하여, 수혈 부작용을 판정하는 제도이다. 혈액관리법 시행규칙 제3조(특정수혈부작용)에 따른 특정수혈부작용의 신고 및 조사대상은 사망, 장애(장애인복지법 제2조의 규정에 의한 장애), 입원치료를 요하는 부작용, 바이러스 등에 의하여 감염되는 질병, 의료기관의 장이 위 부작용과 유사하다고 판단하는 부작용이다. 수혈부작용 신고 및 조사, 통보 절차는 <그림 3−2>와 같다.

위 절차 중 의료기관의 업무내용을 살펴보면, 먼저 1단계에서 특정수혈부작용 의심 사례가 발생하고 이를 인지한 의료기관은 의료기관 소재지의 보건소로 신고를 한다. 신고기한은 발생일로부터 15일 이내, 사망의 경우에는 지체없이 신고하며, 신고 시 제출하는 서류는 특정수혈부작용 발생신고서 및 의무기록요약서, 의무기록 사본(혈액번호, 수혈일, 혈액제제 종류 등 기재), 수혈자의 수혈 전·후의 해당 질환에 대한 검사기록지 사본 등이다. 3단계에서는 건강보험자료와 관련된 정보를 수집하며, 수혈자 및 헌혈자의 해당 수혈부작용[6]과 관련이 있는 검사기록이나 진료기록이 있는 의료기관은 의무기록 조사에 협조한다. [7]

2014년 8월부터는 혈액관리료를 신설하여 안전한 수혈을 위해 인력·시설·장비 및 운영체계를 모두 갖춘 요양기관에서 혈액을 관리하는 경우 요양급여를 인정하고 있다. [8]

---

4) 한국혈액안전감시체계 운영규정. 제정 2018. 12. 10. http://www.kohevis.or.kr/sub/catalog.php?CatNo=8
5) 질병관리청. 정책정보. 혈액안전감시. 한국혈액감시체계. http://www.kdca.go.kr/contents.es?mid=a20306020300
6) 혈액관리법 시행규칙[시행 2021. 1. 1.] [보건복지부령 제774호, 2020. 12. 31., 일부개정]
7) 질병관리청. 정책정보. 혈액안전감시. 특정수혈부작용조사. http://www.kdca.go.kr/contents.es?mid=a20306020103
8) 혈액관리법 제9조의2(의료기관의 준수사항) ① 병상 수와 혈액 사용량을 고려하여 보건복지부령으로 정하는 의료기관의 장은 안전하고 적정한 혈액 사용을 위하여 수혈관리위원회와 수혈관리실을 설치·운영하고 혈액 관련 업무를 전담하는 인력을 두는 등 필요한 조치를 하여야 한다.
② 제1항에 따른 수혈관리위원회의 구성과 운영, 수혈관리실의 설치와 운영 및 혈액 관련 업무를 전담

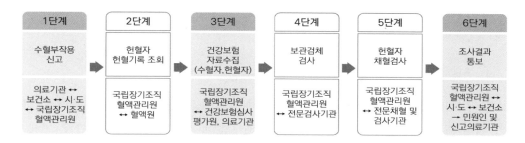

출처: 국립장기조직혈액관리원. 특정수혈부작용 조사지침. 10차 개정 2021. 2. 23.

그림 3-2 특정수혈부작용 실태조사 개요

3. 의약품부작용 보고

「약사법」 제68조의 8에 따라 의약품 등의 제조업자·품목허가를 받은 자·수입자 및 의약품 도매상은 의약품 등으로 인하여 발생하였다고 의심되는 유해사례로서 질병·장애·사망, 그 밖에 의약품 등의 투여·사용 중 바람직하지 아니하고 의도되지 아니한 징후, 증상 또는 질병이 발생한 사례를 알게 된 경우 의약품안전관리원장에게 보고하여야 한다. 이 때 반드시 해당 의약품과 인과관계가 밝혀진 사례로 한정하지는 않는다. 또한 약국개설자와 의료기관 개설자는 의약품 등으로 인하여 발생하였다고 의심되는 유해사례로, 중대한 질병·장애·사망 사례를 알게 된 경우에는 의약품안전관리원장에게 보고해야 한다.

의약품이상사례는 전화, 온라인 및 오프라인[9] 등의 방법을 통해 한국의약품안전관리원에 보고가 가능하다. 보고 시 의심되는 증상, 복용한 의약품정보, 환자정보, 보고자정보는 필수정보이므로, 이 네 가지에 해당하는 내용은 작성되어야만 접수가 가능하다. 접수된 정보는 모두 의약품이상사례보고시스템(KAERS)에서 관리한다.

III. 환자안전사건 대응에 관한 법제도

환자안전사건 대응에 관한 법제도는 환자안전사건이 발생한 이후 의료분쟁으로 이어질 경우에 대응하는 과정에 대한 것이다. 이제 한국소비자원의 피해구제 신청 절차와

하는 인력의 자격요건, 인원 수, 업무내용 등에 관하여 필요한 사항은 보건복지부령으로 정한다.
[본조신설 2019. 12. 3.] [시행일: 2020. 12. 4.] 제9조의2

9) 오프라인 보고 서식을 다운로드받아 이메일, 팩스, 우편 등의 방법으로 한국의약품안전관리원 또는 지역의약품안전센터에 보고할 수 있다.

최근 현황, 「의료사고 피해구제 및 의료분쟁 조정 등에 관한 법률」에 따른 의료분쟁의 조정 및 중재 절차, 현황을 소개하고자 한다.

1. 한국소비자원을 통한 피해구제 및 조정

　한국소비자원은 소비자의 권익 증진, 소비생활 향상 도모, 국민경제 발전에 이바지하기 위해 설립된 전문기관이며, 소비자의 피해구제·분쟁조정, 시험검사, 안전·거래 실태조사, 정책연구, 교육 및 정보제공, 위해정보 수집·조치를 통해 소비자 주권을 실현하는 기관이다. 한국소비자원 피해구제국에는 의료서비스 관련 피해구제 사건을 처리하고, 국제 소비자 의료분쟁 처리·의료 피해구제 정보 분석 및 소비자정보 제공 등의 업무를 전담하는 의료팀이 있다.[10), 11)]

가. 피해구제 절차

　「소비자기본법」 제55조에 따라 소비자는 물품 등의 사용으로 인한 피해의 구제를 한국소비자원에 신청할 수 있으며, 「소비자기본법」 제35조 제2항 및 동법 시행령 제28조에 의거하여 소비자분쟁조정위원회에 준하는 분쟁조정기구에 피해구제가 신청되어 있거나 이미 그 절차를 거친 사항과 동일한 내용, 한국소비자원에 피해구제 신청 후 동일한 내용으로 소비자분쟁조정위원회에 준하는 분쟁조정기구에 피해구제를 신청한 경우의 그 피해구제는 처리 대상에서 제외된다. 피해구제 절차는 소비자 상담, 합의권고, 분쟁조정의 단계로 진행된다.[12)]

나. 피해구제 접수 현황

　2020년 의료서비스 분야의 피해구제 접수 건수는 763건이었다. 연령대는 50대(162건, 21.2%), 60대(139건, 18.2%), 30대(135건, 17.7%) 순이었으며, 특히 60대 이상이 전체 중 31.7%를 차지하였다. 진료과목별 현황을 살펴보면 '의료 등' 분야가 582건으로 76.2%를 차지하고 있었으며, 그 중 성형외과 93건(12.2%), 정형외과 81건(10.6%), 피부과 79건(10.4%) 등의 순이었다. 피해유형은 '부작용·악화'가 가장 많았고(25.4%), '계약 관련'(13.8%), '장애'(6.9%) 등의 순이었다. 피해구제 접수건 중 38.6%가 합의가 성립되었고(배상 26.1%, 환급 12.5%), 당사자 합의 결렬 등 피해구제 단계에서 해결이 되지 못하여 소비자분쟁조정위원회에 조정을 신청한 경우는 46.5%이었다(한국소비자원, 2021).

---

10) 한국소비자원. 2011. '의료피해! 한국소비자원이 함께 합니다'. https://www.kca.go.kr/home/sub.do? menukey=4067&mode=view&no=1001178236&page=37
11) 한국소비자원. KCA 소개. https://www.kca.go.kr/kca/sub.do?menukey=5007
12) 한국소비자원. 피해구제. 절차안내. http://www.kca.go.kr/odr/link/pg/pr/osPgStpSobiGuidW.do#none

2. 한국의료분쟁조정중재원을 통한 조정 및 중재

한국의료분쟁조정중재원(이하 '조정중재원')은 의료분쟁을 신속·공정하고 효율적으로 해결하기 위하여 설립된 기관으로, 2012년 4월에 설립되었다.

가. 조정 및 중재 절차

「의료사고 피해구제 및 의료분쟁 조정 등에 관한 법률」 제27조에 따라 의료분쟁의 당사자 또는 그 대리인은 조정중재원에 분쟁의 조정을 신청할 수 있고, 의료사고의 원인이 된 행위가 종료된 날부터 10년 또는 피해자나 그 법정대리인이 그 손해 및 가해자를 안 날부터 3년 이내에 신청하여야 한다. 다만 조정신청이 이미 해당 분쟁조정사항에 대하여 법원에 소가 제기된 경우, 이미 해당 분쟁조정사항에 대하여 「소비자기본법」 제60조에 따른 소비자분쟁조정위원회에 분쟁조정이 신청된 경우, 조정신청 자체로서 의료사건이 아닌 것이 명백한 경우에는 신청이 각하된다. 또한 신청인이 조사에 응하지 아니하거나 2회 이상 출석요구에 응하지 아니한 때, 신청인이 조정신청 후에 의료사건을 이유로 의료기관의 의료용 시설·기재·약품, 그 밖의 기물 등을 파괴·손상하거나 의료기관을 점거하여 진료를 방해하거나 이를 교사·방조하는 행위를 하거나 허위 사실 유포 등으로 신용을 훼손하거나 위력으로 업무를 방해하는 행위를 한 때, 조정신청이 있은 후에 소가 제기된 때에도 원장은 조정신청을 각하한다.

조정신청이 접수되면 피신청인에게 조정신청서를 송달하고, 조정신청서를 송달받은 피신청인이 조정에 응하고자 하는 의사를 조정중재원에 통지함으로써 조정절차가 개시된다. 피신청인이 조정신청서를 송달받은 날부터 14일 이내에 조정절차에 응하고자 하는 의사를 통지하지 않으면 조정신청은 각하된다. 다만 조정신청의 대상인 의료사건이 사망 또는 1개월 이상의 의식불명, 장애의 정도가 심한 장애에 해당하는 경우에는 지체없이 조정절차를 개시하여야 한다.

감정부에서는 사건의 감정을 시행하고, 조정부는 사건의 조정절차를 진행한다. 감정부는 조정절차가 개시된 날부터 60일 이내에 의료사고 감정결과를 감정서로 작성하여 조정부에 송부하여야 하며, 이때 감정부가 필요하다고 인정하는 때에는 1회에 한하여 30일까지 연장할 수 있다. 감정서에 기재되어야 하는 내용은 사실조사의 내용 및 결과, 과실 및 인과관계의 유무, 후유장애의 유무, 종류 및 정도, 감정소견 등이다. 조정부는 사건의 조정절차가 개시된 날부터 90일 이내에 조정결정을 하여야 하며, 마찬가지로 조정부가 필요하다고 인정하는 경우 1회에 한해 30일까지 연장이 가능하다. 조정부가 조정결정 또는 조정을 하지 않는 결정을 한 때에는 그 조정결정서 정본을 7일 이내에 신청인과 피신청인에게 송달하고, 송달을 받은 신청인과 피신청인은 송달을 받은 날부터 15일 이내에 동의 여부를 조정중재원에 통보하여야 하며 만약 15일 이내에 의사표시가 없을 시에는 동의한 것으로 본다. 이처럼 당사자 쌍방이 조정결정에 동의하거나 동의한 것으로 보는 때에 조정이 성립하는데, 이렇게 성립된 조정은 재판상 화해와 동일한 효력이 있다.

의료분쟁의 당사자는 분쟁에 관하여 조정부의 종국적 결정에 따르기로 합의하고 중재를 신청할 수 있다. 이러한 중재신청은 조정절차 중에도 할 수 있으며, 이 경우 조정절차에 제출된 서면 또는 주장 등은 중재절차에서 제출한 것으로 본다. 중재절차에 관해 조정절차에 관한 이 법의 규정을 우선적으로 적용하고, 보충적으로「중재법」을 준용하도록 규정되어 있다. 중재판정은 확정판결과 동일한 효력이 있으며, 중재판정 취소의 소는 취소를 구하는 당사자가 중재판정의 정본을 받은 날부터 3개월 이내에 제기하여야 한다.

나. 현황

2020년도 의료분쟁 조정·중재 통계연보(한국의료분쟁조정중재원, 2021)에 따르면 의료분쟁 상담 건수는 2019년부터 감소세이다. 2020년은 전년도 대비 11.5%가 하락하였으며, 특히 상담 유형 중 방문 상담이 급격하게 감소하였다. 외국인 환자의 의료분쟁 상담 건수는 2020년을 제외하고, 지속적으로 상승하고 있다. 의료분쟁 조정 신청 건수는 2016년 1,907건, 2017년 2,420건, 2018년 2,926건, 2019년 2,824건 등 2016년 이후 연평균 3.8%의 증가세를 보이고 있으며, 2019년부터 감소세로 전환되었다.

의료분쟁 조정개시율은 2020년 65.3%로, 63.4%였던 2019년 대비 1.9%p 상승하였다. 특히 2020년 조정 사건 중 피신청인의 동의를 통해 개시된 일반개시 사건의 경우 전년 대비 1.6%p 상승하였다.

최근 5년간 조정 개시된 6,842건의 처리 현황을 살펴보면 합의 3,548건, 조정결정 후 성립 653건, 중재 7건(화해결정 2건, 중재결정 5건)으로, 4,208건의 의료분쟁이 해결되었다. 최근 5년간 누적 평균 사건 처리 기간은 105.5일이며, 최근 5년간 누적 조정성립률은 86.6%이었다.

조정 절차의 자동개시 신청은 법이 시행된 2016년 11월 30일 이후 증가하다 2019년부터 감소세이다. 2020년에는 1달 평균 37건이 접수되었다. 자동개시 제도가 시행된 이후 전체 자동개시 사건 중 '사망'으로 신청한 사건이 전체의 91.9%를 차지하였고, 2020년 접수된 자동개시 사건 중에서는 환자가 사망한 사건이 83.0%이었다. 2020년 감정 완료된 자동개시 사건 중 진료과목별 현황은 내과(32.8%), 신경외과(15.3%), 정형외과(10.9%) 순이었다.

Ⅳ. 환자안전법

본 장에서는 환자안전법이 발의되어 심의, 의결되는 입법과정, 법적 쟁점 사항에는 당시 어떠한 것들이 있었는지 살펴보았다. 또한 제정된 환자안전법의 주요 내용이 개정되어 시행예정인 부분들에 대해 환자안전종합계획의 수립, 환자안전사건 실태조사, 국가환자안전위원회 및 환자안전위원회, 환자안전기준 및 지표, 전담인력, 환자안전사고 보고·학습시스템 등을 항목별로 정리하였다.

1. 환자안전법 제정의 배경

2000년대 초반 우리나라에서 환자안전의 중요성을 강조하는 주장이 있었으나 학계와 사회의 주목을 받지 못했다(이상일, 2016). 그러던 중 2010년 5월 19일 백혈병 치료 중이던 정종현 군이 의료진의 빈크리스틴 항암제 투약실수로 사망하게 된 사건이 발생했다. 이후 정종현 군 부모는 동일한 빈크리스틴 투약오류 사례가 자신의 아들 외에 더 있다는 것을 알게 되었다. 정종현 군 부모는 "종현이는 이미 하늘나라로 갔지만, 제2, 제3의 종현이가 나오지 않도록 해야 한다"며, 의료사고 예방을 위해 앞장섰다(오경아, 2013). 환자 shouting 카페라는 인터넷 홈페이지를 만들고, 이를 통해 환자안전사건을 겪어 본 사람들 간의 사례를 공유하는 모임을 열어 환자안전 관련 법률이 제정되어야 함을 국민들에게 알렸다. 이후 2012년 8월, 종현이 사건이 MBC 시사매거진 2580에 보도되면서 사회적 이슈화가 되었고, 같은 해 8월 18일 환자단체연합회 주도하에 환자안전법(일명 종현이법) 제정을 위한 1만명 문자청원 운동이 확산되었다. 그러나 이러한 노력에도 2012년 10월 16일, 빈크리스틴 투약오류 사고로 인한 사망사건이 재발하였다. 결국 사건의 재발 방지를 위해서 국가 차원의 체계적이고 총괄적인 관리를 통한 시스템적 접근이 필요함이 대두되었다.

이러한 노력으로 환자안전법은 2015년 1월 28일 제정 및 2016년 7월 29일부터 시행 후 2020년 1월 29일에 한 차례 개정되었다. 본 장에서는 환자안전법 입법과정 및 환자안전법의 주요 내용에 대해 살펴본다.

2. 환자안전법 입법과정

가. 법률안 발의-심의-의결 과정

1) 발의 전 과정

정종현 군 사건이 발생한 2010년 7월, 의료의 질과 환자안전 수준을 높이기 위하여 병원급 의료기관을 인증하는 의료기관인증제와 관한 사항을 「의료법」에 규정하였다. 이후, 2011년 4월, 의료사고 피해구제에 관한 법적 제도의 부족으로 인하여 발생하는 보건의료인과 환자 측의 대립과 갈등으로 인한 사회적 문제의 해결을 위해 「의료사고 피해구제 및 의료분쟁 조정 등에 관한 법률(이하 「의료분쟁조정법」이라 지칭)」을 제정하였다. 그러나 「의료분쟁조정법」의 제정 및 해당 법률에 의해 개원한 한국의료분쟁조정중재원은 이미 발생한 의료분쟁의 해결을 위함이 그 목적인 바, 보다 적극적인 입장에서 환자안전을 보호하기 위한 제도적 장치의 마련은 당시까지도 마련되지 않았다(김정오 외, 2015).

정종현 군 사건으로 시작된 이러한 사회의 움직임에 따라 2013년 3월 11일 신경림 의원실에서는 의료기관평가인증원과 함께 인증제 활성화 및 환자안전 개선을 위한 입법 토론회를 진행하였다.[1] 그리고 같은 해 4월 7일에는 1만 명 문자청원이 완료되어, 오제세 의원 및 대한의사협회가 함께 진행한 환자안전법 제정을 위한 입법 토론회(2013년 4월 9일)에서 한국환자단체연합회는 1만 명의 문자청원을 전달하였다. 오제세 국회의원은 이후 8개월 동안 간담회 및 입법토론회를 개최하며[2] 여러 이해관계자들의 의견을 담아 2014년 1월 10일 '환자안전 및 의료질 향상에 관한 법률안'(이하 「오제세의원안」이라 지칭)을 발의하였다(윤길준, 2014). 의료사고에 중점을 둔 남인순 의원은 2014년 1월 10일 '의료사고 피해구제 및 의료분쟁 조정 등에 관한 법률' 개정을 통해 의료사고현황 보고에 관한 조항을 신설하고자 하였으며, 2014년 1월 24일 신경림 의원은 '환자안전 및 의료질 향상법안'(이하 「신경림의원안」이라 지칭)을 발의하였다.

국민의 정치참여와 견제가 높아지고, 의회의 입법 활동이 강화됨에 따라 의원발의 법률안이 증가하는 추세에 있다(전학선, 2008). 더욱이 세월호 침몰사고(2014.4.16.), 가수 신해철씨 사망사건(2014.10.27.) 등 사회적으로 큰 파장을 일으킨 안전 사건들을 계기로 전 국민적으로 안전에 대한 불안감 및 사고의 예방과 관리에 대한 관심이 높아지면서, 환자안전법 법안처리에 속도가 붙게 되었다.

---

1) 환자안전 개선 및 인증제 활성화 방안에 대하여 병원이 환자안전관리체계를 마련하고 자율보고 및 관리하는 체계를 도입하여야 하며, 환자안전관리의 전문기구 설립의 필요성, 병원 내 환자안전 개선활동 지원방안, 환자안전관련법 제정 및 소비자 참여 활성화 방안 등이 논의되었다.
2) 의료사고 예방을 위한 '의료사고 피해구제 및 의료분쟁 조정법'을 환자안전법으로 활용 가능한지에 관한 논의를 진행하였다. 우선적으로 환자안전이 의료핵심 추구 가치라는 것을 전제로 환자안전에 있어 예방과 교육이 강조되어야 하며, 환자안전관련 실태조사를 통한 현황파악 및 현행 시스템을 분석, 평가, 적용할 수 있는 컨트롤 타워의 필요성이 제기되었고, 이를 위한 재정 및 인력 지원에 대한 근거를 마련할 필요가 있다고 논의되었다.

2) 발의 과정

2014년 1월 10일 오제세 의원 등 11인은 「환자안전 및 의료질향상에 관한 법률안」
을 발의하고, 같은 달 28일 신경림 의원 등 11인도 「환자안전 및 의료질 향상법안」을
발의하였다. 두 의안은 모두 환자안전 및 의료질 향상을 위하여 행위주체별 책임규정,
환자 안전 종합 계획 수립, 의료기관 내 환자안전위원회 및 전담인력 운영, 환자안전사
건 정보 보고 시스템 등을 규정하고 있다. 여기에 오제세 의원안의 경우 현행 「의료법」
에 규정된 의료기관 인증 관련 내용을 해당 의안에 이관할 것을 포함하였다.

3) 심의 및 의결과정

2014년 1월 17일에 오제세 의원이 대표 발의한 의안은 2014년 1월 20일 보건복지
위원회에 회부되었으며, 같은 해 1월 28일 신경림 의원이 대표 발의한 의안은 2014년 1
월 29일 보건복지위원회에 회부되었다. 이후 두 의안은 2014년 4월 11일 제323회 국회
(임시회) 제2차 전체회의에 상정되어 논의되었다. 두 의안은 법안소위에 상정되었으나,
의료단체 등 관련단체들의 반대로 쟁점법안으로 분류되면서 심사가 미뤄졌었다.

보건복지위원회는 2014년 11월 18일 법안소위를 열어, 오제세 의원이 대표발의한
「환자 안전 및 의료 질 향상에 관한 법률안」과 신경림 의원이 발의한 「환자안전 및 의
료 질 향상 법안」을 병합해 심의·의결했다. 의료계의 반발을 샀던 의료기관 인증에 관
한 사항은 환자안전법에서 다루지 않기로 했으며, 환자안전사건 발생 의료기관에 대한
과태료 부과 등 처벌은 배제키로 했다(이승우, 2014).

해당 의안은 2014년 12월 4일 제329회 국회(정기회) 보건복지위원회 제11차에서 본
회의에 부의하지 아니하고 2014년 12월 29일 제330회 제3차 본회의에서 본안 가결되었
다. 2015년 1월 16일 원안 가결된 「환자안전법」은 정부 이송을 거쳐 2015년 1월 28일
공포되었다.

나. 법적 쟁점 사항

오제세 의원안(의안번호 제9098호)은 2014년 1월 17일 발의된 의안으로 총 35개의
조문으로 구성되어 있다. 신경림 의원안(의안번호 제9165호)은 2014년 1월 28일 발의된
의안으로 총 25개의 조문으로 구성되어 있으며, 4개의 장[3]으로 중분류되어 있는데 제2
장의 경우 제5절까지 세분화되어 있다. 해당 의안들은 앞서 살펴본 바와 같은 심의 및

---

3) 제1장 총칙, 제2장 국가환자안전활동(제1절 환자안전정책의 수립 및 추진 체계, 제2절 정보수집, 제3
  절 정보 분석, 제4절 정보 환류, 제5절 환자안전 데이터베이스 등), 제3장 의료기관 환자안전 및 의료
  질 향상활동, 제4장 벌칙

의결 과정을 거쳐 2015년 1월 28일 「환자안전법」으로 제정되었다. 「환자안전법」은 총
18개의 조문으로 구성되어 2016년 7월 29일부터 시행되었다. 현행법령인 「환자안전법」
과 오제세의원안, 신경림의원안의 조목록을 비교하면 <표 3-2>와 같다.

표 3-2   환자안전법 및 발의된 의안의 조목록 비교

환자안전법	오제세의원안	신경림의원안
제1조(목적) 제2조(정의)	제1조(목적) 제2조(정의)	제1조(목적) 제2조(정의)
제3조(국가와 지방자치단체의 책무) 제4조(보건의료기관의 장과 보건의 료인의 책무) 제5조(환자의 권리와 책무)	제3조(국가와 지방자치단체의 책무) 제4조(보건의료기관 등의 책무) 제5조(환자 및 보호자 등의 책무) 제6조(환자안전활동을 위한 환자 참여 활성화 및 지원)	제3조(국가와 지방자치단체의 책임) 제4조(보건의료기관 및 보건의료인의 책임) 제5조(환자의 권리와 의무)
제6조(다른 법률과의 관계)	제7조(다른 법률과의 관계)	제6조(다른 법률과의 관계)
제7조(환자안전종합계획의 수립 등) 제8조(국가환자안전위원회) 제9조(환자안전기준) 제10조(환자안전지표)	제8조(환자안전종합계획의 수립 등) 제9조(국가환자안전위원회) 제10조(환자안전활동 등)	제7조(환자안전발전계획의 수립) 제8조(환자안전관리위원회의 설치와 기능) 제9조(환자안전관리위원회의 구성) 제10조(환자안전 정보 수집의 범위) 제11조(환자안전 정보 수집의 방법 등) 제12조(환자안전에 관한 정보 및 자료의 보호) 제13조(환자안전 지표 개발 등) 제14조(환자안전 정보의 가공 등) 제15조(환자안전자료의 종합관리) 제16조(환자안전 정보 등의 제공)
제11조(환자안전위원회) 제12조(전담인력) 제13조(환자안전활동에 관한 교육)	제11조(환자안전위원회) 제12조(전담인력) 제13조(교육)	제21조(환자안전질향상위원회 및 전담부 서의 설치 등) 제22조(환자안전질향상위원회의 구성) 제23조(환자안전질향상위원회의 운영) 제24조(환자안전질향상위원회 전담부서 의 구성과 운영 등)
제14조(환자안전사건의 자율보고 등) 제15조(환자안전지표 개발을 위한 자료의 요청) 제16조(환자안전사고 보고·학습시 스템 등) 제17조(자율보고의 비밀 보장 등)	제14조(환자안전사건의 보고) 제15조(환자안전사건보고·학습시스템) 제16조(환자안전사건보고의 비밀 보장) 제17조(증거능력 배제)	제17조(환자안전 데이터베이스 구축) 제18조(환자안전 데이터베이스의 안전성 확보) 제19조(환자안전 데이터베이스 등의 침 해 또는 훼손 등의 금지) 제20조(비밀준수 등의 의무)
제18조(벌칙)	제34조(벌칙) 제35조(과태료)	제25조(벌칙)
	제18조(의료기관 인증)	

환자안전법	오제세의원안	신경림의원안
	제19조(의료기관 인증기준 및 방법 등) 제20조(의료기관 인증의 신청) 제21조(경비 보조 등) 제22조(이의신청) 제23조(인증서와 인증마크) 제24조(인증의 공표 및 활용) 제25조(인증기관 사후관리) 제26조(자료의 제공요청) 제27조(의료기관 인증 등의 취소) 제28조(시정명령) 제29조(개설 허가 취소 등) 제30조(과징금 처분) 제31조(행정처분의 기준) 제32조(청문) 제33조(벌칙 적용에서의 공무원 의제)	

1) 법률 제·개정 전에 존재하는 국내 타 법률과의 관계

「환자안전법」 제정 전, 전반적인 환자안전 개선을 목표로 하는 법률 규정은 없었다. 「의료분쟁조정법」 중 제5조[4]에서 국가·보건의료기관개설자 및 보건의료인의 책무 등으로 의료사고 예방에 관한 사항을 규정하고 있으나 의료사고 예방보다 넓은 범위의 환자안전의 개선을 목표로 한다고 판단하기 어렵다.[5]

특히 「환자안전법」의 주요 핵심 내용인 환자안전사고의 보고·학습시스템에 관한 법률 규정 또한 없었다. 물론 의약품의 경우에는 「약사법」[6]에서, 그리고 의료기기의 경

---

[4]「의료분쟁조정법」 제5조(국가·보건의료기관개설자 및 보건의료인의 책무 등) ① 국가는 의료사건을 예방하기 위하여 조사·연구, 통계 작성 및 공표, 교육 및 지침 개발 등 법적·제도적 기반을 마련하여야 한다.
② 보건의료기관개설자 및 보건의료인은 의료사고 예방을 위하여 시설·장비 및 인력에 흠이 없도록 하고, 필요한 관리상의 주의의무를 다하여야 한다.
③ 보건복지부장관이 정하는 보건의료기관개설자는 의료사고의 예방을 위하여 의료사고예방위원회를 설치·운영하는 등 필요한 조치를 하여야 한다.
④ 제3항에 따른 의료사고예방위원회의 구성 및 운영, 그 밖에 필요한 사항은 보건복지부령으로 정한다.
[5]「의료분쟁조정법」에서 규정하고 있는 의료사고와 「환자안전법」에서 규정하고 있는 환자안전사건을 비교해볼 때, 환자안전사건은 위해의 발생할 우려까지도 포함하고 있기에 용어가 아우르는 범위가 환자안전법에서 규정하고 있는 환자안전사건이 더 넓다.
「의료분쟁조정법」 제2조 제1호 "의료사고"란 보건의료인(「의료법」 제27조 제1항 단서 또는 「약사법」 제23조 제1항 단서에 따라 그 행위가 허용되는 자를 포함한다)이 환자에 대하여 실시하는 진단·검사·치료·의약품의 처방 및 조제 등의 행위(이하 "의료행위등"이라 한다)로 인하여 사람의 생명·신체 및 재산에 대하여 피해가 발생한 경우를 말한다.
환자안전법 제2조제1호 "환자안전사건"란 「보건의료기본법」 제3조 제3호의 보건의료인(이하 "보건의료인"이라 한다)이 환자에게 보건의료서비스를 제공하는 과정에서 환자안전에 보건복지부령으로 정하는 위해(危害)가 발생하였거나 발생할 우려가 있는 사건을 말한다.

우에는 「의료기기법」[7])에서 부작용 등에 관한 정보를 수집·관리·분석·평가 및 제공을 규정하는 내용은 있으나, 그 외 발생하는 환자안전사고에 대한 국가 차원의 보고·학습 시스템에 관한 법률 규정은 없었다.

2) 외국의 유사 입법례

외국의 경우, 미국의 Patient Safety and Quality Improvement Act와 같이 연방 차원의 환자안전 관련 법률을 제정하여 활용하는 경우가 있으며, 캐나다와 호주와 같이 연방 차원에서 법률을 제정하고 있지는 않으나, 개별 주 법률에서 환자안전에 관한 규정을 활용하는 경우도 있다. 일본의 경우는 환자안전에 관한 법률을 별도로 규정하고 있지는 않으나, 의료법에서 환자안전사고에 관한 보고시스템 및 의료안전지원센터 등의 내용을 규정하고 있다.

환자안전에 관한 법률을 활용하고 있는 외국의 경우, 그 구성에 있어서는 차이가 있으나, 포함하고 있는 내용에 있어서는 공통적으로 환자안전사고에 관한 정보 수집 등을 중심으로 하는 보고시스템이 주를 이루고 있다. 이는 환자안전의 개선이라는 목적을 위하여 환자안전사고에 관한 정보를 의료인 및 의료기관의 보고를 통해 수집하고, 사고에 관한 정보를 분석하여 재발방지를 위한 조치를 할 수 있도록 의료인 및 의료기관 등에 다시 환류하는 시스템을 활용하고 있다. 이러한 환자안전사고에 관한 정보 보고를 사고의 종류에 따라 강제적으로 보고하도록 규정하는 경우도 있으며, 그렇지 않고 의료인 및 의료기관이 자율적으로 보고하도록 규정하는 경우도 있다.

미국, 덴마크, 우리나라의 환자안전 관련 법률을 분석한 연구(김정오 외, 2015)에 따르면 세 국가의 환자안전법은 자율성, 기밀성, 면제성, 통합성의 특징이 있다고 제시하고 있다. 앞서 제시한 환자안전사고의 보고시스템을 성공적으로 유지하고 운영하기 위해서 세 국가는 의료인과 의료기관의 자발적인 보고를 통해서 정보를 수집하고 있으며, 이를 원활하게 하기 위해서 보고자와 보고내용의 기밀성을 보장하고 있다. 또한 보고자를 처벌이나 불이익으로부터 보호할 뿐만 아니라 보고된 내용을 토대로 재판의 증거나

---

6) 「약사법」 제68조의3부터 제68조의12에서는 한국의약품안전관리원에 관한 규정을 하여 의약품 등으로 인한 부작용 및 안전과 관련한 각종 정보의 수집·관리·분석·평가 및 제공 업무를 하도록 규정하고 있다. 또한 동법 제68조의8에서는 의약품 등으로 인하여 발생하였다고 의심되는 유해사례로서 질병·장애·사망, 의약품 등의 안전성·유효성에 관한 사례를 알게 된 경우에는 의약품안전관리원장에게 보고하도록 규정하고 있다.

7) 「의료기기법」 제29조에서는 의료기기 중 부작용 또는 결함 발생 시 인체에 치명적인 위해를 줄 수 있는 의료기기(추적관리대상 의료기기)에 대한 관리를 식품의약품안전처장이 하도록 규정하고 있다. 또한 「의료기기법」 제30조에서는 의료기기를 사용하는 도중 사망 또는 인체에 심각한 부작용이 발생하였거나 발생할 우려가 있음을 인지한 경우 식품의약품안전처장에게 즉시 보고하고 기록을 유지하도록 규정하고 있다.

징계 등으로부터 보호하는 면제성 또한 보장하고 있다. 더불어 세 국가 모두 법률 제정 전, 개별 의료인이나 의료기관에 맡겨져 있었던 환자안전에 관한 기능을 전국적인 차원에서 환자안전사고의 정보 수집을 진행하고 관리한다는 측면에 있어 통합성을 지향하고 있다.

3. 환자안전법 구성

환자안전법은 2015년 1월 28일에 제정되어 2016년 7월 29일부터 시행되었다. 이후 2020년 1월 29일 한 차례 개정되었다. 현행법은 환자안전사고가 발생한 경우 보건의료인이나 환자 등이 자율적으로 이를 보고하도록 하고 있어 환자안전사고 발생 실태 파악이 어렵고, 이를 바탕으로 한 환자안전사고 예방 및 재발방지 대책 마련이 미흡하다는 지적이 제기되고 있어, 일정 규모 이상의 병원급 의료기관에서 중대한 환자안전사건이 발생한 경우 해당 의료기관의 장이 이를 지체 없이 보건복지부장관에게 보고하도록 개정하였다. 또한 환자안전활동의 효과적 수행과 지원을 위하여 환자안전사건 실태조사의 실시 근거와 중앙환자안전센터·지역환자안전센터의 지정 근거를 마련하는 등 현행 제도의 운영상 나타난 일부 미비점을 개선·보완하고자 하였다.

가. 환자안전종합계획의 수립

환자안전법 제7조(환자안전종합계획의 수립 등)에 따라 보건복지부장관은 환자안전 및 의료 질 향상을 위하여 관계 중앙행정기관의 장과 협의하여 환자안전종합계획(이하 이 조에서 "종합계획"이라 한다)을 5년마다 수립하고 이를 시행하여야 한다. 종합계획에는 환자안전활동의 기본 목표 및 추진방향, 환자안전활동의 추진계획 및 추진방법, 환자안전활동의 실태 파악, 동법 제16조에 따른 보고·학습시스템의 운영 및 관리, 환자안전활동을 위한 기술의 연구·개발, 전문인력의 양성 및 지원, 동법 제9조에 따른 환자안전에 관한 기준, 환자와 환자 보호자의 환자안전활동 참여 방안, 그 밖에 보건복지부령으로 정하는 환자안전활동에 필요한 사항을 포함해야 한다. 보건복지부장관은 종합계획을 수립하기 위하여 관계 기관·법인·단체의 장에게 종합계획의 수립에 필요한 자료의 제출을 요청할 수 있다. 이 경우 관계 기관·법인·단체의 장은 정당한 사유가 없으면 이에 따라야 한다. 보건복지부장관은 종합계획을 확정한 후 지체 없이 국회에 보고하여야 한다. 보건복지부장관은 5년마다 환자안전에 관한 백서를 발간하여 공표하여야 한다. 종합계획은 「보건의료기본법」 제15조에 따른 보건의료발전계획과 연계하여야 한다.

나. 환자안전사건 실태조사

보건복지부장관은 환자안전 및 의료 질 향상에 관한 정책의 수립·시행을 위하여 5년마다 환자안전사고 실태조사(이하 "실태조사"라 한다)를 실시하고 그 결과를 공표할 수 있다. 보건복지부장관은 실태조사를 위하여 필요한 경우 관계 중앙행정기관의 장, 지방자치단체의 장, 「공공기관의 운영에 관한 법률」 제4조에 따른 공공기관의 장, 보건의료기관의 장, 그 밖에 관련 기관·법인·단체의 장에게 필요한 자료의 제출을 요청할 수 있다. 이 경우 관계 중앙행정기관의 장 등은 정당한 사유가 없으면 그 요청에 따라야 한다. 실태조사의 방법과 내용에 관하여 필요한 사항은 대통령령으로 정한다.

다. 국가환자안전위원회 및 환자안전위원회

환자안전에 관한 다음 각 호의 사항을 심의하기 위하여 보건복지부에 국가환자안전위원회를 둔다. 위원회는 환자안전 및 의료 질 향상을 위한 주요 시책, 환자안전사고 예방 및 재발방지에 관한 사업계획 및 추진방법, 그 밖에 환자안전에 관한 중요사항으로 위원장이 심의가 필요하다고 판단한 사항을 논하며, 환자안전사고보고내용의 분석결과 활용 및 공개는 2021년 1월 30일자로 추가되어 시행예정이다. 위원회는 위원장 1명을 포함한 17명 이내의 위원으로 구성한다. 위원회의 위원장은 보건복지부차관으로 하고, 위원회의 위원은 의료기관단체, 대한약사회에서 추천한 사람, 노동계·비영리민간단체·소비자단체에서 추천한 사람, 환자안전에 관한 학식과 경험이 풍부한 사람, 보건복지부 소속 3급 이상 공무원 또는 고위공무원단에 속하는 공무원, 그 밖에 관계 중앙행정기관 소속 고위공무원단에 속하는 일반직공무원(이에 상당하는 특정직·별정직 공무원을 포함한다) 중에서 보건복지부장관이 임명 또는 위촉한다. 위원회는 매년 1회 이상 개최해야 하며, 위원회의 효율적인 운영을 위하여 분과위원회를 둘 수 있다. 또한 위원회 및 분과위원회의 구성·운영과 그 밖에 필요한 사항은 대통령령으로 정한다.

보건복지부장관은 환자의 보호 및 의료 질 향상을 위한 관계 중앙행정기관의 시책을 효과적으로 수행하기 위하여 환자안전활동을 목적으로 하는 대통령령으로 정하는 비영리법인을 중앙환자안전센터로 지정할 수 있다. 중앙환자안전센터는 환자안전종합계획의 이행과제 추진, 환자안전기준 및 환자안전지표의 개발·보급 지원, 환자안전위원회의 운영 지원, 전담인력의 관리 지원, 환자안전사고의 접수·검증·분석, 환자안전활동에 대한 연구, 그 밖에 환자의 보호 및 의료 질 향상을 위하여 필요한 사항을 수행한다. 보건복지부장관은 예산의 범위에서 사업을 수행하는 데 필요한 경비의 전부 또는 일부를 지원할 수 있다.

보건복지부장관은 환자의 보호 및 의료 질 향상을 위한 지역별 시책을 수행하고 관계 중앙행정기관의 시책을 효과적으로 지원하기 위하여 보건복지부령으로 정하는 일정 규모 이상의 병원급 의료기관 및 관련 협회·단체 등을 지역환자안전센터로 지정할 수 있다. 지역환자안전센터는 환자안전사고 관련 교육 사업, 환자안전사고의 예방 및 홍보 활동, 환자안전사고보고 지원, 그 밖에 보건복지부장관이 위탁하는 사업을 할 수 있다. 보건복지부장관은 지정된 지역환자안전센터가 거짓이나 그 밖의 부정한 방법으로 지정을 받은 경우, 사업을 정당한 사유 없이 6개월 이상 수행하지 아니한 경우, 업무수행능력이 현저히 부족하다고 인정되는 경우 중 어느 하나에 해당하는 경우에는 지정을 취소하거나 시정을 명할 수 있다.

보건복지부령으로 정하는 일정 규모 이상의 병원급 의료기관은 환자안전 및 의료 질 향상을 위하여 환자안전위원회를 설치·운영하여야 한다. 위원회를 설치한 의료기관의 장은 위원회의 설치 여부 및 구성·운영 현황을 보건복지부장관에게 매년 보고하여야 한다. 보고를 하지 아니하거나 거짓으로 보고한 자에게는 100만원 이하의 과태료를 부과한다. 위원회는 환자안전사고의 예방 및 재발 방지를 위한 계획 수립 및 시행, 환자안전 전담인력의 선임 및 배치, 보건의료기관의 의료 질 향상 활동 및 환자안전체계 구축·운영, 환자와 환자 보호자의 환자안전활동 참여를 위한 계획 수립 및 시행, 그 밖에 보건복지부령으로 정하는 환자안전활동에 필요한 사항을 심의한다. 추가로 환자안전사고를 보고한 자 및 보고내용의 보호 업무는 2021년 1월 30일자로 추가되어 시행예정이다. 환자안전위원회를 설치·운영하는 의료기관은 필요한 경우 환자안전위원회와 다른 법률에 따라 설치·운영하는 위원회로서 보건복지부령으로 정하는 위원회를 통합하여 운영할 수 있다.

라. 환자안전기준 및 지표

보건복지부장관은 대통령령으로 정하는 바에 따라 보건의료기관의 시설·장비·관리체계, 보건의료인의 환자안전을 위한 준수 사항 등 환자안전에 관한 기준(환자안전기준)을 정해야 한다. 보건의료기관의 장과 보건의료인은 환자안전활동 시 환자안전기준을 준수하여야 한다.

보건복지부장관은 환자안전 및 의료 질 향상과 관련한 수행 정도를 측정·점검할 수 있는 평가기준 등을 제시하는 지표(환자안전지표)를 개발하여 보급하여야 한다.

마. 전담인력

보건복지부령으로 정하는 일정 규모 이상의 병원급 의료기관은 의사·치과의사·한

의사·약사 또는 간호사 면허를 취득한 후 보건복지부령으로 정하는 기간 이상 보건의료기관에서 근무한 사람, 전문의 자격이 있는 사람 중 어느 하나에 해당하는 사람으로서 환자안전 및 의료 질 향상에 관한 업무를 전담하여 수행하는 환자안전 전담인력을 두어야 한다. 전담인력을 둔 의료기관의 장은 전담인력의 배치현황을 매년 보건복지부장관에게 보고하여야 한다. 보고를 하지 아니하거나 거짓으로 보고한 자에게는 100만원 이하의 과태료를 부과한다. 전담인력은 환자안전사건 정보의 수집·분석 및 관리·공유, 환자안전사고 예방 및 재발 방지를 위한 보건의료인 교육, 환자와 환자 보호자의 환자안전활동을 위한 교육, 그 밖에 보건복지부령으로 정하는 환자안전활동의 업무를 수행한다.

바. 환자안전사고 보고·학습시스템 등

환자안전사고를 발생시켰거나 발생한 사실을 알게 된 또는 발생할 것이 예상된다고 판단한 보건의료인이나 환자 등 보건복지부령으로 정하는 사람은 보건복지부장관에게 그 사실을 보고할 수 있다. 환자안전사고를 발생시킨 사람이 보고(자율보고)를 한 경우에는 「의료법」 등 보건의료 관계 법령에 따른 행정처분을 감경하거나 면제할 수 있다. 2021년 1월 30일부터 보건복지부령으로 정하는 일정 규모 이상의 병원급 의료기관에서 다음 중 어느 하나에 해당하는 환자안전사고가 발생한 경우 그 의료기관의 장은 보건복지부장관에게 그 사실을 지체 없이 보고(의무보고)하여야 한다. 첫째, 「의료법」 제24조의2 제1항에 따라 설명하고 동의를 받은 내용과 다른 내용의 수술, 수혈, 전신마취로 환자가 사망하거나 심각한 신체적·정신적 손상을 입은 환자안전사고가 발생한 경우, 둘째, 진료기록과 다른 의약품이 투여되거나 용량 또는 경로가 진료기록과 다르게 투여되어 환자가 사망하거나 심각한 신체적·정신적 손상을 입은 환자안전사고가 발생한 경우, 셋째, 다른 환자나 부위의 수술로 환자안전사건이 발생한 경우, 넷째, 의료기관 내에서 신체적 폭력으로 인해 환자가 사망하거나 심각한 신체적·정신적 손상을 입은 경우이다. '심각한 신체적·정신적 손상'의 범위는 1개월 이상의 의식불명, 「장애인복지법 시행규칙」 별표 1에 따른 장애의 정도가 심한 장애인이 된 경우, 보건복지부 장관이 심각한 신체적·정신적 손상에 해당한다고 인정한 경우로 규정한다. 의무보고를 하지 아니하거나 거짓으로 의무보고한 의료기관의 장, 의무보고를 방해한 자에게는 300만원 이하의 과태료를 부과한다.

보건복지부장관은 환자안전을 위하여 보고된 환자안전사고에 관한 정보와 환자안전지표 개발, 환자안전사고 관련 자료 제공의 요청에 따라 수집한 자료의 조사·연구와 그 공유에 필요한 환자안전사고 보고·학습시스템을 구축하여 운영하여야 한다. 보건복지부장관은 환자안전사고가 새로운 유형이거나 환자안전에 중대한 위해가 발생할 우려가 있는 등 보건복지부령으로 정하는 사유가 발생한 경우에는 주의경보를 보건의료기관에 발령하여야 하며, 필요한 경우 보건의료기관에 개선 또는 시정을 권고할 수 있다. 보건복지부장관은 주의경보 발령을 위하여 환자안전사고를 보고한 자가 아닌 의약품 또는 의료기기를 제조·수입 또는 판매하는 자, 보건의료기관의 시설이나 장비의 설치자 및 관리자, 보건의료인 또는 보건의료기관의 개설자에게 자료의 제출이나 의견의 진술 등 필요한 협조를 요청할 수 있다. 자료의 제출이나 의견의 진술 등을 요청받은 자는 이에 따라야 한다. 보건복지부장관은 보고학습시스템의 운영을 대통령령으로 정하는 바에 따라 전문기관에 위탁할 수 있으며, 위탁받은 전문기관에 대하여 대통령령으로 정하는 바에 따라 그 운영에 필요한 경비의 전부 또는 일부를 지원할 수 있다.

보건복지부장관은 환자안전사고를 보고한 자의 의사에 반하여 그 보고자의 정보를 공개할 수 없으며, 보고된 환자안전사고가 발생한 보건의료기관의 경우에는 그 보건의료기관의 장의 의사에 반하여 해당 보건의료기관의 정보를 공개할 수 없다(환자안전사고 보고의 비밀 보장 등). 자율보고가 된 환자안전사건에 관한 정보와 수집한 자료는 보건복지부령으로 정하는 검증을 한 후에는 반드시 개인식별이 가능한 부분을 삭제하여야 한다. 다만, 자율보고를 한 자(환자안전사고를 발생시킨 사람에 한정한다)가 동의한 경우 그 사람의 개인식별정보는 삭제하지 아니할 수 있다. 환자안전사고의 정보 수집·분석 및 주의경보 발령 등의 업무에 종사하거나 종사하였던 사람은 직무상 알게 된 비밀을 다른 사람에게 누설하거나 직무 외의 목적으로 사용하여서는 아니 된다. 비밀을 누설하거나 직무 외의 목적으로 사용한 사람은 3년 이하의 징역 또는 3천만원 이하의 벌금에 처한다. 보건의료기관의 장은 해당 보건의료기관에 속한 환자안전사고를 보고한 자에게 그 보고를 이유로 해고, 전보나 그 밖에 신분이나 처우와 관련하여 불리한 조치를 할 수 없다. 자율보고를 한 보고자에게 불리한 조치를 한 사람은 2년 이하의 징역 또는 2천만원 이하의 벌금에 처한다.

참고문헌

감염병의 예방 및 관리에 관한 법률 시행규칙 [시행 2021. 7. 8.] [보건복지부령 제818호, 2021. 7. 8., 일부개정]

건축법 [시행 2021. 6. 23.] [법률 제17733호, 2020. 12. 22., 일부개정]

소비자기본법 [시행 2021. 5. 20.] [법률 제17290호, 2020. 5. 19., 타법개정]

약사법 [시행 2021. 7. 20.] [법률 제18307호, 2021. 7. 20., 일부개정]

응급의료에 관한 법률 시행규칙 [시행 2021. 7. 7.] [보건복지부령 제817호, 2021. 7. 7., 타법개정]

의료관련감염 감시 시스템 운영에 관한 규정[시행 2020. 9. 14.] [질병관리청고시 제2020−15호, 2020. 9. 14., 제정]

의료관련감염 자율보고 운영에 관한 규정[시행 2020. 9. 14.] [질병관리청고시 제2020−14호, 2020. 9. 14., 제정]

의료법 [시행 2021. 6. 30.] [법률 제17787호, 2020. 12. 29., 일부개정]

의료법 시행령 [시행 2021. 6. 30.] [대통령령 제31774호, 2021. 6. 15., 일부개정]

의료법 시행규칙 [시행 2021. 6. 30.] [보건복지부령 제809호, 2021. 6. 30., 일부개정]

의료사고 피해구제 및 의료분쟁 조정 등에 관한 법률 [시행 2020. 10. 8.] [법률 제17212호, 2020. 4. 7., 일부개정]

정신건강증진 및 정신질환자 복지서비스 지원에 관한 법률 시행규칙 [시행 2021. 6. 30.] [보건복지부령 제811호, 2021. 6. 30., 일부개정]

혈액관리법 시행규칙[시행 2021. 1. 1.] [보건복지부령 제774호, 2020. 12. 31., 일부개정]

보건복지부, 한국의료복지건축학회. 의료기관 건축설계 가이드라인 연구 − 일반병동, 격리병실, 중환자실, 신생아실, 신생아중환자실, 인공신장실, 수술부, 병원공조 등을 중심으로 −. 보건복지부, 한국의료복지건축학회. 2018.

보건복지부. 의료기관 화재안전 매뉴얼. 보건복지부. 2020.

전국의료관련감염감시체계(Korean National Healthcare−associated Infections Surveillance System, KONIS). KONIS Manual 2020. 전국의료관련감염감시체계. 2020

한국소비자원. 2020 소비자 피해구제 연보 및 사례집. 한국소비자원. 2021.

한국의료분쟁조정중재원. 2020년도 의료분쟁 조정·중재 통계연보. 한국의료분쟁조정중재원. 2021.

한국혈액감시체계. 2019년도 최종보고서. 한국혈액감시체계. 2020. http://www.kohevis.or.kr/sub/catalog.ph p?CatNo=19&Mode=view&start=&Keyword=&no=12

김정오, 이미진. 환자안전에 관한 비교법적 연구: 한국, 미국, 덴마크를 중심으로. 한국의료법학회지. 2015; 23(2): 67-89.

오경아. "의료사고로부터 환자 안전 지켜주세요", <중앙일보헬스미디어> 2013.04.09. available at: https://jhealthmedia.joins.com/article/article_view.asp?pno=9102 (accessed 2020.09.05.)

윤길준. 환자안전 및 의료질 향상에 관한 법률안 동의 중요내용. 법제소식. 2014; 4: 14-18.

이상일. 환자안전법 시행의 의의와 과제. 보건복지포럼, 2016; 10: 2-4.

이승우. "의료계 반대 '환자안전법' 복지위 소위 통과". <의협신문> 2014.11.19. available at: http://www.doctorsnews.co.kr/news/articleView.html?idxno=100218 (accessed 2020.09.05.)

전학선. 입법부와 행정부의 협의 부재로 인한 의원입법의 문제점과 개선방안. 한국공법학회. 2008; 36(3): 282-3.

Downie J, Lahey W, Ford D, Gibson E, Thomson M, Ward T, et al. Patient safety law: from silos to systems. Ottawa: Health Canada; 2006.

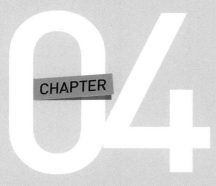

CHAPTER

04

환자안전사건보고
학습체계의 국내 현황

CHAPTER

04

환자안전사건보고 학습체계의 국내 현황

개요

필자는 2010년 의료기관평가인증을 준비하던 중 환자안전사건 보고체계를 수립하고 홍보하면서 동료들의 반감을 경험한 적이 있다. 환자안전사건 보고체계가 얼마나 잘 운영되는가는 환자안전 문화가 그 조직 내에 얼마나 뿌리내리고 있는가와 밀접한 연관이 있다는 것을 환자안전 실무부서 담당자들은 경험적으로 알고 있다. 환자안전사건 보고체계를 통해 충분한 양의 자료가 수집되면 이를 분석하여 유용한 정보로 활용할 수 있으며, 이를 근거로 환자안전사건 예방을 위한 대책을 수립할 수 있다. 4장에서는 국내 환자안전사건보고학습체계의 도입과 발전, 의료기관 내 환자안전사건보고학습체계의 운영현황을 필자의 경험과 제시된 사례를 통해 살펴봄으로써 환자안전사건보고학습체계에 대한 이해를 돕고자 한다.

또한, 2016년 환자안전법 시행 이후 만 4년 동안 이루어낸 환자안전사건보고학습체계의 성과를 고찰하고, 그 문제점과 개선방향도 제시하고자 한다.

Ⅰ. 환자안전사건보고학습체계 현황

1. 국내 환자안전사건보고학습체계의 도입과 발전

환자안전사건보고학습체계는 2007년 7월 세브란스병원이 국내에서는 처음으로 JCI (Joint Commission International, 국제 의료기관 평가 위원회) 인증을 받고 학회, 강연, 세미나 등을 통해 인증사례를 공유하면서 일반에 알려지게 되었다. 당시 국내 의료기관의 환자안전문화는 안전사건에 대해 언급하는 것 자체가 조심스러운 분위기였다. 내부적으로는 교만하거나 신의 없는 사람으로 오해를 살 수 있었고, 외부적으로는 '내부고발자'라는 따가운 눈총을 받을 수도 있는 일이었다. 선배가 잘못한 일을 후배가 거론하는 것은 매우 불경스러운 행동으로 여겨져 환자안전과 관련된 것이어도 이견을 말하기 힘든 문화였다. 중대한 안전사건이 발생한 경우에 의사와 간호사 간, 간호사와 약사 간에 책임소

재를 두고 신경전이 벌어져 조직 간, 직군 간 갈등의 소지가 되는 등, 당시 국내 의료기
관은 환자안전문화의 불모지와 다름없었다. 이후 세브란스 병원에 이어 일부 상급종합
병원과 대학병원들이 JCI인증에 동참하면서 '환자안전문화'라는 용어가 국내에 소개되기
시작하였다. 환자안전사건 보고체계가 대형병원 중심으로 확산된 데는 2010년부터 시작
된 의료기관평가인증기준에 환자안전사건보고학습체계가 필수기준으로 포함된 것이 주
효했다. 보건복지부는 2016년 7월 29일부터 환자안전법(일명 '종현이법')이 시행됨에 따라
자율보고를 근간으로 하는 국가 환자안전사건보고학습체계(Korea Patient Safety reporting
& Learning system, 이하 KOPS)를 의료기관평가인증원에 위탁하여 운영하기 시작하였다.

2. 국내 환자안전사건보고학습체계 소개

국내 환자안전사건보고학습체계를 운영하고 있는 기관은 의료기관평가인증원으로
대표된다. 의료기관평가인증원은 KOPS라고 불리는 환자안전 보고학습시스템을 운영하
고 있으며, 중대한 안전사건에 대한 환자안전정보를 발령함으로써 전체 의료기관에 해
당 사례를 공유하고 유사사건의 예방을 위한 시스템 구축 등 의료기관을 위한 가이드라
인을 제시하고 있다. 또한 적신호사건에 대한 자체적인 분석과 개선전략 도출이 어려운
기관을 지원하기 위해 현장지원팀을 운영하고 있다. 중앙환자안전센터는 KOPS에 보고
된 자료를 분석하여 2017년부터 환자안전통계연보를 발간하고 있다.

식품의약품안전처는 의료기기와 의약품 등에 대한 안전정보를 제공하고 있다. 의료
기기 전자민원창구(안전성정보신고/의료기기이상사례보고)를 통해 의료기기에 대한 이상사
례를 보고받고 필요시 조사 및 분석을 시행하여 의료기기정보 포털에 안정성정보를 게
시하고 있다. 또한 의약품등 위해정보 사이트를 통해 의약품관련 안전정보를 공유하고
있다.

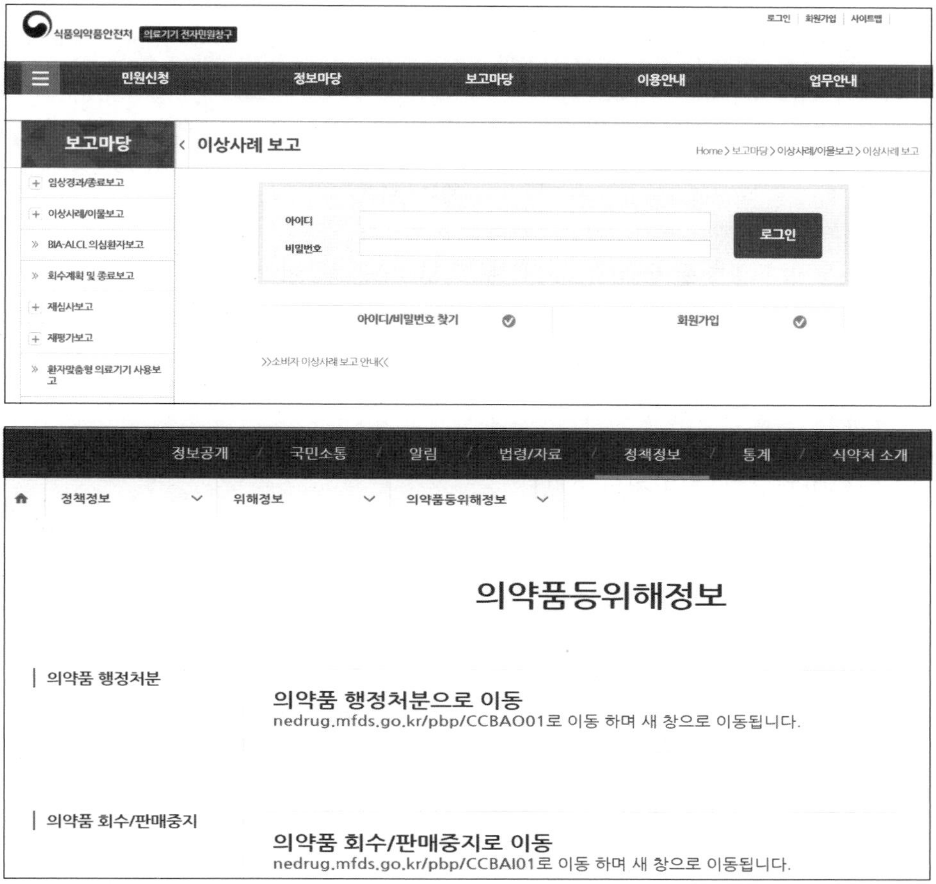

그림 4-1 식품의약품안전처 이상사례 보고 및 의약품 등 위해정보

II. 의료기관 내부 환자안전사건보고학습체계 운영 현황

2010년 1주기 의료기관인증에 참여한 의료기관들은 환자안전사건 보고체계를 자체적으로 운영하였다. 그러다가 2016년 7월 29일부터는 환자안전법이 시행됨에 따라 각의료기관에서 자체적으로 운영하고 있던 환자안전사건 보고체계와 KOPS보고를 병행하게 되었다. KOPS운영 초기에는 보고가 미미하였는데, KOPS의 사고 등급분류, 보고서식 등이 기존 의료기관 내부 보고양식과 달라 이중보고로 인한 피로감과 보고자 정보보안에 대한 불안감으로 진행경과를 관망하는 경향이 있었기 때문이다. 중앙환자안전센터

의 지속적인 홍보와 주의경보발령, 현장지원 등에 대한 효과로 2017년 연간 4,000여 건
에 머물렀던 KOPS보고건수가 2019년에는 연간 12,000여 건으로 증가하였다. 2021년 1
월 30일부터 환자안전사건의 의무보고(환자안전법 제14조 2항)가 시행됨에 따라 향후
KOPS보고, 특히 중대한 환자안전사고에 대한 보고가 활성화될 것으로 기대된다. 내부
환자안전사건 보고체계가 구축된 의료기관 명단은 발표된 바가 없으나 의료기관인증프
로그램에 참여한 병원은 내부 보고체계를 구축하였다고 추정할 수 있다. 병원급 의료기
관(종합병원, 병원, 요양병원, 군병원) 3,722개 중 3,488개 병원이 의료기관 인증조사에 참
여한 것으로 나타나 최소한 병원급 의료기관의 93.7%는 내부 환자안전사건 보고체계를
운영하고 있는 것으로 볼 수 있어 국가 환자안전사건 보고체계와 의료기관 내부 환자안
전사건 보고체계의 시너지 효과를 기대해 본다.

1. 환자안전사건 처리절차 예시

국내 의료기관들은 환자안전사건이 발생했을 때 처리절차를 내부적으로 규정하고
있다. 규정의 내용은 의료기관인증기준에 따라 오류유형, 보고절차, 분석절차, 개선활동
수행방법, 분석 및 개선활동 결과보고, 직원공유방법, 적신호사건 발생 시 환자 및 보호
자 관련정보 제공 국가 환자주의경보 발령내용의 내부공유방법 등을 담고 있다. 이에 G
대학병원의 규정사례를 통해 이해를 돕고자 한다.

환자안전사건 관리지침

지침 번호:	의료기관인증 7.3-1	승인책임자:	병원장
검토위원회:	QI위원회	담당 부서:	적정진료팀
검토 주기:	4년	관련 근거:	없음

제 정:	2010.11.22	개 정:	2016.10.13
개 정:	2012.09.25	개 정:	2018.09.18
개 정:	2013.06.26		
개 정:	2013.09.13		
개 정:	2015.03.25		

□ 목적

환자(입원 및 외래환자)에게 발생한(또는 발생 가능성이 있는) 안전사건의 보고를 활성
화하고 보고된 안전사건의 원인분석을 통해 개선활동을 함으로써 또 다른 사건을 예

방하는 것을 그 목적으로 한다.

□ 정의

　1. 환자안전사건: 환자안전과 관련하여 발생했거나, 발생하지는 않았지만 발생 시 안
　　전을 위협할 가능성이 있는 사건을 말한다.

　2. 환자안전사건 관리: 보고해야 할 안전사건의 대상과 안전사건이 발생한 경우 취해
　　야 할 보고절차, 보고방법, 보고된 안전사건의 결과분석과 그에 따른 개선활동, 결
　　과보고, 개선 후 모니터링 등을 포함하는 일련의 과정을 말한다.

□ 환자안전사건의 정의

　1. 적신호사건(sentinel event): 영구적인 상해 혹은 사망할 정도의 중증의 사건이 발생
　　하여 집중치료가 요구되거나 사망을 초래하는 사건을 말한다.

　2. 위해사건(adverse event): 사건이 발생하여 환자에게 해가 발생한 경우를 말한다.

　3. 무해사건(no harm event): 사건이 발생했으나 환자에게 아무런 해가 없는 경우를
　　말한다.

　4. 근접오류(near miss): 사건이 발생할 위험요소가 존재하였으나, 미연에 발견하여 실
　　제로 사건이 일어나지 않은 경우를 말한다.

□ 환자안전사건 보고절차

　1. 보고자: 발생한 환자안전사건에 대한 보고는 전 직원 누구나 가능하나, 신속한 보
　　고를 위해 최초발견자가 보고하는 것을 권장한다.

　2. 보고방법 및 보고시기

　　가. 내부보고(방법 및 시기)

　　　(1) 적신호사건: 적신호사건이 발생한 경우 가능하다면 24시간 이내에 적정진
　　　　료팀으로 전산보고하도록 권고한다(단, 기한 내 전산보고가 어려운 경우 유
　　　　선보고 후 전산보고)

　　　(2) 위해사건 및 무해사건과 근접오류: 위해사건 및 무해사건과 근접오류가 발
　　　　생한 경우 가능하다면 72시간 이내에 적정진료팀으로 전산보고하도록 권
　　　　고한다(단, 기한 내 전산보고가 어려운 경우 유선보고 후 전산보고)

　　나. 외부보고(방법): 환자안전법(법 제14조 및 시행규칙 제12조)에 따라 환자안전 보
　　　고학습시스템(의료기관평가인증원)에 보고한다.

□ 환자안전사건 분석 및 분석 결과에 따른 개선활동 수행

　1. 적신호사건

　　가. 보고된 적신호 사건에 대해 30일 이내에 근본원인분석(root cause analysis, RCA)을 시행한다(단, 사례에 따라 일정 조정이 가능하다)

　　나. 분석된 결과를 토대로 개선활동을 수행한다.

　　다. 필요시 개선활동 결과를 모니터링 한다.

　2. 위해사건, 무해사건 및 근접오류

　　가. 보고된 환자안전사건에 대해 필요시 원인분석을 시행하고 필요 시 개선활동을 수행한다.

　　나. 보고된 환자안전사건에 대해 매월 사건의 adverse level (위해수준), pattern (패턴), trend (추이) 등의 유형분석을 시행하고, 분석된 결과를 토대로 필요 시 환자안전 주의경보를 발령한다.

　　다. 필요시 개선활동의 결과를 모니터링 한다.

□ 경영진보고 및 관련 직원 공유

　1. 경영진에 대한 결과보고: 환자안전사건보고의 통계는 매달 병원장에게 보고하며, 분석결과 및 개선활동의 내용은 매분기 QI위원회에 보고한다.

　2. 관련 직원 결과공유: 환자안전사건보고를 통해 이루어진 분석결과 및 개선활동의 내용은 필요시 그룹웨어와 직원 게시판을 통해 공유한다.

□ 적신호사건 발생 시 환자 및 보호자에게 관련 정보 제공

　적신호 사건 발생을 인지했을 경우 담당의사는 진료과정에서 발생한 내용 및 향후 치료계획 등에 대해 가능한 즉시 환자 또는 보호자에게 설명하고 의무기록으로 남긴다.

□ 환자안전 주의경보 발령 시 관련 직원 공유

　1. 국가에서 발령하는 환자안전 주의경보: 환자안전 주의경보가 발령되면 그룹웨어 게시판을 통해 공유하고 환자안전 전담자는 필요 시 자체 점검을 시행하여 그 결과를 QI위원회에 보고한다.

　2. 의료기관차원에서 선정한 환자안전 주의경보: 보고된 환자안전사건 분석을 통해 선정된 원내 환자안전 주의경보는 그룹웨어 게시판을 통해 공유한다.

2. 사례를 통해 살펴본 환자안전사건보고학습체계의 운영형태

환자안전사건보고가 환자안전학습으로 이어져 어떻게 환자안전사건을 효과적으로 예방할 수 있는지를 알아보기 위해 국립대병원, 상급종합병원, 중소종합병원, 요양병원별 대표적인 4개 의료기관의 시스템을 살펴보고 장·단점과 벤치마킹 포인트를 정리해 보고자 한다. S국립대병원의 경우, '환자안전사건보고→환자안전사건 분석→시스템 오류 확인→근본원인분석→오류 및 의료과오 공유→시스템 개선점 발견→시스템 개선→개선결과 피드백 및 공유' 순으로 진행하고 있었다. 이 경우 분석한 환자안전사건보고 사례들 중 시스템오류가 발생한 사례를 선제적으로 확인함으로써 즉각적인 개선활동으로 이어질 수 있다는 장점이 있다. 위해등급이 높거나 적신호로 분류된 사건들은 근본원인분석을 통해 시스템 오류를 확인하고 있었다.

또 다른 C대학 상급종합병원의 경우, 환자안전사건보고 자료 외에도 환자안전지표 모니터링, 민원 및 소송 등의 광범위한 자료를 기반으로 오류사례를 수집한 후 적신호 사건과 위해등급이 높은 사례는 근본원인분석을, 근접오류나 위험평가(Risk Assessment)를 통하여 확인된 중대한 잠재적 오류는 고장유형영향분석(Failure Modes and Effects Analysis, FMEA)을 시행함으로써 시스템차원의 개선점을 발견하였다. 발견된 문제점은 Plan—Do—Check—Act(PDCA)방법론을 적용하여 개선활동을 수행한 후 변경된 시스템과 업무 프로세스를 규정에 반영하여 명문화함으로써 시스템과 프로세스의 변동을 최소화하는 노력이 돋보였다. 또한 환자안전사건과 개선결과를 공유하고 유사사건의 재발을 예방하기 위해 의사를 포함한 해당 직군 대상의 교육을 시행하고, 사내 웹게시판 등을 통해 적극적으로 홍보하고 있었다. 이 사례에서 배울 점은 환자안전사건 관련자들의 주관적 선택에 의해 수동적으로 수집될 수밖에 없는 환자안전사건 보고 시스템의 단점을 보완하기 위해 환자안전사건의 가능성이 있을 것으로 추정되는 광범위한 자료를 능동적으로 분석함으로써 오류감지 그물망이 좀 더 촘촘해질 수 있다는 것이다. 개선활동으로 변경된 시스템과 프로세스를 규정에 반영하여 명문화하는 것은 프로세스의 변동을 최소화하고 유사한 환자안전사건의 재발을 예방하는 데 효과적일 것으로 생각된다. 또한 변경된 규정이 잘 수행되고 있는지를 모니터링(측정)하고 그 결과를 일선에서 일하는 직원들에게 피드백 함으로써 개선결과를 지속적으로 관리할 수 있을 것이다.

B요양병원의 사례에서는 내부보고절차에 의해 보고된 자료를 환자안전실무위원회에서 분석하여 환자안전실무위원장에게 보고한 후 외부보고체계(KOPS)에 보고하는 절차를 갖추고 있었다. 내부보고절차에 의해 보고된 모든 자료를 KOPS에 보고해야 할지, 의료기관에서 내부적으로 검토한 후 KOPS보고 여부를 결정할지, 환자안전 전담부서가

보고의 주체가 되어야 할지, 일선직원들이 인지한 환자안전사건을 직접 KOPS에 보고하도록 안내할지에 대해 고민하는 의료기관이 많을 것으로 생각된다. 특히, 2021년 1월 30일부터 시행된 환자안전법은 「의료법」 제24조의2 제1항을 위반하여 발생한 의료사고에 대해 의무 보고할 것을 골자로 하면서, 발생 즉시 보고할 것을 명시하고 있으나, 실제 의료기관에서는 발생된 사건이 의료사고인지를 확인하고 분석하는데 일정 시간이 소요되어 해당 법률의 적용에 어려움을 겪을 것으로 예상된다. 또한 의무보고 사건을 자발적으로 보고한 기관이나 개인을 형사처벌로부터 보호하는 일련의 입법이 동반되지 않은 현 상황에서 추가분석이 필요한 환자안전사건에 대해서도 의료인들이 능동적으로 보고할지는 지극히 의문이다. 또한 환자측의 민원과 소송에 대한 의료인들의 두려움도 증가되리라고 생각되어 본 법의 해석과 적용에 논란이 있을 것으로 예상된다. 의무보고 조항을 각 의료기관에 적용하는 방법과 의료기관의 특성 및 입장에 따라 유·불리가 있겠으나, 환자안전 전담부서에서는 복지부에서 제시한 개정 환자안전법 실무 가이드라인에 적합하게 내부보고와 외부보고 절차를 보완하여 혼선을 막고 의료기관과 의료인의 피해를 최소화하도록 노력해야 할 것이다.

3. 환자안전사건의 등급분류 및 보고절차

위 사례병원들은 국내 대다수 의료기관에서와 같이 근접오류, 위해사건, 적신호사건으로 환자안전사건의 등급을 분류하고 있었다. S국립대병원의 경우 아차사고로 불리기도 하는 근접오류를 환자안전제안으로 명명하여 본인이 직접 경험하지 않았더라도 평소에 환자안전사건이 발생할까 우려되었던 프로세스에 대해서도 보고함으로써 폭넓은 자료수집이 가능하게 하였다. 환자안전제안의 경우 자율적 보고 및 익명보고가 가능하도록 하였다. 위해사건과 적신호사건의 경우에는 즉시 직속 상급자에게 의무보고한 후 보고서를 작성한다. 환자안전제안은 자발적으로 보고서를 작성하되, 위해사건은 7일 이내, 적신호사건은 2일 이내에 의무적으로 보고서를 작성하도록 하였다. 이는 위해사건과 적신호사건에 즉시 보고할 의무를 부여함으로써 보고누락을 예방하고, 직속 상급자에게 즉시 보고함으로써 적절한 임상적 조치가 적시에 이루어질 수 있게 한다는 점에서 장점이 있다.

J종합병원의 경우 환자안전사건이 발생하면 부서장과 주치의에게 보고하고, 부서장이 QI팀에 보고하는 보고절차를 갖추고 있었다. 이 절차는 부서장이 환자안전사건을 먼저 인지함으로써 즉각적이고 적절한 조치를 취할 수 있다는 점에서 장점이 있다. 하지만, 부서장 유고시 적시에 환자안전사건보고가 이루어지기 어려울 수 있으며, 수직적인

환자안전문화에서는 환자안전사건보고의 누락, 지연이 발생할 우려가 있다.

환자안전사건의 내부보고 방법은 사례 대상 병원 모두 전자보고프로그램을 사용하고 있었다. 내부 전산망에 접근하기 어려운 협력업체나 전자보고프로그램에 접근이 어려운 상황에서는 서면 보고서를 작성하도록 하였다. 근접오류의 경우 서면 보고서로 대체하는 것을 허용하는 병원도 있었는데, 이는 근접오류보고가 많은 부서나 개인이 보고하기에 유용한 방법이라 할 수 있다. 예를 들어, 약사는 처방중재활동을 통하여 다량의 처방오류를 발견하게 되며 중재한 모든 처방오류사건을 전산 입력하려면 많은 노력이 필요하므로 이런 경우 서면 보고서를 활용하면 편리할 것이다. 24시간 Hot line 전화를 운영하는 의료기관도 있었는데, 이는 사건의 발생을 실시간으로 감지할 수 있고 적신호 사건 등의 긴급한 사안에 적극적으로 대처하는 장점이 있으나, 한편 적신호 사건에 대한 독립적인 대처가 가능하도록 고도로 훈련된 전담인력을 필요로 한다. 또한, 전담자가 정신적 스트레스와 신체적 피로를 감당할 수 있을지도 중요한 문제라 생각된다.

전자보고프로그램을 개발하려는 병원은 앞서 운영하고 있는 병원들의 장·단점을 벤치마킹할 것을 권장한다. 전자보고프로그램을 개발할 때에는 보고활성화, 분석용이성, 추가적으로 필요한 오프라인 조사 등을 염두에 두어 보고화면의 구성, 프로그램 로딩 웹사이트의 위치, 보고서 작성에 소요되는 시간, 작성 용이성 등의 요소를 고려하여야 한다. 사실, 보고자와 분석자 모두 만족할 수 있는 프로그램을 구성하는 것은 쉽지 않다. 각 기관의 환자안전문화와 전자업무환경을 고려하여 우선순위를 두고 개발할 필요가 있다.

C대학 상급종합병원의 전자보고프로그램은 각 직군의 주 업무화면에서 전자보고프로그램에 접근할 수 있도록 배치하여 보고의 접근성을 수월하게 하였다. 보고화면으로 이동하면 첫 단계로, 적신호사건, 위해사건, 근접오류인지 확인하고 선택한다. 두 번째 단계로, 적신호사건은 육하원칙에 따라 사건내용을 서술한다. 위해사건과 근접오류는 유형 선택한 후 각 유형에 따른 입력화면으로 이동하여 기록하는데 대부분 선택할 수 있도록 구성을 하였다. 보고된 내용 중 사건과 관련된 부서와 공유가 필요한 사건은 해당 부서장에게 내용을 전송한다. 이 병원 전자보고프로그램의 장점으로는 보고자가 보고화면에 쉽게 접근할 수 있다는 점, 두 단계로 작성이 완료되고 대부분 유형을 선택하여 작성하도록 함으로써 작성이 용이하다는 점을 꼽을 수 있다. 분석자 입장에서 볼 때, 적신호사건은 서술하도록 하여 충분한 정보를 얻을 수 있는 반면, 위해사건과 근접오류는 대부분 유형분류가 되어 있어 자료정리가 용이하다는 것이다. 또한 해당 부서장과의 정보공유가 프로그램 내에서 가능하도록 개발되어 소통과 업무효율성 측면에서 이점이

있을 것이다.

4. 환자안전사건의 분석

환자안전사건을 분석하려면 먼저 보고된 사건들의 정보정확성을 확인하여 보완하여야 한다. 보고자와 분석자 간에 환자안전사건의 등급분류와 위해정도에 대한 견해차이가 발생할 수 있고, 사건에 대한 이해도 다를 수 있기 때문이다. 사건의 등급과 잠재적인 위험도에 따라 근본원인분석 혹은 고장성유형분석 방법론을 선택한다. 근본원인분석과 고장성유형분석의 절차와 분석도구는 신뢰할 만한 기관에서 제시한 분석과정을 참고하여 각 의료기관에 적합한 과정틀을 규정하는 것이 바람직하다. JCI는 근본원인분석 21단계, RCA Framework 등의 도구를 제시하고 있다. Institute for Healthcare Improvement (이하 IHI)는 개선활동을 강조한 RCA2 (Root Cause Analyses Square)를 제시하고 있다. RCA2 과정은 환자안전사건발생 72시간 이내에 환자안전사건의 배경을 조사하고 위험도 기반 우선 순위화를 통해 근본원인분석 사례를 선정하며, 선정된 사건의 발생 45일 이내에 근본원인을 확인하여 해결방안과 활동계획을 수립한다. 활동계획에 따라 개선활동을 수행하고, 개선의 결과를 측정하여 피드백 한다.

그러나 국내 환자안전전담자들의 인력규모, 경력, 훈련정도 등을 감안하였을 때, JCI, IHI 등에서 제시한 과정을 그대로 적용하는 것을 어려워하는 경향이 있다. 최근, 대한환자안전질향상간호사회에서는 초보자도 쉽게 적용할 수 있는 12단계의 RCA Toolkit을 발간하였다. 근본원인분석 및 고장성유형분석의 절차는 다르지만, 사용되는 분석도구로는 Work flow map, 5Whys, Fishbone diagram 등을 공통적으로 가장 많이 사용한다. 대개의 경우, 적신호사건이나 개선이 긴급한 위해사건 및 근접오류 사건의 경우에 근본원인분석을 45일 이내에 시행하고, 근접오류나 위험관리 시스템에서 발견된 잠재적 고위험 프로세스의 경우 고장성유형분석을 1년여에 걸쳐 진행하는 경향이 있다.

S국립대병원의 경우, 보고된 환자안전사건을 분석함에 있어 보고자 정보에 대해 비밀을 보장하는 것을 원칙으로 하고 있다. 이러한 제도는 환자안전사건보고를 활성화하는 데 큰 도움이 된다. 이 병원은 환자안전사건 보고체계를 통한 자발적 보고와 임상지표 관리, 민원 사례 등 감시활동을 통해 사건을 인지하고 추가적인 정보를 수집하기 위

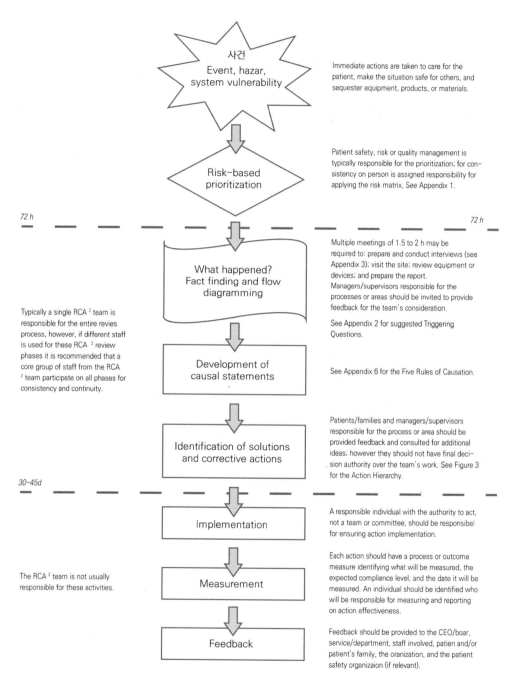

사건
Event, hazar,
system vulnerability

Immediate actions are taken to care for the patient, make the situation safe for others, and sequester equipment, products, or materials.

Risk-based prioritization

Patient safety, risk or quality management is typically responsible for the prioritization; for consistency on person is assigned responsibility for applying the risk matrix, See Appendix 1.

72 h   *72 h*

What happened? Fact finding and flow diagramming

Multiple meetings of 1.5 to 2 h may be required to: prepare and conduct interviews (see Appendix 3); visit the site; review equipment or devices; and prepare the report.
Managers/supervisors responsible for the processes or areas should be invited to provide feedback for the team's consideration.

See Appendix 2 for suggested Triggering Questions.

Typically a single RCA [2] team is responsible for the entire revies process, however, if different staff is used for these RCA [2] review phases it is recommended that a core group of staff from the RCA [2] team participate on all phases for consistency and continuity.

Development of causal statements

See Appendix 6 for the Five Rules of Causation.

Identification of solutions and corrective actions

Patients/families and managers/supervisors responsible for the process or area should be provided feedback and consulted for additional ideas; however they should not have final decision authority over the team's work. See Figure 3 for the Action Hierarchy.

30-45d

Implementation

A responsible individual with the authority to act, not a team or committee, should be responsibel for ensuring action implementation.

The RCA [2] team is not usually responsible for these activities.

Measurement

Each action should have a process or outcome measure identifying what will be measured, the expected compliance level, and the date it will be measured. An individual should be identified who will be responsible for measuring and reporting on action effectiveness.

Feedback

Feedback should be provided to the CEO/boar, service/department, staff involved, patien and/or patient's family, the oranization, and the patient safety organizaion (if relevant).

출처: National Patient Safety Foundation. RCA2: 근본 원인 분석 및 피해 방지 조치 개선. Boston, MA: National Patient Safety Foundation, 2015. http://www.npsf.org/?RCA2에서 제공)

그림 4-2 IHI RCA2 Process

해 의무기록/지침/문헌고찰 등의 문헌검토를 시행함과 동시에 해당 부서의 환자안전리더, 직속 상급자, 부서원 면담 등을 통하여 상세자료를 수집한다. 수집된 자료를 바탕으로 문제의 유형을 분류하고, 위해정도와 발생빈도에 따라 위험도를 산출하여 우선순위를 정한다(위험도=발생가능성*심각도). 우선순위가 높은 순으로 근본원인분석 대상 사건을 선정한다. 이 병원의 사례에서 배울 점은 전자보고자료 외에 문제의 실체를 정확하게 확인하기 위하여 문헌검토, 면담조사 등을 시행하여 사건유형을 분류하고, 위험도평가를 시행하여 우선순위에 따라 근본원인분석 대상사건을 선정한다는 것이다. 위험도평가 도구로서는 앞서 다른 장에서 소개된 다양한 도구들을 사용할 수 있다.

C대학 상급종합병원은 적신호사건은 사례별로 근본원인분석을 시행하고, 유형별, 원인별, 구역별, 질환별, 안전보장활동 관련, 직군별 등으로 위해사건을 분석한다. 위험관리(Risk management)에 따른 위험도 평가(Risk assessment)와 FMEA(실패유형과 영향분석) 방법으로 근접오류를 분석한다. 근접오류 중에도 재발할 경우 위험도가 높을 것으로 예상되는 사건은 근본원인분석방법을 적용하여 적시(45일 이내)에 개선하고 있다.

J중소종합병원은 위해정도에 따라 분석방법을 달리하고 있다. Level 0~2의 경우 환자 기본정보를 기준으로 위험요인을 확인하여 개선안을 도출하고, 필요 시 안전사건 발생 부서를 방문하여 사고 경위 확인 및 부서원들과 개선안을 논의한다. Level 3의 경우 환자안전관리 소위원회를 개최하여 miniRCA를 진행하고 환자 기본정보 및 치료 프로세스 내에 존재하는 위험요인을 확인하여 근본원인을 분석함으로써 개선안을 도출한다. miniRCA는 관련 직원 인터뷰 및 심층 정보 수집을 제외함으로써 RCA와 차별화된다. Level 4는 사건과 관련된 직원 인터뷰, 의무기록 및 문헌고찰을 통해 수집하고 치료 프로세스 내 위험요인을 확인하여 개선안을 도출하는 RCA과정을 적용한다.

소개한 바와 같이 각 의료기관은 의료기관의 유형과 운영목적에 맞는 적절한 환자안전분석과정을 수립하여 적용하고 있다. 어떠한 분석과정을 운영하든지 간에 우리가 주목하여야 할 점은 근본원인분석의 경우 진정한 근본원인을 찾아 적신호사건의 재발을 방지할 수 있는 시스템 차원의 개선활동이 담보되어야 하고, 고장성유형분석의 경우에는 잠재적 위험이 큰 사건을 사전에 인지하여 개선함으로써 예방적 측면에서 기여도가 커야 한다는 것이다.

5. 분석결과에 따른 개선활동과 공유

IHI는 앞서 언급한 것과 같이 "Improving Root Cause Analyses and Actions to Prevent Harm", 즉 위해를 예방하기 위한 근본원인분석과 개선활동의 증진을 강조한다.

환자안전사건의 분석을 잘했다 하더라도 개선활동의 성과가 미미하여 동일한 사건이 재발하고 있다면, 환자안전사건을 예방하기 위해 마련된 기존 시스템(규정, 규칙, 업무절차, 업무매뉴얼, 교육, 인력관리, 자격평가 등)이 올바르지 않거나 제대로 가동되지 않고 있음을 추정할 수 있다. 사람이 하는 일은 완벽하지 않다. 따라서 사람의 개입에 많이 의존하기보다는 자동화, 전산화하는 것이 좋다. 변동이 심한 불안정한 프로세스는 변동을 최소화하여 일정하도록 개선한다. 복잡한 프로세스를 단순화하여 실수의 기회를 줄인다. 10단계에 걸쳐 이루어지는 투약과정이 있다고 가정할 때, 이를 5단계로 줄인다면 실수의 기회는 1/2로 감소할 것이다. 표준화되지 않은 프로세스는 표준화하는 방향으로 개선한다. 처방오류의 흔한 유형은 약물의 용량, 단위, 유사약물, 중복투약, 처방누락 등이다. 잘 정제된 프로토콜이나 표준진료지침을 사용하여 처방함으로써 이러한 유형의 오류의 여지를 최소화할 수 있다. 강하게 결합된 프로세스는 그 결합을 완화하여야 한다. 의사 처방에 따라 자동으로 약물이 조제된다면 이는 매우 강하게 결합된 프로세스이다. 의사 처방을 약사가 검토하여 처방을 중재함으로써 오류를 최소화할 수 있다. 이와 같이 고위험 프로세스는 하나의 활동이 자동적으로 결과에 반영되지 않도록 검토하는 과정을 설계함으로써 그 결합을 완화시킬 수 있다. 시간적 제약이 있는 프로세스는 적절한 시간이 배정되도록 개선한다. 업무량에 따른 탄력적인 인력배정은 업무에 필요한 시간을 확보할 수 있어 인적 오류 예방에 도움이 된다. 수직적 조직문화는 수평적 조직문화로 개선한다. 의사와 간호사 간, 상급자와 하급자 간에 환자안전 이슈에 대하여 망설임 없이 소통할 수 있을 때야 환자안전사건은 최소화될 수 있다. 환자안전 이슈에 대하여 자유롭게 말할 수 없는 문화라면 CUS, S-BAR, Briefing, Huddle 등의 의사소통 도구가 구성원 간에 환자안전 이슈를 논의할 수 있는 토대를 형성하는 데 도움이 된다.

이와 같은 견지에서 S국립대학병원의 개선사례를 살펴보면, 고위험의약품의 경우 보관방법을 표준화하였고, 항생제 피부반응검사 누락사건에 대한 개선방법으로 항생제 처방시 피부반응검사 처방이 자동화되도록 전산프로그램을 개선하였다. 그리고 이러한 개선결과는 보고서를 작성하여 환자안전사건보고자, 상급자 및 환자안전 리더와 공유하며, 아울러 유관부서장 메일링, 인트라넷 게시판 등을 활용하여 공유하였다. 나아가, 연간 환자안전사례집에 수록하여 각 부서에 배포하였다.

C대학 상급종합병원의 KOPS 주의경보 원내 공유 사례를 살펴보면 KOPS 주의경보가 접수되면 기관의 관련규정과 유사 사건 발생 현황을 확인하여 개선이 필요한 프로세스를 선정한 후 관련부서를 소집하여 개선활동을 실시하였다. KOPS 주의경보와 기관 내 개선사항에 대해 보고서를 작성하여 결제를 득하고 기관 내 인트라넷에 게시하여 공

유하였다. 부서장들에게는 해당 내용을 출력하여 각 부서에 게시할 것을 요청하였다. J 중소종합병원은 월별 환자안전사건통계를 산출하여 보고하고, 직원식당 내에 게시하며, 환자안전사건 개선활동 결과는 분기별로 QI Newsletter를 통해 공유하고 있었다. 또한 DMB (Daily Management Board)를 활용하여 부서 차원의 환자안전사건 및 환자안전/질 향상에 관한 주요 지표 등에 대해 부서원 간 이해와 소통을 쉽게 할 수 있도록 매일 시각화하여 공유하고 있다. 그 밖에 부서별, 직군별, 신규 및 재직직원에 대한 환자안전교육을 실시하고 있다.

Ⅲ. 환자안전사건보고학습체계의 성과

중앙환자안전센터에서 제공한 환자안전 보고학습시스템 환류 현황에 따르면 2017.1.1.부터 2020.9.30.까지 22건의 환자안전 주의경보와 23건의 환자안전 정보제공지 게시 발령, 30건의 환자안전 통계자료 게시, 5건의 환자안전 주제별 보고서 발간, 75건의 유관기관 정보제공이 이루어졌다.

표 4-1   환자안전주의경보 발령('17.1.1.~'20.9.30.기준)

연번	발령일자	주제
1	'17.11.24.(금)	흡수성 체내용 지혈용품 사용 후 감염 발생
2	'17.12.13.(수)	수술 후 체내 이물질 잔류 사건
3	'17.12.18.(월)	신생아 중환자실 내 미숙아 4명 사망
4	'17.12.26.(화)	Ketamine 투여용량 오류사고 발생
5	'18.1.30.(화)	의료기관에서 발생하는 환자의 자살·자해
6	'18.3.21.(수)	의료기관에서 발생하는 낙상
7	'18.5.2.(수)	의료기관의 진료재료 사용 시 오염·불량 발견
8	'18.6.11.(월)	의약품 주입펌프 사용 시 조작오류 발생
9	'18.7.30.(월)	잘못된 혈액형의 수혈 오류 발생
10	'18.9.20.(목)	메토트렉세이트(MTX) 과용량 투약 관련
11	'18.12.12.(수)	진정 약물 투여 후 환자 감시 미흡 관련
12	'19.2.26.(화)	환자 미 확인에 따른 환자안전사건 지속 발생
13	'19.3.21.(목)	수술/시술 후 안전 체크리스트 점검 미흡

14	'19.4.11.(목)	심부체강창상피복재 사용 후 안구 내 염증(포도막염) 발생
15	'19.5.7.(화)	조영제 투여 후 과민반응 발생
16	'19.6.24.(월)	이동식 산소탱크 잔량 미확인으로 사용 중 산소 공급 중단
17	'19.8.19.(월)	고위험의약품이 혼합된 수액의 급속 주입으로 인해 환자에게 치명적 위험 초래
재환류	'19.9.24.(화)	환자 미 확인에 따른 환자안전사건 지속 발생
18	'19.10.15.(화)	신경근 차단제의 잘못된 처방으로 인한 환자안전사건 발생
19	'19.12.16.(월)	수술 부위 착오로 다른 부위 수술
20	'20.6.9.(화)	의료기관에서 발생하는 소아 낙상
21	'20.8.4.(화)	보건의료기관에서 발생하는 노인 낙상
22	'20.9.18.(금)	조영제자동주입기 사용상의 부주의로 치명적 위험 초래

표 4-2 환자안전정보제공지 게시('17.1.1.~'20.9.30.기준)

연번	게시일자	주제
1	'17.9.21.(목)	오염된 수액세트 사용
2	'17.11.20.(월)	자기공명영상(MRI) 검사 후 화상
3	'17.12.22.(금)	일회용 산소보틀 연결 관련
4	'18.2.1.(목)	의료기관의 화재안전 안내
5	'18.2.19.(월)	병원 의료기기 안전관리 안내
6	'18.3.16.(금)	의약품 보관 관련 안내
7	'18.7.10.(화)	분무요법(Nebulizer Therapy) 투약 관련 안내
8	'18.9.19.(수)	케타민(Ketamine) 용량 표기 변경 안내
9	'18.10.11.(목)	바이알(vial) 주사침 삽입방법(noncoring 기술) 관련 안내
10	'18.10.26.(금)	주사제 사용으로 인한 감염 관련 안내
11	'19.1.18.(금)	흉관 삽관술 후 흉관 및 배액병 관리 안내
12	'19.3.15.(금)	인슐린 단위(unit) 안내
13	'19.4.26.(금)	의약품보관관련안내(재환류)
14	'19.5.27.(월)	주의경보 발령(심부체강창상피복재)에 따른 개선사항 안내
15	'19.7.16.(화)	채혈 오류 안내
16	'19.9.30.(월)	환자 참여 캠페인 낙상 예방
17	'19.11.12.(화)	의료장비 알람(alarm) 설정 주의
18	'20.5.7.(목)	환자안전 현장지원 사례 공유_환자안전사건 근본원인분석(자살)

19	'20.5.20.(수)	환자 참여 캠페인 '나의 안전은 내가 지킨다!'
20	'20.6.23.(화)	약국 약제업무 관리지침 안내
21	'20.7.27.(월)	환자안전 현장지원 사례 공유_FMEA(낙상)
22	'20.7.31.(금)	주의경보 발령에 따른 소아 환자 대상 낙상 예방 교육
23	'20.9.7.(월)	기관 절개관 산소 연결 오류

표 4-3 환자안전주제별보고서('17.1.1.~'20.9.30.기준)

연번	발간일자	발간내용
1	'18.6.27.(수)	환자안전사건 주제별 보고서(낙상)
2	'18.9.27.(목)	환자안전사건 주제별 보고서(투약)
3	'19.6.24.(월)	환자안전사건 주제별 보고서(환자확인 오류)
4	'19.10.4.(금)	환자안전사건 주제별 보고서(수술실 내 환자안전)
5	'20.7.15.(수)	환자안전사건 주제별 보고서(수술환자 안전 가이드라인)

Ⅳ. 환자안전사건보고학습체계의 문제점과 개선방향

최근 몇 년 동안 국립대병원 국정감사를 통해 환자안전사건 자료 및 병원감염건수가 일반에 공개되면서 이에 대한 비난 여론이 잇따랐다. 이러한 현상은 국립대병원들의 내부 환자안전사건보고 건수를 감소시키는 데 일조했으리라고 생각된다. 실제로 위해가 따르지 않은 사건은 근접오류로 분류하여 안전사건보고건수를 줄이려는 시도가 일부 기관에서 일어날 수도 있다. 이러한 현상은 환자안전사건 보고체계의 목적을 이해하지 못한 일부 정치인들과 시민단체가 의료기관이나 의료인들의 부주의로 인한 사건으로 인식한 결과 발생된 것으로 생각된다. 또한 이에 대한 일부 언론의 보도 역시 부정적인 해석을 싣고 있는가 하면, 소비자 단체도 이에 질세라 환자안전사건보고건수의 증가를 의료사건이 증가된 것으로 오인하여 의료기관이나 의료인에 대한 불신을 표출하는 양상을 볼 수 있다. 환자안전문화가 잘 형성된 사회에서는 환자안전사건보고가 활성화되어 신뢰할 만한 데이터 분석을 통해 향후 유사사건의 재발을 예방할 수 있도록 시스템 차원의 개선활동이 일어나는 선순환을 경험할 수 있다. 반면, 환자안전문화가 뿌리내리지 못한 사회에서는 흔히 환자안전사건과 관련된 개인이 비난을 받게 되고, 이는 환자안전사건보고를 꺼리게 되는 원인으로 작용하여 결국에는 동일한 환자안전사건이 재발하는 결과를 초래할 것이다.

종합적으로 볼 때 우리나라의 환자안전사건보고학습체계는 의료기관에서는 환자안전문화의 발전과 함께 그 취지를 제대로 이해하여 활용하고 있는 정착단계에 들어선 반면, 아직 사회·정치적으로는 환자안전사건 보고체계에 대한 오해로 인해 학습체계로 이어지기보다는 부정적인 측면을 강조하는 자료로 활용되고 있는 상황이다.

환자안전사건보고 및 학습체계가 선순환되어 예방가능한 환자안전사건이 감소될 수 있도록 사회적인 지지가 필요한 상황에 들어섰다고 생각되며, 환자와 보호자 역시 환자안전사건보고학습체계 본연의 목적을 이해하고 환자안전활동에 적극적으로 동참할 수 있도록 적극적인 대국민 홍보전략이 필요한 시점이라고 여겨진다.

참고문헌

건국대학교 병원. 환자안전사건 관리지침. 2018.

데일리메디. "의료기관평가인증원, 인증 방식 실효성 제고 필요", 2020.10.16., http://www.dailymedi.com/detail.php?number=861616

식품의약품안전처 의료기기전자민원창구. 2020. https://emed.mfds.go.kr/#!CEFAF01F010

의료기관평가인증원 환자안전 보고학습시스템, https://www.kops.or.kr/portal/aam/atent/atentAlarmCntrmsrList.do

Action Hierarchy levels and categories are based on Root Cause Analysis Tools, VA National Center for Patient Safety, http://www.patientsafety.va.gov/docs/joe/rca_tools_2_15.pdf. Examples are provided here.

Institute for Healthcare Improvement, RCA2: Improving Root Cause Analyses and Actions to Prevent Harm http://www.ihi.org/resources/Pages/Tools/RCA2-Improving-Root-Cause-Analyses-and-Actions-to-Prevent-Harm.aspx

CHAPTER 05

환자안전사건보고
학습체계의 국외 동향

CHAPTER 05

환자안전사건보고 학습체계의 국외 동향

개요

환자안전사건 보고체계 및 학습체계의 효과적인 운영을 위해서는 이에 대한 실효성을 평가하여 지속적인 개선 및 보완이 필요하다. 국외에서 시행하고 있는 환자안전사건 보고체계 및 학습체계를 검토해보는 것은 환자안전사건 보고체계 및 학습체계의 개선 및 보완에 대한 시사점을 얻는 데에 도움이 될 것이다. 이번 장에서는 미국, 영국 등 주요 국가들의 환자안전사건 보고체계 및 학습체계의 현황 및 최신 동향을 살펴보고, 이를 바탕으로 국내 환자안전사건 보고체계 및 학습체계의 개선 방향에 대하여 제시하고자 한다.

I. 환자안전사건보고체계 및 학습체계 국외 동향 개요

환자안전사건 보고 학습체계는 이미 발생한 사건으로부터 교훈을 얻고 유사한 사건의 발생을 예방하는 데에 그 궁극적인 목적이 있다. 그 목적을 달성하기 위하여 환자안전 사건 보고 학습체계는 비처벌성, 비밀 보장, 독립성, 전문가 분석, 적시성, 시스템 지향성, 반응성, 접근 가능성이라는 요건들을 갖추어야 한다(옥민수 등, 2015). 여러 국가들은 다양한 형태의 환자안전사건 보고체계 및 학습체계를 갖추고 운영하면서 언급된 적절한 환자안전사건 보고체계 및 학습체계의 요건을 충족시키기 위하여 노력하고 있다. 따라서 다른 국가들이 어떻게 환자안전사건 보고체계 및 학습체계를 구축하여 운영하고 있고, 그 실적은 어떠하며, 어떤 문제점을 인지하고 개선하려 하는지 참고할 필요가 있다.

이상일 등(2013)의 연구에서는 캐나다, 미국, 영국, 일본, 덴마크, 프랑스 등의 환자안전 관련 법/제도의 세부 사항을 검토하여 제시한 바 있고, 여기에는 환자안전사건 보고체계 및 학습체계에 대한 내용뿐만 아니라 각국의 환자안전 활동 내역, 의료기관 및 의료인, 의료기구 등의 규제 내용, 검시관 제도, 환자안전 보상 시스템 등을 다루었다(이상일 등, 2013). 해당 보고서가 발표된 지 어느 정도 지난 시점에서 각국의 환자안전사건 보고체계 및 학습체계가 변화한 점이 있는지 살펴볼 필요가 있다. 이하에서는 이상일 등(2013)의 연구에서 확인한 각국의 환자안전사건 보고체계 및 학습체계를 바탕으로 웹 검색 및 중앙환자안전센터의 국외 출장 결과보고서를 참고하여 최신 사항을 국가별로 추가하였다. 각국의 환자안전사건 보고 학습체계를 보다 체계적으로 검토하기 위하여 그 구성 요소(보고 대상, 보고 시스템의 유형, 보고자, 보고 수단, 보고된 자료의 분석 주체, 분석한 자료의 공개, 보고된 자료 및 보고자의 보호, 환자안전 전담 기관)에 따라 기술하였다(옥민수 등, 2015).

Ⅱ. 캐나다

캐나다의 경우 지역의 주(province) 수준에서의 환자안전사건 보고 학습체계가 다수 구축, 운영되고 있다. 이러한 체계들은 보통 법안(legislation)을 통해 규정되는데, Saskatchewan은 2002년 The Regional Health Services Act를 통과시키면서 의무적으로 위해사건을 보고하도록 한 캐나다의 첫 번째 주가 되었다. Manitoba는 2005년 6월 중대한 사건(critical incident)의 의무적 보고에 대한 요건(requirement)들을 담은 법안을 통과시킨 바 있다. 주별로 구축한 환자안전사건 보고체계 및 학습체계들이 나름의 특징을 갖고 있지만 이하에서는 환자안전사건 보고체계 및 학습체계의 구성 요소별로 그 특징을 살펴보도록 하겠다.

1. 보고 대상

Saskatchewan에서는 중대한 사건(critical incident)이 발생했을 경우 보건의료기관 및 지역보건당국은 근무일 3일 이내 또는 가급적 빠른 시일 내에 보건부(Ministry of Health)의 Provincial Quality of Care Coordinators로 보고하도록 규정하고 있다. 또 Saskatchewan Critical Incident Reporting Guideline에 따라 중대한 사건을 "보건의료기관이 제공하는 의료 서비스 또는 운영하는 프로그램과 관련된 실제적으로 혹은 잠재적으로 생명, 사지 또는 기능의 손실"로 정의하였다.[1] 중대한 사건은 크게 수술 관련 사건, 제품(product) 및 장비 관련 사건, 환자 보호 관련 사건, 케어 관리 관련 사건, 환경

---

1) Government of Saskatchewan. Critical Incidents. Available from: https//www.saskatchewan.ca/government/government-structure/ministries/health/critical-incidents#what-is-a-critical-incident Accessed on Aug 15, 2021.

관련 사건, 범죄 관련 사건으로 구분하였다. 2015년~2016년 동안 총 249건의 중대한 사건이 보고된 바 있다.

Manitoba의 경우에도 중대한 사건을 보고하도록 하고 있다. Manitoba Critical Incident Reporting Guidelines에서는 중대한 사건을 좀 더 자세히 규정하고 있는데, 해당 가이드라인에서는 (a) 사망, 장애, 부상 또는 위해, 계획되지 않은 입원 또는 비정상적인 입원 기간 연장 등과 같은 심각하고 원하지 않는 사건이면서, (b) 개인의 기본적인 건강 상태 또는 보건의료서비스 제공에 내재된 위험에서 비롯되지 않는 사건을 중대한 사건으로 정의하였다.[2] 예를 들어, 낙상(fall)의 경우 다음과 같은 경우를 중대한 사건으로 규정하였다.

---

* 심각한 부상 및/또는 골절과 관련된 추락은 다음 질문 중 하나 이상에 "예"라고 대답할 수 있는 경우이다.
  • 환자의 기본 상태, 치료 계획, 상황 및 맥락, 임상적 판단을 고려할 때 예방이 가능하다고 합리적으로 믿었는가?
  • 낙상의 원인이 될 수 있는 실패(failure)/고장(breakdown)/오용(misuse)이었습니까?
  • 결박(restraint)의 사용 또는 오용은 낙상에 기여하는 요소였는가?
  • 낙상의 원인이 될 수 있는 정책 위반이 있었는가?
  • 낙상의 원인이 되는 환경적 요인이 관련되었는가?

한편, British Columbia에서도 환자안전사건, 근접오류, 위험(hazard)에 대하여 웹기반 보고시스템을 통해 보고를 받고 있는데, 이를 British Columbia patient safety learning system(BC PSLS)라고 한다(중앙환자안전센터, 2020). BC PSLS는 2007년 시범 운영을 거쳐 2008년부터 본격적으로 운영되고 있고, 벤쿠버에 있는 사무국에서 관련 교육, 훈련 및 관리를 담당하고 있다. BC PSLS에 보고된 사건은 <그림 5-1>과 같은 낙상, 투약, 검사, 수혈, 욕창 등 12개의 유형으로 구분된다.

---

2) Manitoba Critical Incident Reporting Guidelines. Available from: HYPERLINK "https//www.gov.mb.ca/health/patientsafety/ci/guidelines.html"https://www.gov.mb.ca/health/patientsafety/ci/guidelines.html Accessed on Aug 15, 2021.

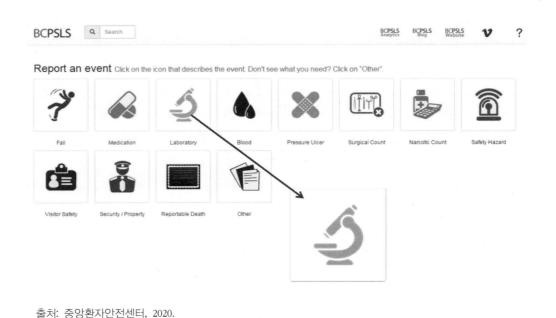

출처: 중앙환자안전센터, 2020.

그림 5-1 British Columbia patient safety learning system의 환자안전사건 유형 분류

다만, 캐나다의 경우 국가 수준의 환자안전사건 보고체계 및 학습체계 구축 필요성을 인지하고 있지만, 아직 위해사건을 포괄하는 보고체계 및 학습체계가 운영되고 있지 않은 것으로 추정된다(Boucaud & Dorschner, 2016). 대신 백신접종의 부작용(Canadian Adverse Events Following Immunization Surveillance System), 투약 및 수액 관련 부작용(National System for Incident Reporting) 등과 같이 개별 위해사건 유형별로 보고체계 및 학습체계가 운영되고 있는 것으로 보인다. 특히, National System for Incident Reporting (NSIR)은 Canadian Institute for Health Information(CIHI)에서 관여하고 있는데(중앙환자안전센터, 2020), 모든 주가 보고에 참여하고 있지는 않다. NSIR에서는 방사선 치료(radiation treatment) 관련 환자안전사건도 보고 받고 있다.

2. 보고 시스템의 유형

앞서 살펴본 Saskatchewan과 Manitoba의 중대한 사건 보고는 모두 의무 보고로서 해당 내용을 법안으로 제정하여 근거를 마련하였다. Manitoba의 법안은 보건의료조합(health corporation), 기관(organization) 및 지역보건당국들로 하여금 중대한 사건을 조사하고, 그 결과 및 제언에 관한 서면의 보고서를 준비하는 책임을 지닌 중대한 사건 검토

위원회(critical incident review committee) 설립을 요구하였고, 개별 환자에게 사건의 사실과 이로 인하여 환자에게 영향을 준 사항, 그 영향을 처리하기 위해 취해진 혹은 취할 행동들에 대하여 알려줄 의무를 규정하였다.[3] BC PSLS의 경우 법적인 의무사항은 아니지만 협약(provincial governance model and participation agreement)을 통하여 보고 의무를 부여하고 있는 것으로 추정된다(중앙환자안전센터, 2020).

3. 보고자

Saskatchewan과 Manitoba의 중대한 사건의 보고자는 보건의료기관 및 조합, 지역 보건당국이다. 환자 등 일반인도 환자안전사건 보고체계 및 학습체계의 보고자로서 적극 참여해야 함을 강조하고 있지만,[4] 보고자로서 환자의 역할은 두드러지지 않는 상황으로 보인다. 다만, 백신접종의 부작용의 보고체계 및 학습체계인 Canadian Adverse Events Following Immunization Surveillance System에서는 환자의 보고를 받는 별도의 사이트가 운영되고 있다고 한다(Boucaud & Dorschner, 2016). 또 투약 관련 보고체계 및 학습체계인 Canadian Medication Incident Reporting and Prevention System에서도 일반인을 위한 보고 사이트가 운영되고 있다.[5] 한편, BC PSLS의 경우 모든 보건의료기관 및 보건의료인이 보고할 수 있다(중앙환자안전센터, 2020).

---

3) Disclosure of Critical Incidents. Available from: https//www.gov.mb.ca/health/patientsafety/ci/disclosure.html "https://www.gov.mb.ca/health/patientsafety/ci/disclosure.html Accessed on Aug 15, 2021.

4) Reporting and Learning Systems. Available from: https://www.patientsafetyinstitute.ca/en/toolsResources/PatientSafetyIncidentManagementToolkit/PatientSafetyManagement/Pages/Reporting−and−Learning−Systems.aspx Accessed on Aug 15, 2021.

5) SafeMedicationUse.ca. Available from: https://safemedicationuse.ca/ Accessed on Aug 15, 2021.

Medication errors happen.

We can help you, and you can help your fellow Canadians by submitting a medication error report.

Start here

I think there has been a medication error

Report an error

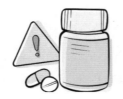

I think there has been a reaction to a medication

Report a reaction

출처: SafeMedicationUse.ca. Available from: https://safemedicationuse.ca/ Accessed on Aug 15, 2021.

그림 5-2 Canadian Medication Incident Reporting and Prevention System의 일반인을 위한 보고 사이트

4. 보고 수단

Saskatchewan과 Manitoba의 중대한 사건에 관한 보고체계 및 학습체계는 서면 보고로서 운영되고 있는 것으로 보인다. 또 Canadian Medication Incident Reporting and Prevention System에서는 온라인, 전화, 팩스, 이메일 등 다양한 방식의 보고가 가능한 것으로 보인다.[6] BC PSLS는 웹기반 보고시스템으로 운영되고 있다(중앙환자안전센터, 2020).

---

6) Side Effect Reporting Form. Available from: https://www.canada.ca/en/health－canada/services/drug s－health－products/medeffect－canada/adverse－reaction－reporting/consumer－side－effect－report ing－form.html Accessed on Aug 15, 2021

SIDE EFFECT REPORTING FORM

Reporting suspected side effects (also known as adverse reactions) to marketed health products in Canada may contribute to the identification of previously unrecognized rare or serious side effects, which may lead to changes in the product's safety information.

FAX completed form to 1-866-678-6789
For more information call 1-866-234-2345

PROTECTED "B" WHEN COMPLETED"

Instructions on how to complete and submit this form and information about confidentiality can be found on Page 2.
Complete all mandatory fields, marked by a *, and provide as much detail as possible for the remaining fields.

A) About the person who had the side effect				D) Suspected health product		
Reference # (if applicable)				1. Product name*	2. Strength	3. Manufacturer
1. Age*	2. Sex*	3. Height	4. Weight			
_____ Years _____ Months	☐ Male ☐ Female	_____ cm _____ ft _____ in	_____ kg _____ lbs _____ oz	4. Lot #		5. DIN #/NPN #
5. Medical history and other related information (allergies, pregnancy, smoking/alcohol use, liver disease, etc.)				6. Country of purchase ☐ Canada ☐ United States ☐ Other (specify): _____		7. Where it was purchased/obtained ☐ Pharmacy ☐ Grocery store ☐ Internet ☐ Other (specify): _____
				8. Product start date (yyyy-mm-dd)*		9. Product end date (yyyy-mm-dd)
B) Reporter information				At the time of the side effect, specify:		
1. Name*	2. Telephone*		3. Province/Territory	10. Dosage* (strength and quantity)	11. Frequency (e.g. twice daily)	12. How the product was taken* (e.g. by mouth)
4. Address		5. E-mail				

출처: Side Effect Reporting Form. Available from: https://www.canada.ca/en/health−canada/services/drugs−health−products/medeffect−canada/adverse−reaction−reporting/consumer−side−effect−reporting−form.html Accessed on Aug 15, 2021.

그림 5-3 캐나다의 Side Effect Reporting Form

5. 보고된 자료의 분석 주체

Saskatchewan의 중대한 사건에 관한 보고체계 및 학습체계에서는 지역보건당국과 보건의료기관이 중대한 사건을 조사하여, 사건의 정황, 사건 예방을 위한 대책 등을 담은 서면 보고서를 제출하도록 한다. Manitoba의 중대한 사건에 관한 보고체계 및 학습체계에서도 지역보건당국과 보건의료기관 및 조합이 해당 사건을 조사하도록 규정하였다.

6. 분석한 자료의 공개

Manitoba의 중대한 사건에 관한 보고체계 및 학습체계에서는 지역보건당국, 보건의료기관 및 조합은 개별 환자에게 분석한 사건의 전말, 그것이 환자에게 영향을 준 것으로 보이는 사항, 그 영향을 처리하기 위해 취해진 혹은 취할 조치들에 대하여 알려줄 의무가 있다고 규정하였고, 환자에게 그 기록을 무료로 제공할 수 있어야 한다고 규정하였다. 한편 Quebec에서도 일반인들이 실제적으로 혹은 잠재적으로 건강에 영향을 끼

친 사건과 이를 예방하기 위한 조치에 대해서 가능한 빨리 알 권리를 가지고 있다고 천
명하였다.

　　BC PSLS의 경우 매달 12,000건 이상이 보고되고, 백만 건 이상의 보고서가 데이터
베이스에 구축되어 있어, 이를 환자안전 향상 전략 마련의 근거 자료로서 활용하고 있
다(중앙환자안전센터, 2020). 2011년부터 2015년까지 BC PSLS에 보고된 환자안전사건의 1
위는 낙상사고였고, 3% 정도가 영구적인 손상을 야기한 사건이었다.

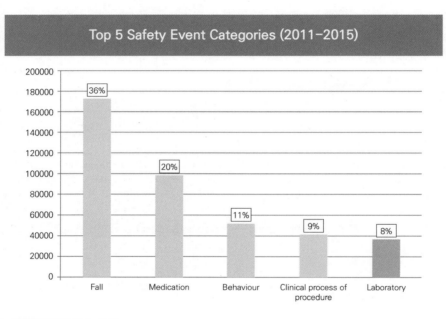

출처: 중앙환자안전센터, 2020.

그림 5-4 British Columbia patient safety learning system의 사건 보고 현황

한편, NSIR에는 2019년까지 약물 관련 사건이 약 6만 건 보고되었고, 2017년에는 방사선 관련 사건이 약 4천 건 보고되었다(중앙환자안전센터, 2020). 약물 관련 사건 중 다빈도 보고 의약품은 모르핀이었고, 아세트아미노펜도 2위를 차지했다. NSIR은 이러한 내용을 연 4회 뉴스레터로 발간하고 있다.

7. 보고된 자료 및 보고자의 보호

Saskatchewan의 The Regional Health Services Act는 사건의 통지(notice) 및 보고서에서 환자, 보건의료인 혹은 중대한 사건에 대하여 간접적으로 알고 있는 모든 개인들의 이름을 익명화하도록 규정하였다. 또 사건의 통지 및 보고서는 소송 절차에서 증거로서 인정되지 않고, 증인들은 그들이 가지고 있는 모든 정보나 그들이 준비 과정에서 사용한 모든 문서를 다른 이에게 보여주지 않아도 된다고 규정하였다. 증인들은 진술하지 않을 수 있고, 중대한 사건의 조사에 관하여 응답하지 않을 수 있다. 하지만 이러한 특권은 중대한 사건에 대한 사실을 담은 정보와 돌봄이나 치료 제공의 목적으로 작성된 정보에는 적용되지 않는데, 그 정보가 다른 문서에 완전히 기록되어 있지 않거나 정보에 접근가능하지 않는 한에서 그러하다.

Manitoba의 Regional Health Authorities Act와 Manitoba Evidence Act도 Saskatchewan과 마찬가지로 중대한 사건에 관한 보고체계 및 학습체계의 비밀보호 및 특권에 대한 규정을 담고 있다. 즉, 중대한 사건과 관련된 증인들은 조사 위원회의 법적 절차에 관하여 응답하지 않을 수 있고, 오로지 위원회에 의해서만 사용되거나 위원회를 위해서만 준비된 보고서 및 정보는 법정에서 채택되지 않는다.

8. 환자안전 전담 기관

캐나다의 경우 독립적인 비영리 기구인 Canadian Patient Safety Institute (CPSI)가 환자안전 문제에 크게 기여하고 있다. 2002년 National Steering Committee on Patient Safety는 "Building a Safer System"이라는 보고서를 발표했고, 이 보고서는 캐나다 의료시스템 내 환자안전 향상을 위한 국가적이고 통합된 전략으로서 환자안전연구소 설립을 제1권고 사항으로 꼽았다. 이에 따라 캐나다 보건부는 CPSI의 설립과 운영 자금을 지원하였다.

CPSI가 수행하는 대표적인 활동으로는 국내외 환자안전사건 정보를 수집하여 보건의료시스템 내 다양한 이해관계자들에게 제공하는 Global Patient Safety Alert (GPSA)가 있다(중앙환자안전센터, 2020). GPSA는 2011년부터 세계보건기구의 지원을 받아 시작된 프로젝트로 호주, 캐나다, 영국, 일본 등 전 세계 26개 협력기관으로부터 제공받은 1,700 건 이상의 알람(alert)과 9,000건 이상의 제언(recommendation)을 영어와 불어로 제공하고 있다. 이는 CPSI의 홈페이지에 웹으로 게시되어 있고, 검색 기능을 지원하고 있다.

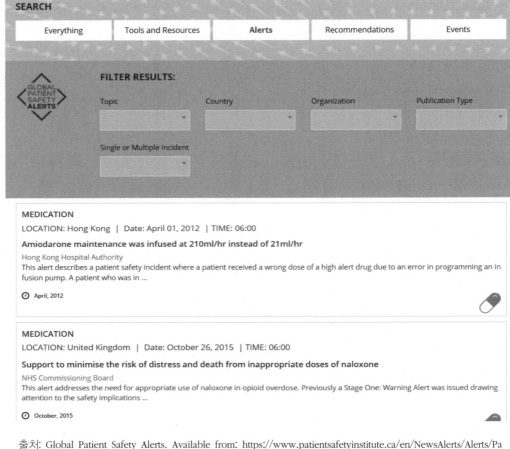

출처: Global Patient Safety Alerts. Available from: https://www.patientsafetyinstitute.ca/en/NewsAlerts/Alerts/Pages/default.aspx Accessed on Aug 15, 2021.

그림 5-5 Canadian Patient Safety Institute의 Global Patient Safety Alert

GPSA의 2018년부터 2019년까지의 사용자 동향을 살펴보면, 조회 수는 2017, 2018 년 대비 115% 증가한 30,374건으로 집계되었고, 50개 이상의 국가가 해당 자료를 활용 한 것으로 나타났다.

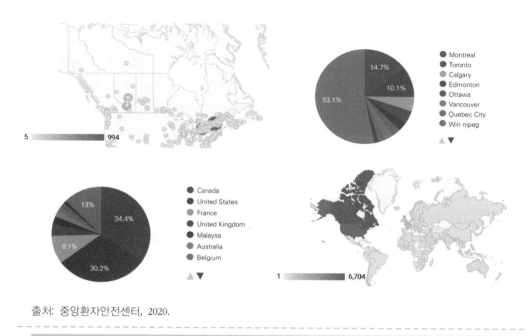

출처: 중앙환자안전센터, 2020.

그림 5-6 Global Patient Safety Alert의 조회 현황

Ⅲ. 미국

　미국의 환자안전법인 Patient Safety and Quality Improvement Act of 2005는 환자 안전과 의료의 질 문제를 평가하고 해결하는 데에 활용할 수 있는 자료의 이용가능성을 높이기 위하여 자발적인 보고체계를 구축하도록 규정하였다. 해당 법은 의료오류의 보고 및 분석을 촉진하기 위하여 환자안전 작업물(patient safety work product)이라고 불리는 환자안전 정보에 대한 연방정부의 특권 및 비밀 보호 기능을 규정한다. 또 해당 법은 Agency for Healthcare Research and Quality (AHRQ)에게 환자안전기관(patient safety organizations, PSOs)을 관리하도록 하였고, PSO는 환자안전 정보를 수집하고 분석하는 전문기관으로서 기능하도록 하였다. 이하에서는 미국의 자발적인 환자안전사건 보고체계 및 학습체계를 중심으로 그 특징을 살펴보도록 하겠다.

1. 보고 대상

　보건의료 제공자들은 PSO에 모든 형태의 환자안전사건(patient safety event)을 보고할 수 있다. 환자안전사건에는 위해사건뿐만 아니라 근접오류 및 불안전한 상황(unsafe condition)도 포함된다. 보고된 자료는 PSO에서 분석할 수 있고, 보고되고 분석된 자료를 환자안전 작업물이라고 한다. 환자안전 작업물은 다시 Patient Safety Organization Privacy Protection Center로 제출되고, 이는 익명화를 거쳐 Network of Patient Safety Databases(NPSD)로 취합된다.

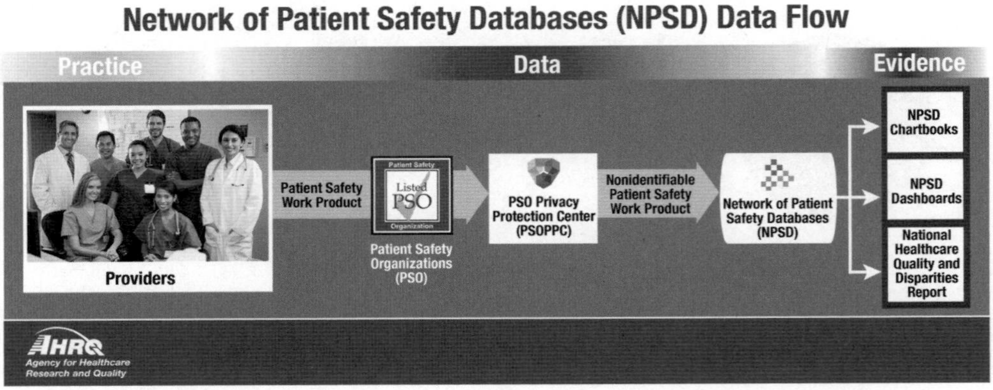

출처: How Does the NPSD Work? Available from: https://www.ahrq.gov/npsd/how−does−npsd−work/index.html Accessed on Aug 15, 2021.

그림 5-7 Network of Patient Safety Databases로의 자료 수집 흐름

2. 보고 시스템의 유형

PSO로의 보고는 자발적인 보고이다. 자발적 보고를 촉진하기 위한 방안으로서 PSO가 보고의 조력자가 되어 주는데, PSO는 의료진이 환자안전사건을 수집, 분석 및 집계하고, 의료의 질과 환자안전을 개선하기 위한 효과적인 방법을 개발할 수 있도록 지원하는 독립적인 외부 전문가 역할을 하게 된다. 특히, PSO와 관계를 설정하는 보건 의료 제공자들은 법적 책임이나 제재에 대한 두려움을 없앨 것으로 예상되는 연방 보호(특권과 비밀 유지)를 받게 된다.

3. 보고자

보건의료 제공자들은 PSO에 모든 형태의 환자안전사건을 보고할 수 있다고 하지

만 결국 보고의 최종적인 주체는 보건의료기관인 것으로 보인다. 환자 등 일반인들이 PSO에 환자안전사건을 보고할 수 있는지는 명확하지 않다. 한편, 투약 및 백신 과정에서의 문제를 보고할 수 있는 체계인 Institute for Safe Medication Practices에서는 소비자인 환자도 보고할 수 있다.

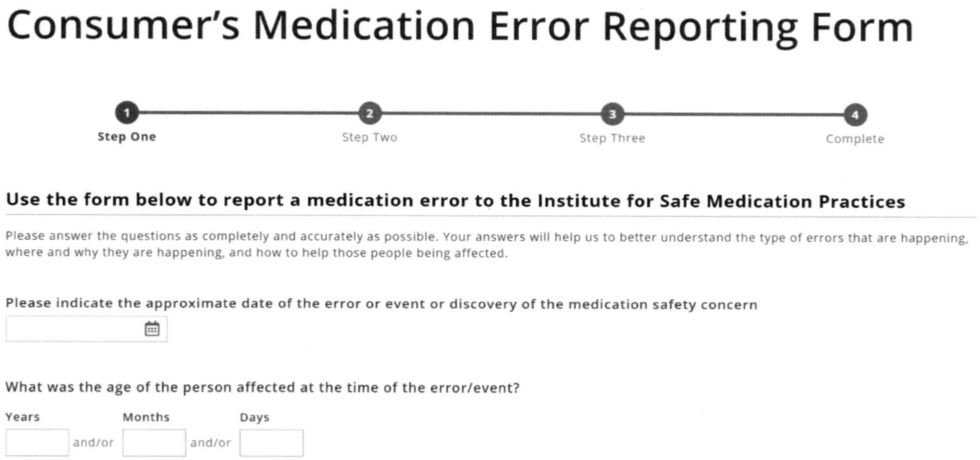

Consumer's Medication Error Reporting Form

①Step One	②Step Two	③Step Three	④Complete

Use the form below to report a medication error to the Institute for Safe Medication Practices

Please answer the questions as completely and accurately as possible. Your answers will help us to better understand the type of errors that are happening, where and why they are happening, and how to help those people being affected.

Please indicate the approximate date of the error or event or discovery of the medication safety concern

[🗓]

What was the age of the person affected at the time of the error/event?

Years   Months   Days
[   ] and/or [   ] and/or [   ]

출처: Consumer's Medication Error Reporting Form. Available from: https//www.ismp.org/form/cmerp−form Accessed on Aug 15, 2021.

그림 5-8 Institute for Safe Medication Practices의 소비자 보고

4. 보고 수단

각 의료기관은 위해사건, 근접오류 및 불안전한 상황 등의 환자안전사건을 공통 양식(common format)을 활용하여 PSO로 서면 보고하고 있는 것으로 보인다. 공통 양식은 병원용, 지역사회 약국용, 요양원(nursing home)용이 개발되어 있다. AHRQ는 병원용 공통 양식을 2009년 처음 개발, 배포한 이후 2017년 2.0 버전의 공통 양식을 발표하였다. 병원용 2.0 버전의 공통 양식의 경우 이전의 1.2 버전의 것에 비하여 보고 부담을 줄이기 위함이 우선적으로 고려되었고, 온라인 보고를 장려하기 위하여 종이 양식을 삭제하였다. 또 AHRQ는 공통 양식에 대한 사용자 가이드도 보급하였다.

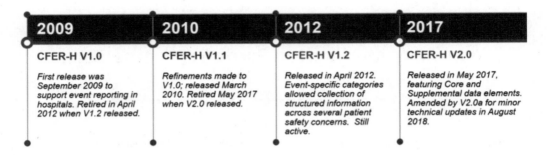

출처: Common Formats Background. Available from: https://www.psoppc.org/psoppc_web/publicpages/comm onFormatsOverview Accessed on Aug 15, 2021.

그림 5-9 AHRQ의 병원용 공통 양식 개발 흐름

한편, Institute for Safe Medication Practices에서는 일반인 보고를 고려하여 온라인, 전화, 이메일, 팩스 등 다양한 방식의 보고를 활용하고 있는 것으로 보인다.

5. 보고된 자료의 분석 주체

의료기관으로부터 환자안전사건을 보고받는 PSO는 해당 자료의 분석과 피드백에 대한 책임도 갖는다. PSO에는 환자안전 작업물을 분석하고 통합할 수 있는 전문가를 두어 환자안전사건의 근본 원인에 대한 통찰력을 개발할 수 있어야 한다. PSO는 한 기관만이 아니라 여러 의료기관으로부터 환자안전사건을 보고받기 때문에 소수의 의료기관에서는 확인하기 힘든 사건의 경향과 특성을 파악할 수 있기 때문에 심각하지만 희귀한 사건을 더 빨리 밝혀낼 수 있다. PSO에 사건을 보고한 의료기관의 80%가 유사한 사건을 예방하는 데에 PSO의 분석 및 피드백이 도움이 되었다고 밝혔다.[7]

의료기관은 환자안전사건을 보고할 PSO를 하나 이상 둘 수 있는데, 2020년 10월 기준으로 93개의 PSO가 있다. AHRQ에서는 자신에게 맞는 의료기관을 선택할 수 있도

---

7) Choosing a Patient Safety Organization. Available from: https://www.ahrq.gov/sites/default/files/wy siwyg/patient−safety/pso−brochure.pdf Accessed on Aug 15, 2021.

록 PSO 검색 기능을 제공하고 있다. 더불어 AHRQ의 PSO에 등재되었다가 자의든 타의든 목록에서 탈락한 기관의 목록도 제공하고 있다. 2020년 10월 기준으로 91개의 기관이 목록에서 탈락하였다.

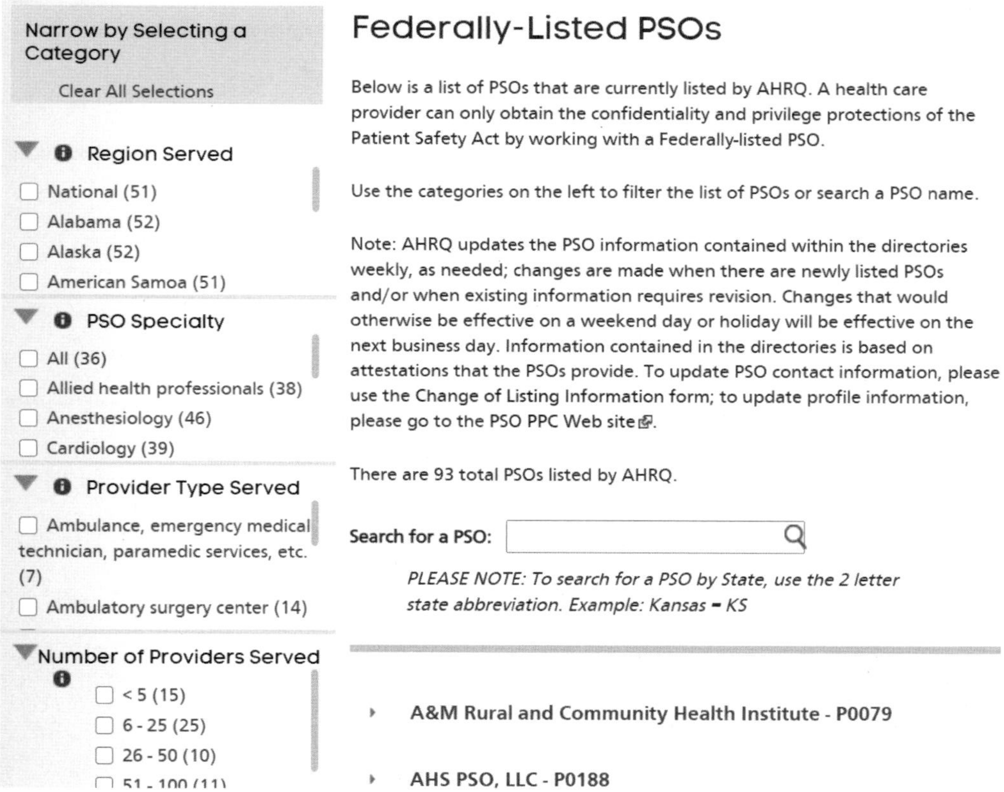

Narrow by Selecting a Category

Clear All Selections

▼ ⓘ **Region Served**

☐ National (51)
☐ Alabama (52)
☐ Alaska (52)
☐ American Samoa (51)

▼ ⓘ **PSO Specialty**

☐ All (36)
☐ Allied health professionals (38)
☐ Anesthesiology (46)
☐ Cardiology (39)

▼ ⓘ **Provider Type Served**

☐ Ambulance, emergency medical technician, paramedic services, etc. (7)
☐ Ambulatory surgery center (14)

▼ **Number of Providers Served**
ⓘ
　☐ < 5 (15)
　☐ 6 - 25 (25)
　☐ 26 - 50 (10)
　☐ 51 - 100 (11)

Federally-Listed PSOs

Below is a list of PSOs that are currently listed by AHRQ. A health care provider can only obtain the confidentiality and privilege protections of the Patient Safety Act by working with a Federally-listed PSO.

Use the categories on the left to filter the list of PSOs or search a PSO name.

Note: AHRQ updates the PSO information contained within the directories weekly, as needed; changes are made when there are newly listed PSOs and/or when existing information requires revision. Changes that would otherwise be effective on a weekend day or holiday will be effective on the next business day. Information contained in the directories is based on attestations that the PSOs provide. To update PSO contact information, please use the Change of Listing Information form; to update profile information, please go to the PSO PPC Web site ⓖ.

There are 93 total PSOs listed by AHRQ.

Search for a PSO: [_____] 🔍

　　PLEASE NOTE: To search for a PSO by State, use the 2 letter state abbreviation. Example: Kansas = KS

› **A&M Rural and Community Health Institute - P0079**

› **AHS PSO, LLC - P0188**

출처: Listed PSOs. Available from: https://www.pso.ahrq.gov/listed Accessed on Aug 15, 2021.

그림 5-10 AHRQ에 등재된 PSO

Delisted PSOs

Below are PSOs that have been delisted. A PSO may be "delisted" for three reasons:

1. **Voluntary Relinquishment** — the PSO chooses to voluntarily relinquish its status as a PSO.
2. **Failure to Seek Continued Listing** — the 3-year listing period expires without the PSO seeking continued listing.
3. **Delisted for Cause** — the listing as a PSO is revoked for cause (i.e., noncompliance with the requirements that each PSO must meet).

Note to Health Care Providers:

Even though a PSO is delisted, the information submitted to it while it was listed remains privileged and confidential as PSWP. A provider seeking PSWP protections should not send information to a delisted PSO.

The following 91 PSOs have been delisted:

Search for a Delisted PSO: [   ] 🔍

　　PLEASE NOTE: To search for a PSO by State, use the 2 letter state abbreviation. Example: Kansas = KS

▸　**AABB Center for Patient Safety**

▸　**ABG Anesthesia Data Group, LLC**

출처: Delisted PSOs. Available from: https://www.pso.ahrq.gov/listed/delisted Accessed on Aug 15, 2021.

그림 5-11 AHRQ에 등재했다 탈락한 기관 목록

6. 분석한 자료의 공개

　　Patient Safety Organization Privacy Protection Center의 익명화 작업을 거친 환자안전 작업물은 NPSD로 취합되고, NPSD 대시보드(NPSD Dashboards)를 통하여 사용자들에게 공개된다. NPSD 대시보드는 처음에 보건의료 제공자가 AHRQ 목록에 있는 PSO의 약 20%에 보고한 110만 개 이상의 기록을 기반으로 했다. 이후 NPSD 대시보드는 2018년 4월 1일부터 2019년 12월 31일까지 PSO Privacy Protection Center External Link Disclaimer에 제출된 추가적인 61만 9,111개의 기록을 반영하였다.

　　NPSD 대시보드는 보고된 환자안전사건의 빈도에 대한 수준 높은 개요를 제공하는 Data Submission Summary Dashboard와 다양한 환자안전사건의 수와 범주에 대한 개요를 제공하는 일반적인 사건 섹션이 포함된 Patient Safety Event Dashboard로 구분된다.[8] 그 유형 모두 대화형 기능을 가지고 있는데, 사용자는 2019년까지 제출된 누적 기록 170만 건 이상 또는 2018년 3월 31일까지 보고된 110만 건 이상의 기록을 반영한 대시보드를 확인할 수 있다.

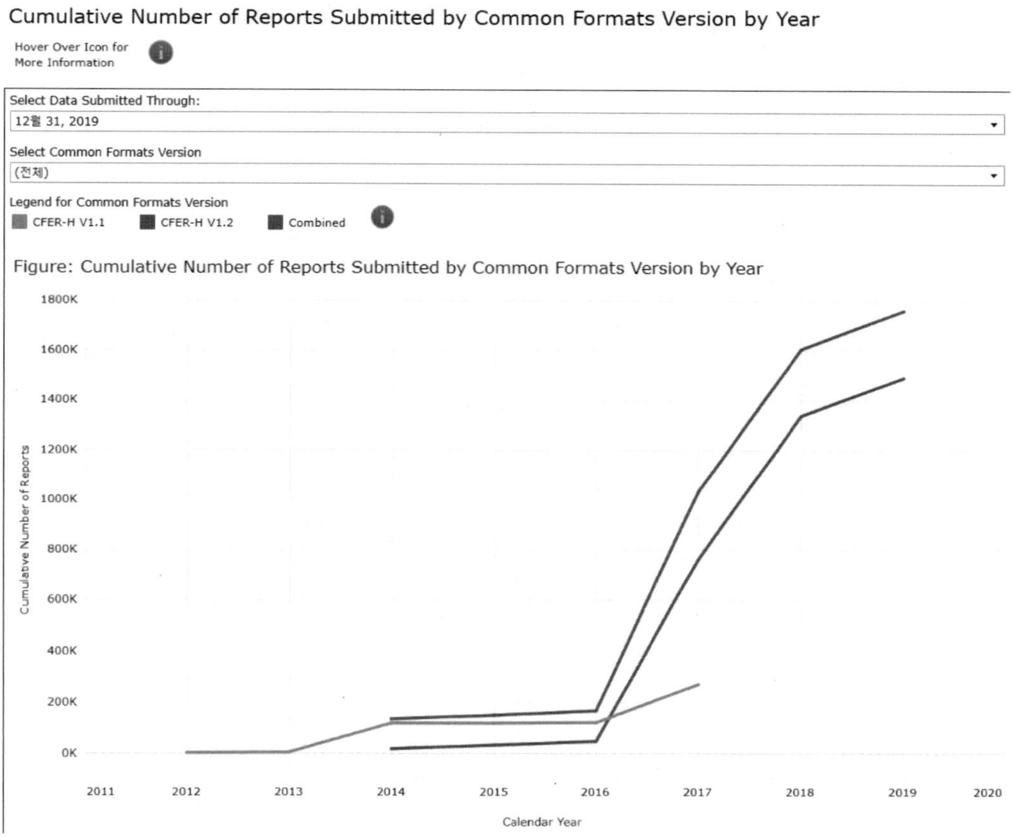
Cumulative Number of Reports Submitted by Common Formats Version by Year
Hover Over Icon for More Information
Select Data Submitted Through:
12월 31, 2019
Select Common Formats Version
(전체)
Legend for Common Formats Version
CFER-H V1.1
CFER-H V1.2
Combined
Figure: Cumulative Number of Reports Submitted by Common Formats Version by Year
1800K
1600K
1400K
1200K
1000K
800K
600K
400K
200K
0K
Cumulative Number of Reports
2011
2012
2013
2014
2015
2016
2017
2018
2019
2020
Calendar Year

출처: NPSD Dashboards. Available from: https://www.ahrq.gov/npsd/data/dashboard/index.html Accessed on Aug 15, 2021.

그림 5-12 Data Submission Summary Dashboard

8) NPSD Dashboards. Available from: https://www.ahrq.gov/npsd/data/dashboard/index.html Accessed on Aug 15, 2021.

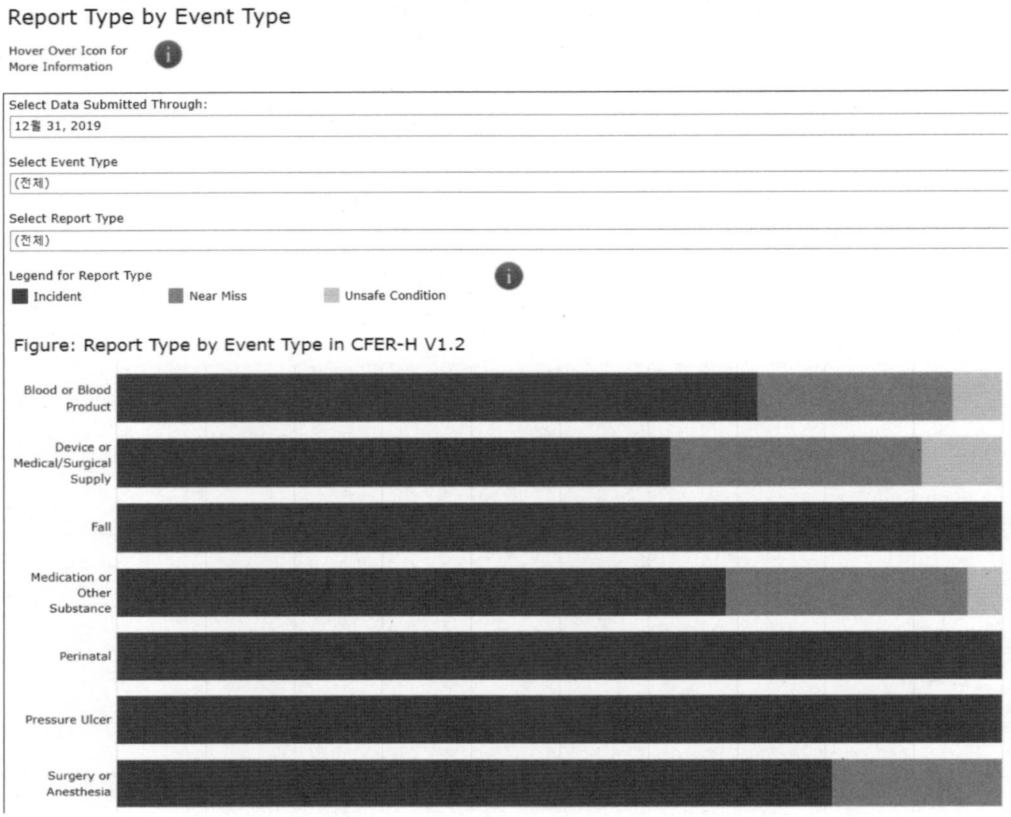
Report Type by Event Type
Hover Over Icon for More Information
Select Data Submitted Through:
12월 31, 2019
Select Event Type
(전체)
Select Report Type
(전체)
Legend for Report Type
Incident
Near Miss
Unsafe Condition
Figure: Report Type by Event Type in CFER-H V1.2
Blood or Blood Product
Device or Medical/Surgical Supply
Fall
Medication or Other Substance
Perinatal
Pressure Ulcer
Surgery or Anesthesia

출처: NPSD Dashboards. Available from: https://www.ahrq.gov/npsd/data/dashboard/index.html Accessed on Aug 15, 2021.

그림 5-13 Patient Safety Event Dashboard

더불어 AHRQ는 NPSD 대시보드의 환자안전 자료의 특징과 경향을 NPSD Chartbooks로도 발표하고, NPSD 대시보드의 자료는 AHRQ's National Healthcare Quality and Disparities Report에도 활용되고 있다.

7. 보고된 자료 및 보고자의 보호

Patient Safety and Quality Improvement Act of 2005의 이행에 대한 책임은 AHRQ와 Office for Civil Rights(OCR)가 함께 지고 있는데, AHRQ는 PSO 지정, PSO에 기술적 지원 제공, NPSD의 이행 및 유지, NPSD에 제출된 자료 분석에 대한 책임이 있고, OCR은 비밀보장 보호를 해석, 이행, 강제에 책임이 있다. OCR은 PSO, 보건의료 제

공자, 다른 기구들이 법에서 정한 비밀보장 보호를 준수하는 지 검토할 수 있는 권한을 가지고, OCR은 환자안전 자료가 부적절하게 공개되었다고 주장하는 민원을 조사할 수 있으며, 위반당 벌금을 부과할 수 있는 권한을 가진다.

　Patient Safety and Quality Improvement Act of 2005에 따라 환자안전 작업물에 대한 증거상 특권과 비밀 보호를 부여하고 있고, 인사상 불이익으로부터도 보고자를 보호하고 있다. 다만, 의료기관은 환자안전사건을 PSO에 제출하고자 할 때 그 PSO가 AHRQ가 인가한 PSO 목록에 해당하는지 확인해야 하고, 만약 그렇지 않으면 제출한 정보는 Patient Safety and Quality Improvement Act of 2005의 특권 및 비밀보장이 적용되지 않는다.

8. 환자안전 전담 기관

　PSO는 공공/민간 기구, 영리/비영리 기구, 다른 기관의 내 조직 등 다양한 형태를 나타낼 수 있다. 보험회사나 규제기관은 PSO가 될 수 없다. PSO는 그들이 환자안전 활동을 하기에 적합한지 증명해야 하고, 매 3년마다 재인가를 받아야 한다. 이러한 세부사항은 법(Patient Safety Rule)에서 규정하고 있다. PSO는 정부의 개입을 최소화하는 미국의 정치 및 행정의 맥락에서 기인한 미국의 특유한 기관 형태이다.

IV. 영국

　영국의 환자안전사건 보고 학습체계인 National Reporting and Learning System (NRLS)는 2003년부터 시작되었다. 영국의 경우에는 National Patient Safety Agency (NPSA)에서 환자안전 전담 기관의 역할을 수행해 왔지만, 2012년 3월 영국 NHS 기관 정비에 따라 NPSA가 없어지고, 그 기관의 핵심 기능인 NRLS의 운영을 Imperial College Healthcare NHS Trust (ICHT)에 위탁한 바 있다. NRLS의 전체 운영 책임 기관도 변동이 심한데, NHS special health authority, NHS commissioning board, NHS England를 거쳐 최근에는 NRLS의 관장을 NHS Improvement에서 하고 있는 것으로 보인다.[9] 이하에서는 NRLS의 최신 동향에 대해서 살펴보도록 하겠다.

---

9) Welcome to NRLS Reporting. Available from: https://report.nrls.nhs.uk/nrlsreporting/ Accessed on Aug 15, 2021.

1. 보고 대상

NRLS의 보고 대상은 모든 환자안전사건(patient safety incident)이다. 여기서의 환자안전사건이란 의료 서비스를 받는 한 명 이상의 환자에게 해를 끼쳤거나 끼칠 수 있었던, 의도하지 않았거나 예상하지 못하였던 모든 사건을 의미한다. NRLS는 매년 200만 건 이상의 보고를 받고 있다.

2. 보고 시스템의 유형

NRLS의 운영 처음에는 자발적으로 사건을 보고하는 시스템이었으나, 2010년 4월부터 모든 심각한 환자안전사건(serious incident)을 Care Quality Commission에 의무적으로 보고하도록 하였다. 이는 the Health and Social Care Act 2008 (Regulated Activities) Regulation 2010과 Care Quality Commission (Registration) Regulation 2009에 기반을 두었다. 절대 일어나서는 안 되는 사건(Never event)을 포함한 예상하지 못한 혹은 피할 수 있었던 사망 사건 등이 심각한 환자안전사건에 해당된다. 심각한 환자안전사건은 근무일 기준 2일 이내에 보고되어야 한다.[10]

3. 보고자

NRLS은 위해의 야기 여부와는 관계없이 보건의료인과 일반인으로 하여금 환자안전사건의 보고를 장려하고 있다. 한편, 심각한 환자안전사건의 보고 의무는 의료기관에 있는 것으로 보이고, 의료기관은 심각한 환자안전사건을 의무적으로 보고하였다고 하였더라도 NRLS로의 보고도 함께 장려된다.

4. 보고 수단

일반인은 "e-form"이라는 보고 형식을 활용하여 NRLS로 보고할 수 있다. 보건의료인은 소속 의료기관 내 위험관리 시스템(risk management system)에 환자안전사건을 기록하도록 권장되고, 그 기록은 정기적으로 NRLS로 정기적으로 업로드되게 된다. 의료기관 내 위험관리 시스템을 활용할 수 없는 경우에는 직접 NRLS로 보고할 수도 있다. 특이적으로는 보건의료인 중에서 마취 관련 사건 보고 양식을 따로 개발하여 제공하고 있다.

---

10) Welcome to NRLS Reporting. Available from: https://report.nrls.nhs.uk/nrlsreporting/ Accessed on Aug 15, 2021.

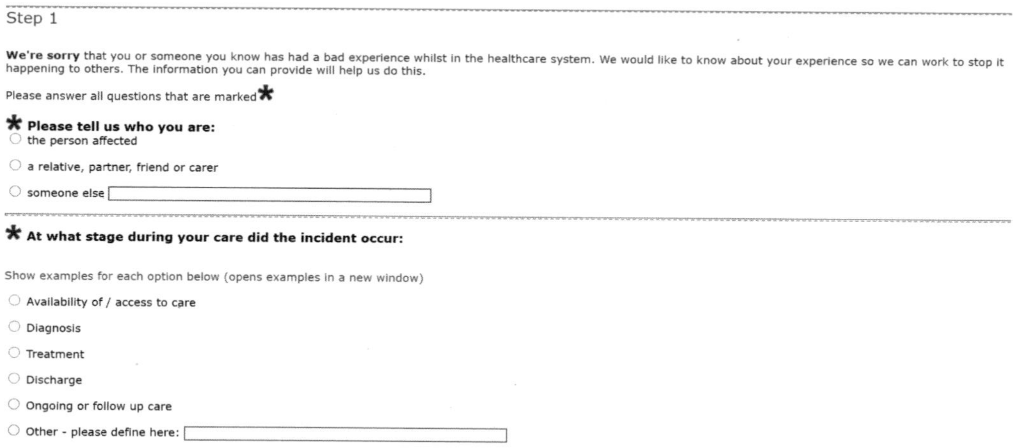

Step 1

We're sorry that you or someone you know has had a bad experience whilst in the healthcare system. We would like to know about your experience so we can work to stop it happening to others. The information you can provide will help us do this.

Please answer all questions that are marked ✱

✱ **Please tell us who you are:**
○ the person affected

○ a relative, partner, friend or carer

○ someone else [   ]

✱ **At what stage during your care did the incident occur:**

Show examples for each option below (opens examples in a new window)

○ Availability of / access to care

○ Diagnosis

○ Treatment

○ Discharge

○ Ongoing or follow up care

○ Other - please define here: [   ]

출처: public eForm. Available from: https://www.eforms.nrls.nhs.uk/eformPP/step1.do Accessed on Aug 15, 2021.

그림 5-14 National Reporting and Learning System 내 일반인 사건 보고 양식 1

✱ Was the incident related to (tick one or more):

Show examples for each option below (opens examples in a new window)

☐ Availability of staff / services

☐ Co-ordination of care

☐ Devices / equipment

☐ Infections

☐ Lack of communication

☐ Medication problem

☐ Patient notes / record

☐ Patient accident

☐ Self-harm

☐ Staff failed to check the patient

☐ Staff member's ability

☐ Abuse

☐ Unknown

☐ Other -please define here: [＿＿＿＿＿＿＿＿＿＿＿＿＿＿＿＿＿＿]

✱ Please tell us what happened
Write your description here (maximum 2000 words)

출처: public eForm. Available from: https://www.eforms.nrls.nhs.uk/eformPP/step1.do Accessed on Aug 15, 2021.

그림 5-15 National Reporting and Learning System 내 일반인 사건 보고 양식 2

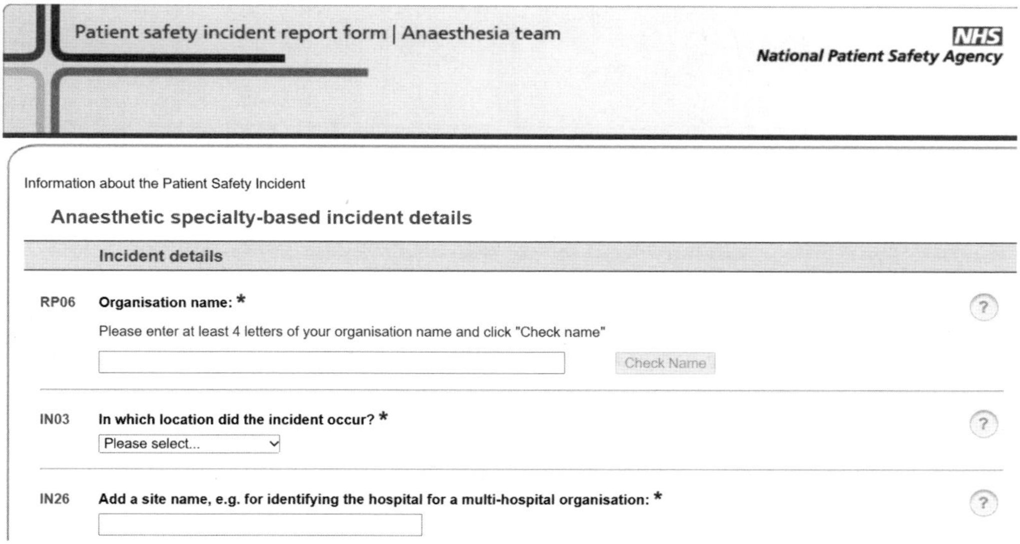

Patient safety incident report form | Anaesthesia team

NHS
National Patient Safety Agency

Information about the Patient Safety Incident

Anaesthetic specialty-based incident details

Incident details

RP06　**Organisation name:** *

Please enter at least 4 letters of your organisation name and click "Check name"

[　　　　　　　　　　　　　　　　　　] [Check Name]　(?)

IN03　**In which location did the incident occur?** *

[Please select...　　　▾]　(?)

IN26　**Add a site name, e.g. for identifying the hospital for a multi-hospital organisation:** *

[　　　　　　　　　　　]　(?)

출처: Learn from patient safety events. Available from: https://record.learn−from−patient−safety−events.nhs. uk/ Accessed on Aug 15, 2021.

그림 5-16 National Reporting and Learning System 내 마취 관련 사건 보고 양식

General Practice
Patient Safety Incident Report Form

National Reporting and Learning System

This form is designed for use by general practitioners, practice nurses and general practice staff to report patient safety incidents to the National Reporting and Learning System. This includes near misses and incidents where there is a beneficial outcome, for example where systems and processes have successfully prevented an untoward incident.
Submitted reports are analysed for themes and trends to support national learning and sharing of good practice.

If the incident that you are reporting relates to safeguarding, whistleblowing or other incident type where separate policies for notification exist, these must be followed in addition to completing this eform.
If you are reporting a Serious Incident requiring notification to the NHS England Sub Region (previously the Area Team), please include your practice ODS code and this report will be automatically shared with your NHS England Sub Region.

Please do not include any person identifiable information in your report.

Incident details
* Mandatory | ❷ Help

Q1	Please enter your ODS practice code	❷
	ODS Code Click here to verify code	
Q2	Please describe what happened? *	❷
	Do not include patient or person identifiable information	

출처: Learn from patient safety events. Available from: https://record.learn−from−patient−safety−events.nhs. uk/ Accessed on Aug 15, 2021.

그림 5-17 National Reporting and Learning System 내 의료인 사건 보고 양식

5. 보고된 자료의 분석 주체

NRLS을 관장하고 있는 NHS Improvement가 보고된 자료를 분석하여 그 결과를 보고서 또는 국가 환자안전 경보(national patient safety alerts)로 생성한다. 더불어 NRLS 에 수집된 자료를 공적으로 공개하여 분석에 활용할 수 있도록 하고 있다. 환자안전사 건 보고체계 및 학습체계로 수집된 자료의 특성을 고려하여 분석할 수 있도록 자료 분 석 시 유념해야 할 사항도 제공하고 있다.[11]

6. 분석한 자료의 공개

NHS Improvement는 6개월마다 NRLS에 보고된 환자안전사건에 대한 공식 통계를 발행하는데, 이는 보통 3월과 9월에 이루어진다. 공식 통계 자료는 ① NHS 내 보건의료 제공자가 NRLS에 보고한 내용을 담은 기관 환자안전사건보고서(Organisation patient

---

11) Welcome to NRLS Reporting. Available from: https://report.nrls.nhs.uk/nrlsreporting/ Accessed on Aug 15, 2021.

safety incident reports), ② NRLS에 보고된 사건의 특징 및 경향에 대한 국가 수준의 개요를 제공하는 국가 환자안전사건보고서(National data on patient safety incident reports), ③ 지난 12개월 동안 NRLS에 보고된 사건 수에 대한 기관별 월별 자료를 제공하는 환자안전사건 월별 보고서(Monthly data on patient safety incident reports)로 발표된다.

2020년 1월부터 3월까지 NRLS에 보고된 56만 6,647건의 사건은 2019년 1월부터 3월까지 보고된 건수(50만 4,593건)보다 12.3% 증가한 수치로 보고 건수의 증가세가 지속되고 있다.

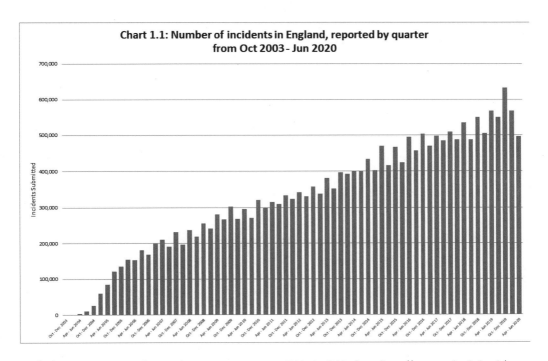

출처: National patient safety incident reports up to June 2020. Available from: https://www.england.nhs.uk/publication/national−patient−safety−incident−reports−up−to−june−2020/ Accessed on Aug 15, 2021.

그림 5-18 National Reporting and Learning System의 보고 건수 추이

2019년 4월부터 2020년 3월까지 NRLS에 보고된 사건 중 케어 수행 및 모니터링/검토(Implementation of care and ongoing monitoring/review) 사건이 가장 많은 비중(19.2%)을 차지하였다. 또 보고된 사건 중 위해가 없는 경우(71.6%)가 가장 많았지만, 사망한 경우도 4,241건에 달했다.

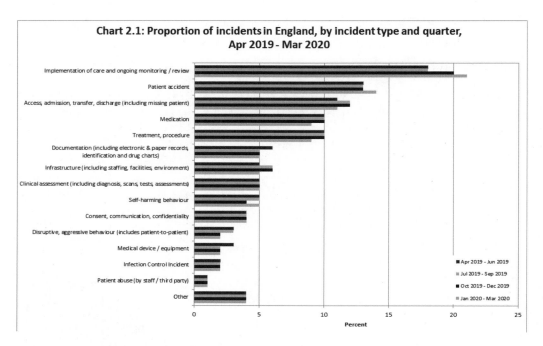

출처: National patient safety incident reports up to June 2020. Available from: https://www.england.nhs.uk/pu
blication/national-patient-safety-incident-reports-up-to-june-2020/ Accessed on Aug 15, 2021.

그림 5-19 2019년 4월부터 2020년 3월까지 National Reporting and Learning
System에 보고된 사건의 유형

한편, NHS Improvement는 기관별로 NRLS에 보고된 사건의 특성을 파악할 수 있
도록 기관 환자안전사건보고서도 제공하고 있다.

표 5-1   2019년 4월부터 2020년 3월까지 National Reporting and Learning System에
보고된 사건의 위해 정도

Reported degree of harm	April 2018 to March 2019		April 2019 to March 2020		% change
	N	%	N	%	
No harm	1,508,124	74.0	1,609,520	71.6	6.7
Low	467,429	23.0	567,323	25.3	21.4
Moderate	51,110	2.5	59,594	2.7	16.6
Severe	5,426	0.3	5,919	0.3	9.1
Death	4,568	0.2	4,241	0.2	−7.2
Total	2,036,657	100	2,246,597	100	10.3

출처: National patient safety incident reports up to June 2020. Available from: https://www.england.nhs.uk/publicati
on/national−patient−safety−incident−reports−up−to−june−2020/ Accessed on Aug 15, 2021.

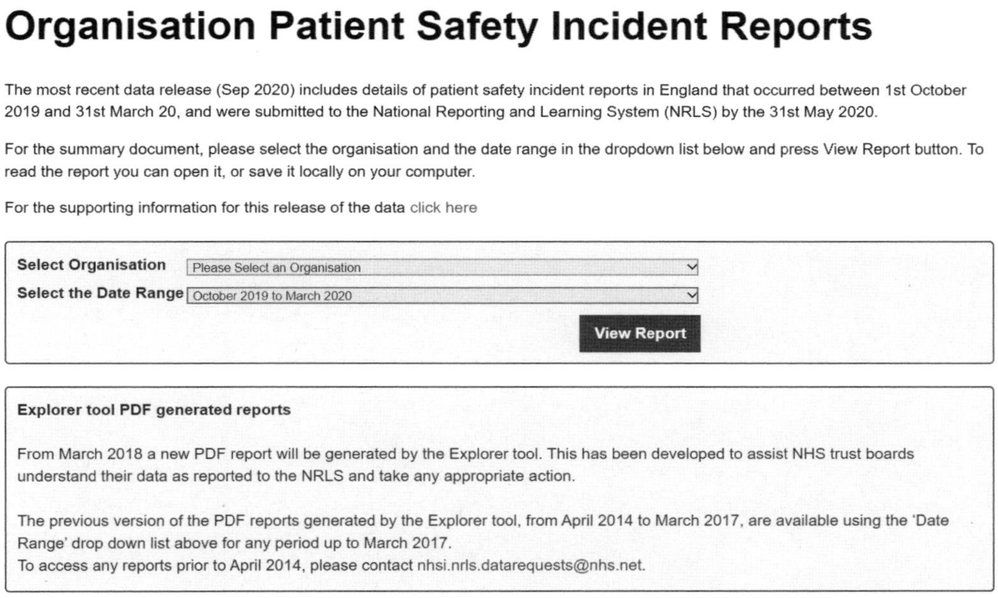

Organisation Patient Safety Incident Reports

The most recent data release (Sep 2020) includes details of patient safety incident reports in England that occurred between 1st October 2019 and 31st March 20, and were submitted to the National Reporting and Learning System (NRLS) by the 31st May 2020.

For the summary document, please select the organisation and the date range in the dropdown list below and press View Report button. To read the report you can open it, or save it locally on your computer.

For the supporting information for this release of the data click here

| Select Organisation | Please Select an Organisation |
| Select the Date Range | October 2019 to March 2020 |

View Report

Explorer tool PDF generated reports

From March 2018 a new PDF report will be generated by the Explorer tool. This has been developed to assist NHS trust boards understand their data as reported to the NRLS and take any appropriate action.

The previous version of the PDF reports generated by the Explorer tool, from April 2014 to March 2017, are available using the 'Date Range' drop down list above for any period up to March 2017.
To access any reports prior to April 2014, please contact nhsi.nrls.datarequests@nhs.net.

출처: Organisation Patient Safety Incident Reports. Available from: https://report.nrls.nhs.uk/ExplorerTool/ Accessed on Aug 15, 2021.

그림 5-20 NHS Improvement의 기관 환자안전사건보고서

또 2019년 11월부터 국가 환자안전 경보를 발령하기 시작하였다. NHS 내 환자안전팀은 National Patient Safety Alerting Committee가 국가 환자안전 경보를 발령할 수 있는 권한을 부여한 최초의 국가기관이었다. 국가 환자안전 경보는 환자, 일선의 의료인 및 전문가와 협력하여 사망 또는 장애 위험을 줄이기 위한 명확하고 효과적인 조치를 제공하도록 보장하게 하고, National Patient Safety Alerting Committee의 기준 및 표준을 충족해야 한다.[12] 국가 환자안전 경보는 일산의 의료인, 환자 및 가족, 환자안전 전문가, 관련 전문기관 등으로 구성된 National Patient Safety Response Advisory Panel의 자문을 통하여 개발된다.[13] 국가 환자안전 경보에 따라 필요한 조치를 취하지 않을 경우 Care Quality Commission이 규제 조치를 취할 수 있다. 2019년 11월부터 2020년 10월 기준으로 총 9건의 경보가 발령되었다. <그림 5-21>은 그 경보들 중 하나인 삽관, 기도 관리, 인공호흡 중 이물질 흡인에 대한 경보이다.

---

12) Summary criteria for the management and creation of National Patient Safety Alerts CONFIRMED May 2019. Available from: https://webarchive.nationalarchives.gov.uk/20200706210047/https://improvement.nhs.uk/documents/6027/Credentialing_Criteria_Confirmed_May_2019_.pdf Accessed on Aug 15, 2021.

13) National Patient Safety Response Advisory Panel. Available from: https//webarchive.nationalarchives.gov.uk/20200706221450/https//improvement.nhs.uk/documents/494/NatRAP_membership_February_2018.pdf Accessed on Aug 15, 2021.

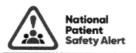 **National Patient Safety Alert**

 NHS

Foreign body aspiration during intubation, advanced airway management or ventilation

Date of issue:	1 September 2020	Reference no:	NatPSA/2020/006/NHSPS

This alert is for action by: All acute, specialist and ambulance trusts, independent providers of NHS-funded surgical or critical care, and mental health trusts with electro-convulsive therapy (ECT) suites.

This is a safety critical and complex National Patient Safety Alert. Implementation should be co-ordinated by an executive lead (or equivalent role in organisations without executive boards) and supported by clinical leaders in anaesthetics and resuscitation.

Explanation of identified safety issue:

Loose items unintentionally introduced into the airway during intubation, ventilation or advanced airway management (known as foreign body aspiration [FBA]) can lead to partial or complete airway blockage or obstruction. If the cause is not suspected, this can be fatal.[1] Complications following FBA may not be immediately recognised due to sedation and anaesthesia and may be postoperatively misdiagnosed as asthma, chronic obstructive pulmonary disease (COPD), or stridor.[2]

An example incident reads:
"patient presented in ED following repeated GP attendance, 4 months post anaesthesia with worsening respiratory symptoms. Symptoms resolved after removal of ECG backing plastic [from the respiratory tract]."

In a recent six-year period, five incidents were identified where a foreign body (FB) was aspirated, and a further four incidents where the FB was identified during intubation and removed. The most common types of FB identified in incident reports were transparent backing plastic from electrocardiogram (ECG) electrodes and plastic caps of unclear origin. This is likely to be an under-estimate of the true number of incidents as many may go unrecognised.

During our investigation we also identified that:
- some breathing circuit components with untethered caps are still available to purchase
- airway trays for routine or planned procedures are frequently prepared in advance, but left uncovered, and as a result loose FBs may become attached to breathing system devices
- the ends of breathing system hoses are not routinely closed between patient cases; allowing the potential for loose plastic objects to enter the breathing hose system.

Actions required

Actions to be completed by 1 June 2021

1. Amend current purchasing,[A] and introduce ongoing controls on purchasing, to ensure ECG/ECT electrodes have either large sheet backing for multiple electrodes or fully coloured or patterned individual backing in:
   a) all areas where intubation or advanced airway management regularly occurs (including theatres, emergency departments, ECT suites, and emergency ambulances).[B]
   b) all resuscitation trolleys/emergency response kits containing intubation or advanced airway equipment and containing ECG electrodes.[B]

2. Amend current purchasing,[A] and introduce ongoing controls on purchasing, to ensure all breathing system components have either ports with tethered caps or no port.

3. Review other equipment used for, or alongside, intubation and advanced airway management during resuscitation, anaesthesia or ventilation, and if any include small loose components, purchase safer alternatives if available.

4. Develop or amend local protocols to include:
   a) a process step that requires any pre-prepared intubation and advanced airway management devices to be covered or protected until used; this may include reinserting them in their packaging.
   b) a process step to close the end of the reusable breathing system hose in between patient cases; either using bespoke caps supplied with the system or by attaching to the circuit mount.[C]

출처: Our National Patient Safety Alerts. Available from: https//www.england.nhs.uk/patient−safety/patient−safety−alerts/ Accessed on Aug 15, 2021.

그림 5-21 삽관, 기도 관리, 인공호흡 중 이물질 흡인에 대한 경보

7. 보고된 자료 및 보고자의 보호

NRLS에 보고된 자료 및 NRLS에 대한 보고자의 보호가 이루어지고 있는 듯 보이지만, 명확한 근거 규정을 찾을 수는 없었다. 한 해 2백만 건의 보고가 이루어지고 있는 상황이 영국에서 환자안전을 위한 보고 문화가 확실히 정착되었다는 것을 반증한다.

8. 환자안전 전담 기관

영국의 경우에는 NPSA에서 환자안전 전담 기관의 역할을 수행해 왔지만, 2012년 3월 영국 NHS 기관 정비에 따라 NPSA가 없어졌다. 이에 따라 NPSA에서 운영하였던 NRLS는 여러 기관의 변동을 거쳐 최근에는 NHS Improvement에서 NRLS를 운영하고 있는 것으로 보인다.[14]

V. 덴마크

덴마크는 국가 수준의 환자안전사건 보고체계 및 학습체계를 만든 세계 최초의 나라이다. 또 덴마크는 환자안전법(Act on Patient Safety)도 2003년에 세계 최초로 통과시켜 시행한 나라이다. 따라서 덴마크의 환자안전사건 보고체계 및 학습체계의 변천과 현황을 살펴보는 것은 향후 우리나라의 환자안전사건 보고 학습체계를 개선시켜 나가는 데에 도움이 될 것이다. 덴마크의 국가 수준의 환자안전사건 보고체계 및 학습체계는 Danish Patient Safety Database(DPSD)라고 한다. 이하에서는 이 DPSD를 중심으로 그 특징을 살펴보도록 하겠다.

---

14) Welcome to NRLS Reporting. Available from: https://report.nrls.nhs.uk/nrlsreporting/ Accessed on Aug 15, 2021.

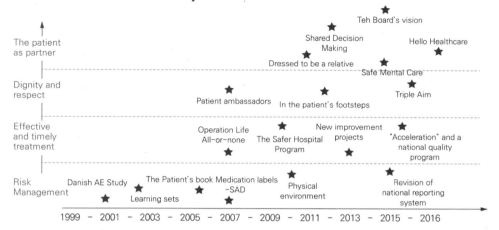

출처: Patient Safety journey. Available from: https://patientsikkerhed.dk/materialer/patient−safety−journey/ Accessed on Aug 15, 2021.

그림 5-22 덴마크 환자안전 발전 과정

1. 보고 대상

DPSD는 의도하지 않은 사건(unintended incident)을 보고 받기 위한 플랫폼이다.[15] 의도하지 않은 사건은 손상을 초래하였거나 손상의 위험을 야기할 수 있는 것을 의미하는데, 학술적으로는 위해사건과 근접오류를 포함하는 환자안전사건을 지칭하는 것으로 보인다. DPSD에 보고해야 할 사건은 National Board of Health에서 정한다.

2. 보고 시스템의 유형

2004년부터 시행된 Act on Patient Safety에 따라 보건의료인은 의료기관 내 위험 관리자에게 환자안전사건을 보고하도록 요구하였고, 의료기관 내 위험 관리자는 지역 시스템을 관리하고 있는 county council에 보고하도록 하였다. 지역 수준에서 모인 자료들은 National Agency for Patients' Rights and Complaints로 보고되고, 이것들은 DPSD에 수집된다. 위험 관리자와 council은 보고된 사건의 정보를 환자안전의 개선을 위하여 활용하고, National Board of Health에 관련 정보를 의무적으로 제출하기 전에

---

15) Danish Patient Safety Database. Available from: https://www.danishhealthdata.com/find−health−data/Dansk−Patientsikkerhedsdatabase?disallowCookies=1 Accessed on Aug 15, 2021.

환자와 보건의료인의 이름 등 개인 식별정보를 제거한다. 2011년부터는 환자 및 가족도 환자안전사건을 보고하는 것이 가능하졌다. 이에 따라 DPSD의 경우 보건의료인은 의무보고, 환자 및 가족 등 일반인은 자율보고의 형태를 띠고 있다. 보건의료인의 보고가 의무보고라고는 하지만 미보고에 대한 처벌 규정은 없는 것으로 보인다.

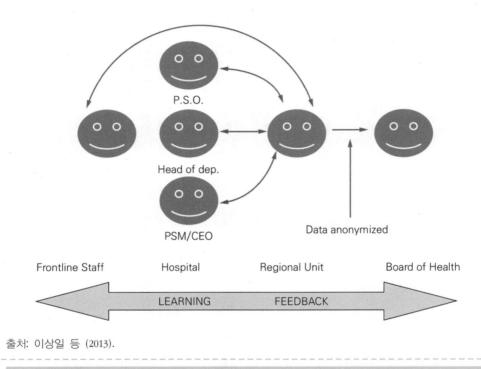

출처: 이상일 등 (2013).

그림 5-23 Danish Patient Safety Database으로의 보고 모식도

3. 보고자

앞선 보고 시스템의 유형에서 살펴본 바와 같이 DPSD로의 보고자 범위는 점차 확대되었다. 2012년 일반인도 보고가 가능해지기 전, 2010년에는 일차의료 의사도 환자안전사건을 DPSD에 보고하도록 하였고, 요양원, 가정간호 및 사회 정신의학 분야도 보고 시스템에 포함되게 되었다. 병원, 일차의료 의사, 치과의사, 특수 진료 분야는 region으로, 요양원, 가정간호 및 사회정신의학 분야는 municipality로 환자안전사건을 보고하게 되었다.

4. 보고 수단

DPSD로의 보고는 기본적으로 온라인으로 이루어지고 있다(Christiansen, et al., 2019). 보고되는 내용으로는 범주형 자료와 텍스트 기입형 자료로 구분되고, 사건 기술, 시간, 장소, 환자 성별, 의심되는 원인, 제안되는 예방 행위가 포함된다. 지역의 위험 관리자가 보고서를 검토하고, 일반인 보고 내용의 경우 사건의 유형 및 중증도를 분류한다.

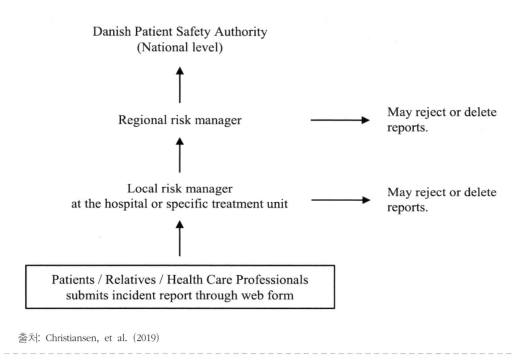

출처: Christiansen, et al. (2019)

그림 5-24 DPSD 내 환자안전사건보고서의 처리 흐름도

5. 보고된 자료의 분석 주체

DPSD를 관리하는 기구로서 2011년 1월 1일에 National Agency for Patients' Rights and Complaints (NAPRC)가 Home Office와 Department of Health and Social Security 산하의 독립된 정부 기관으로 설립되었다(이상일 등, 2013). 이 기구는 2010년 6월 25일 덴마크 의회를 통과한 Act No. 706 (보건의료의 민원 및 보상에 관한 법률)에 법적 근거를 두고 있다. 이 기구는 DPSD를 운영하며, 보고되거나 소송에서 수집한 자료를 분석하여 환자안전사건의 재발을 방지하기 위하여 노력한다. NAPRC는 이외에도 환자

민원 처리, 환자보험협회의 보상 결정에 대한 이의 신청, 해외여행 또는 체류 중 보건의료 권리에 대한 지침 제공 등의 업무도 담당하고 있다.

보고된 환자안전사건은 발생 빈도와 그로 인한 결과의 심각성을 기준으로 세 가지 Safety Assessment Code (SAC) 유형으로 분류된다. SAC 1에 해당하는 상대적으로 문제의 크기가 경한 사건에 대해서는 병원 내에서 분석을 하여 결과를 region에 보고하도록 하고 있다. SAC 2에 해당하는 중간 정도의 사건에 대해서는 자료를 모아서 근본원인분석을 하며, SAC 3에 해당하는 중대한 사건에 대해서는 개별 사건에 대하여 NAPRC에서 근본원인분석을 그에 따른 조치를 취하고 있다.

표 5-2 Safety Assessment Code 분류

Severity and Probability	Catastrophic	Major	Moderate	Minor
Frequent	3	3	2	1
Occasional	3	2	1	1
Uncommon	3	2	1	1
Remote	3	2	1	1

출처: 이상일 등(2013).

6. 분석한 자료의 공개

NAPRC은 DPSD를 운영하는 과정에서 얻은 지식을 파급시키는 역할을 하고, 의료기관은 그 전파된 지식에 따라 행동할 법적인 의무를 갖는다. National Board of Health가 의료인 및 의료기관의 감독, 징계를 할 수 있는 최종적인 권한을 가지고, National Board of Health는 DPSD에 수집된 정보의 연보를 발행한다.

2014년에서 2015년까지 DPSD에는 총 372,920건의 사건이 보고되었다(Christiansen et al., 2019). 보고된 사건의 대부분은 간호사(81.3%)가 보고한 것이었고, 환자와 그 가족이 보고한 사건의 비중이 각각 1.2%, 1.4%이었다. 전체 보고된 사건 중 투약 관련 사건이 가장 많았고(53.8%), 절반 이상의 사건은 위해가 없었던 사건이었다.

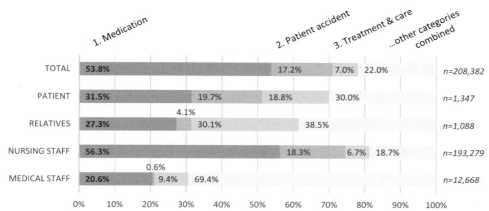

FIGURE 5. Top three incident problem areas (primary and secondary care combined, n = 208,382). Reports (n = 881) erroneously categorized with a deprecated WHO-International Classification for Patient Safety version were disregarded.

출처: Christiansen, et al. (2019)

그림 5-25 Danish Patient Safety Database에 보고된 사건의 유형

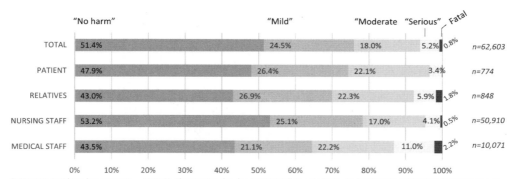

FIGURE 6. Incidents by severity (n = 62,603). The severity classification is as follows: no harm, no harm; mild, milder transitory injuries not requiring intensified treatment or increased caregiving efforts; moderate, transitory injuries requiring hospitalization or treatment by a medical practitioner or increased caregiving efforts or, for hospitalized patients, intensified treatment; serious, permanent injuries requiring hospitalization or treatment by a medical practitioner or increased caregiving efforts or, for hospitalized patients, intensified treatment, or other injuries which require urgent life-saving treatment; and fatal, mortal consequences.

출처: Christiansen, et al. (2019)

그림 5-26 Danish Patient Safety Database에 보고된 사건의 중증도

7. 보고된 자료 및 보고자의 보호

2003년에 제정된 Act on Patient Safety가 2007년 덴마크의 법 체계 정비 과정에서 Danish Health Care Act의 일부로 흡수되었다. 이 법의 내용 중 DPSD에 관한 조항은 다음과 같다(이상일 등, 2013). 이러한 조항들은 DPSD에 보고된 자료 및 보고자의 보호의 근거가 된다.

제61장 환자안전

제198조

(1) regional council (RC)과 municipal council (MC)은 위해사건에 대한 보고를 접수하여, 기록하고, 분석한다. 제2항과 제3항은 환자안전 개선 목적에 사용할 것과 제199조에 정한 규칙에 따라 보고할 것을 규정하고 있음을 참조

(2) 보건의료 활동과 관련하여 위해사건을 인지한 보건의료인은 그 사건을 region에 보고하여야 한다. 그러나 municipality의 보건의료 부문에서 발생한 사건은 municipality에 보고하여야 한다. 이 조항은 의료보조인, 약사 및 약국 직원에게도 마찬가지로 적용된다.

(3) 제2항의 규정에 따라 환자 또는 친지가 위해사건을 region 또는 municipality에 보고할 수 있다.

(4) 위해사건은 입원하기 이전 단계를 포함한 보건의료 활동 또는 약품의 공급 및 정보 제공과 관련하여 발생한 사건을 의미한다. 위해사건은 환자의 질병이 원인이 되어 발생한 것이 아닌 사건이면서, 환자에게 해를 끼친 경우, 사전에 회피하지 못하였으면 해를 일으킬 수 있었던 경우 또는 다른 이유로 해가 나타나지 않았던 경우로, 이에는 알고 있는 사건 및 오류와 미지의 사건과 오류가 포함된다.

제199조

(1) National Agency for Patients' Rights and Complaints (NAPRC)는 RC와 MC에서 위해사건 보고를 받고 이 보고들의 국가등록체계를 구축한다. 이 기구는 보고를 분석하여 이렇게 모은 지식을 보건의료분야와 소통한다. NAPRC는 보고서들을 National Board of Health가 보건의료기관에 대한 지침 관련 활동에 사용할 수 있게 한다. 제214조 제1항 참조.

(2) NAPRC는 RC와 MC가 보고할 위해사건, 시점, 양식 및 내용을 정한다. NAPRC가 제198조 제2항의 개인이 RC와 MC에 보고 여부, 시점, 양식 및 내용에 대한 규정을 정한다. 또한 NAPRC는 제198조 제3항에 따른 보고 양식에 대한 추가 규정을 정할 수 있다.

---

(3) NAPRC는 RC과 MC이 NAPRC에 전달하는 보고 사건 및 활동 계획과 전문적 공지에 대한 추가적 정보가 제1항에 따른 NAPRC의 해당 업무와 제214조 제1항에 따른 National Board of Health의 해당 업무에 사용할 수 있도록 하기 위한 규정을 정할 수 있다.

(4) 제1항에 따라 RC와 MC가 NAPRC에 보고하는 위해사건 및 제3항에 따른 규정은 관련 환자와 보고자애 대하여 익명화하여야 한다.

(5) NAPRC는 제61장에 따라 기구의 활동에 대한 연보를 제출하여야 한다.

제200조

(1) 보고서에 포함된 개인 정보는 비밀을 유지하여야 한다. 제198조 제1항 참조.

(2) 제198조 제2항에 따라 제출된 보고서의 개인의 신상 정보는 동일한 region 또는 municipality에서 제198조 제1항의 업무를 수행하는 개인과만 공유할 수 있다.

제201조

(1) 보고자는 보고의 결과로 고용주의 징계성 조사 및 조치, National Board of Health의 감독성 조치 또는 법정의 처벌성 조치를 받지 않는다.

제202조

(1) NAPRC은 병원과 기타 진료기관의 보고 의무 사항에 대하여 추가 규정을 정할 수 있다. NAPRC은 민간 병원이 사용하는 보고 시스템에 대하여 특별한 규정을 정할 수 있다.

(2) 제198조 – 제201조는 민간 병원에도 적용된다.

(3) 제198조 – 제201조는 진료와 관련되어 발생하는 위해사건 및 오류에 관한 다른 법령에 근거한 보고에는 적용되지 않는다. NAPRC는 관련 당국과 협력하여 제1항의 보고 조건을 규정하고 조정하는 추가 규정을 정할 수 있다.

보건의료인은 자신이 원할 경우 DPSD에 익명으로 보고할 수 있다. 또 DPSD에 위해사건을 보고한 사람은 보고로 인하여 형사 처분 등 징계성 수사 또는 조치를 받지 않는다. 이러한 보호 조치들은 보건의료인이 적극적으로 DPSD에 보고할 수 있는 원동력이 되고, 사회적인 합의에 거쳐 생성된 것이다.

8. 환자안전 전담 기관

앞서 살펴본 바와 같이 NAPRC가 DPSD를 관리하고, National Board of Health가 의료인 및 의료기관의 감독, 징계 등의 최종적인 권한을 가진다. 이 외에도 Danish

Society for Patient Safety라는 민간기관에서 환자안전 활동을 활발히 수행하고 있다. Danish Society for Patient Safety는 2001년에 설립되었고, 2020년 기준 25명의 직원들이 근무하고 있으며, 덴마크 정부, 보조금, 회원 기관, 개인 및 기업 등에게서 자금 지원을 받는다.

Vision
PS! works to improve patient safety across Danish healthcare. Citizens and patients should experience a safe, effective and coherent healthcare – every person, every time.

Mission
Accelerate improvement of patient safety in a coherent healthcare system.

Strategy
PS! develops, co-creates and facilitates sustainable and scalable results that promote patient safety. We build culture, capacity and capability to change and improve outcomes.

Roles
To promote
To integrate and facilitate
To implement
To share and spread knowledge

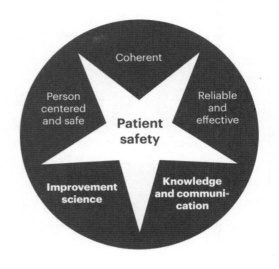

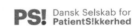

출처: Strategy of the Danish Society for Patient Safety – graphic representation. Available from: https://patientsikkerhed.dk/materialer/strategy–of–the–danish–society–patient–safety–graphic–representation/ Accessed on Aug 15, 2021.

그림 5-27 Danish Society for Patient Safety의 비전, 미션, 전략, 역할

VI. 그 외 국가들

이하에서는 각국의 환자안전사건 보고체계 및 학습체계의 최근 동향을 살펴보았다.

1. 프랑스

프랑스의 경우 "certification scheme for doctors"이라는 독특한 제도를 2007년 9월부터 운영하고 있고, 외과, 마취 및 중환자 진료, 기타 중재시술, 산과 초음파 검사 등

고위험 진료 분야의 의료기관 근무 전문의를 대상으로 한다. 해당 제도에 따라 전문의가 인증을 받기 위해서는 연간 일정 건수 이상의 근접오류를 보고해야 하고, 승인 기구가 정한 지침을 따라야 하며, 교육 등 위험 감소 활동에 참여해야 한다.

Patient Safety National Program (2013/2017)에 따라 의료 관련 감염이나 심각한 위해사건의 Regional Regulatory Health Authority로의 보고가 법적 의무가 되었다.[16] 국가 수준의 환자안전사건 보고체계 및 학습체계는 아직 구축 중인 것으로 보인다. 26곳의 Regional Regulatory Health Authority 중 3곳에서 환자안전사건 보고체계 및 학습체계의 구축 시범사업을 시행하였다. 환자안전 및 위험관리와 관련된 업무는 Haute Autorité de Santé에서 맡고 있다.

2. 스웨덴

스웨덴의 Patient Safety Act에 따라 모든 보건의료 제공자는 National Board of Health and Welfare라는 규제 기관과는 별도의 기관인 Health and Social Care Inspectorate에 환자안전사건을 보고하도록 하고 있다. National Board of Health and Welfare는 환자안전 문제의 전반을 다루고 있다. 스웨덴에서는 모든 위해사건의 보고를 법적으로 요구하는 것을 LexMaria라고 명명하였다. Health and Social Care Inspectorate에는 환자안전사건뿐만 아니라 의료 제공 과정에서의 불만사항도 보고할 수 있다. 또 Patient Injury Act에 따라 의료로 인한 손상을 입은 환자는 Patient Insurance LÖF에 보상을 청구할 수 있다.[17] 환자의 권리를 최대한 존중하고자 하는 스웨덴의 정책 관점을 확인할 수 있다.

---

16) Key findings and recommendations on Reporting and learning systems for patient safety incidents across Europe. Available from: http://buonepratiche.agenas.it/documents/More/8.pdf Accessed on Aug 15, 2021.
17) Key findings and recommendations on Reporting and learning systems for patient safety incidents across Europe. Available from: http://buonepratiche.agenas.it/documents/More/8.pdf Accessed on Aug 15, 2021.

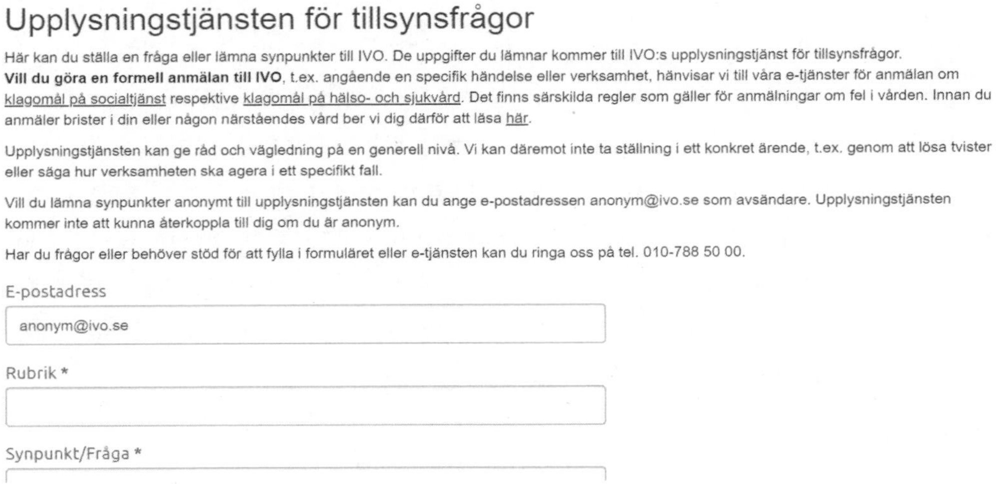

Upplysningstjänsten för tillsynsfrågor

Här kan du ställa en fråga eller lämna synpunkter till IVO. De uppgifter du lämnar kommer till IVO:s upplysningstjänst för tillsynsfrågor.
Vill du göra en formell anmälan till IVO, t.ex. angående en specifik händelse eller verksamhet, hänvisar vi till våra e-tjänster för anmälan om klagomål på socialtjänst respektive klagomål på hälso- och sjukvård. Det finns särskilda regler som gäller för anmälningar om fel i vården. Innan du anmäler brister i din eller någon närståendes vård ber vi dig därför att läsa här.

Upplysningstjänsten kan ge råd och vägledning på en generell nivå. Vi kan däremot inte ta ställning i ett konkret ärende, t.ex. genom att lösa tvister eller säga hur verksamheten ska agera i ett specifikt fall.

Vill du lämna synpunkter anonymt till upplysningstjänsten kan du ange e-postadressen anonym@ivo.se som avsändare. Upplysningstjänsten kommer inte att kunna återkoppla till dig om du är anonym.

Har du frågor eller behöver stöd för att fylla i formuläret eller e-tjänsten kan du ringa oss på tel. 010-788 50 00.

E-postadress

anonym@ivo.se

Rubrik *

Synpunkt/Fråga *

출처: Upplysningstjänsten för tillsynsfrågor. Available from: https://ivo.custhelp.com/app/ask Accessed on Aug 15, 2021.

그림 5-28 Health and Social Care Inspectorate의 보고 사이트

3. 독일

독일에서는 2005년에 국가적인 환자안전사건 보고체계 및 학습체계인 Criminal Instance Reporting System (CIRS)이 시작되었고,[18] 이를 Agency for Quality in Medicine (AQuMed)이 주관하고 있다. 보건의료 종사자는 의료 제공 과정에서 발생하는 모든 환자안전 관련 사건을 보고할 수 있다. 독일은 병원 내 보고체계를 갖추는 것은 의무이고, 보고는 자율이다. 보고 자료의 전송은 암호화되어 있고, 개인 또는 지역 관련 데이터는 저장되지 않으며, 자료를 스위스 서버에서 관리한다. 또 보고된 내용과 보고자에 관한 정보는 법적 절차에 활용될 수 없다.

2004년에 설립된 또 다른 국가적인 환자안전사건 보고체계 및 학습체계인 Fehl-erberichts-und Lernsystem für Hausarztpraxen은 일차의료에 초점을 두고 있다.[19] 또 독일의 2013 Patient Rights legislation은 내부 보고체계뿐만 다른 체계와 연결되는 보고체계를 자발적으로 갖추는 병원에게 추가적인 재정을 주도록 목표하고 있다.[20]

---

18) CIRSmedical.de. Available from: https//www.cirsmedical.de/ Accessed on Aug 15, 2021.
19) Herzlich willkommen beim Fehlerberichts und Lernsystem für Hausarztpraxen. Available from: http//www.jeder-fehler-zaehlt.de Accessed on Aug 15, 2021.
20) Key findings and recommendations on Reporting and learning systems for patient safety

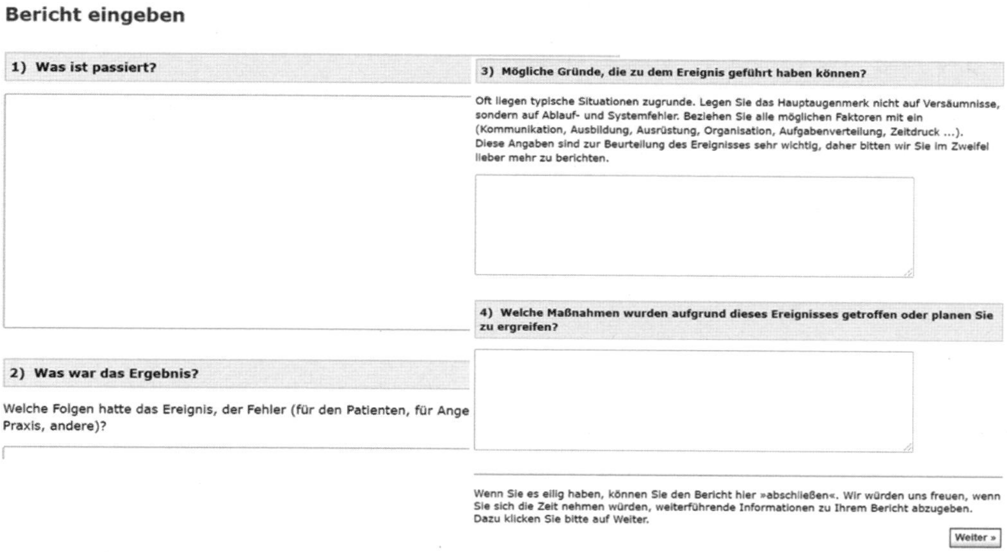

Bericht eingeben

출처: Bericht eingeben. Available from: https//www.jeder−fehler−zaehlt.de/public/report/report.jsp Accessed on Aug 15, 2021.

그림 5-29 Fehlerberichts-und Lernsystem für Hausarztpraxen의 보고 사이트

독일의 환자안전사건 보고체계 및 학습체계는 환자도 보고할 수 있다. 또 병원 내 환자를 위한 불만 사항 관리체계(Beschwerdemanagementsystem)를 갖추는 것이 의무이기 때문에 환자안전에 있어도 환자 중심성을 강조함을 알 수 있다.

4. 호주

2006년 Council of Australian Governments는 의료의 질과 환자안전에 있어 국가 수준의 향상을 꾀하기 위하여 Australian Commission on Safety and Quality in Health Care를 설립하였다.[21] 2007년부터 호주의 병원은 환자 위해를 예방하기 위한 교훈을 공유하고 환자 및 그 가족 등에게 적절한 피드백을 주기 위하여 임상 사건을 관리하고 보고하는 시스템을 의무적으로 갖추도록 요구 받았다. 또 2007년부터 적신호 사건의 보고가 의무화되었고, 2017년 이후 공공병원은 환자에게 적신호 사건이 발생했을 경우 이에

---

incidents across Europe. Available from: http://buonepratiche.agenas.it/documents/More/8.pdf Accessed on Aug 15, 2021.

21) Australian Commission on Safety and Quality in Health Care. Available from: https//www.safetyandquality.gov.au/about−us Accessed on Aug 15, 2021.

대한 자금 지원을 하지 않게 되었다. 2012－2017년 기간의 시계열 분석 결과, 적신호 사건의 발생 추이는 감소한 것으로 나타났다.

표 5-3 호주의 적신호 사건 목록(Version 2)

적신호 사건은 완전히 예방가능하고 심각한 위해나 사망을 초래한 임상 사건의 모음으로 다음과 같은 사건들을 포함함.

1. 잘못된 부위에 수술 또는 침습적 시술이 수행되어 심각한 위해 또는 사망을 초래한 경우
2. 다른 환자에 수술 또는 침습적 시술이 수행되어 심각한 위해 또는 사망을 초래한 경우
3. 뒤바뀐 수술 또는 침습적 시술이 수행되어 심각한 위해 또는 사망을 초래한 경우
4. 수술 또는 침습적 시술 이후 의도하지 않은 이물질을 체내에 두어 심각한 위해 또는 사망을 초래한 경우
5. ABO 혈액형이 맞지 않아 용혈 수혈 반응이 일어나 심각한 위해 또는 사망을 초래한 경우
6. 급성기 정신과 병동에서 자살이 시도된 경우
7. 투약 오류로 인하여 심각한 위해 또는 사망을 초래한 경우
8. 신체적 또는 기계적 억제를 사용하여 심각한 위해 또는 사망을 초래한 경우
9. 허가받지 않은 사람에게 유아 또는 아동을 인계한 경우
10. 입위관 또는 비위관을 잘못 위치하여 심각한 위해 또는 사망을 초래한 경우

출처: Australian Commission on Safety and Quality in Health Care (2019).

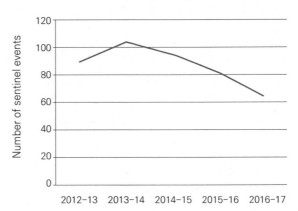

Figure 2: Total number of sentinel events by year Australia, 2012–2017
Number of sentinel events
120
100
80
60
40
20
0
2012–13
2013–14
2014–15
2015–16
2016–17
Soure: Productivity Commission, Report on Government Services 2019.

출처: Australian Commission on Safety and Quality in Health Care (2019).

그림 5-30 호주 내 적신호 사건 발생 추이

호주의 South Australia에서는 SA Health Patient Incident Management and Open Disclosure Policy 지시(Directive) 및 툴킷(Toolkit)을 2016년 9월에 발표하여, South Australia 내 모든 보건의료인이 환자안전사건 보고체계 및 학습체계인 Safety Learning System (SLS)에 모든 사건을 보고하고, 환자안전사건 소통하기(disclosure of patient safety incidents)가 수행되도록 요구하였다.[22]

2016년 7월 1일부터 2017년 6월 30일까지 SLS에 접수된 사건은 60,510건으로 2015년에서 2016년(55,318건)에 비하여 9.4%, 2014년에서 2015년 대비 12.4% 증가하였다. 호주의 경우에도 덴마크와 같이 SAC로 보고된 사건의 위해를 분류하는데, SAC 1과 2는 위해를 초래한 사건을 나타내는 것으로 간주된다. 위해가 발생된 사건의 전체 비중은 2012년 이후 1.6%에서 2016년에서 2017년 0.8%로 줄었고, 2010년에서 2011년과 2016년에서 2017년 사이에 총 위해사건(SAC 1과 2)이 818건에서 500건으로 감소했다.

South Australia에서는 발생된 사건에 대한 환자 및 보호자에 대한 대응도 중요하게 여겨 보고된 사건에 대한 환자안전사건 소통하기의 시행 여부도 모니터링하고 있다.

22) South Australian Patient Safety Report 2017. Available from: https://www.sahealth.sa.gov.au/wps/wcm/connect/d0d5b7a3-1765-4f07-8066-a348a14eb15a/PatientSafety+Report+%28v4%29WebS.PDF?MOD=AJPERES&CACHEID=ROOTWORKSPACE-d0d5b7a3-1765-4f07-8066-a348a14eb15a-niQtmdu Accessed on Aug 15, 2021.

2016년에서 2017년에는 전체 보고 사건의 58.2%에 대하여, 2015년에서 2016년에는 58.6%에 대해서 환자안전사건 소통하기가 이루어진 것으로 보고되었다.

Graph 2: Total of incidents in proportion to SAC 1 and 2

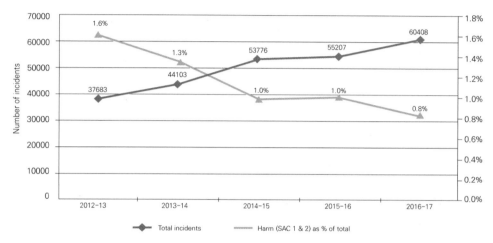

Source: Safety Learning System

출처: South Australian Patient Safety Report 2017. Available from: https://www.sahealth.sa.gov.au/wps/wcm/co nnect/d0d5b7a3−1765−4f07−8066−a348a14eb15a/PatientSafety＋Report＋%28v4%29WebS.PDF?MOD＝A JPERES&CACHEID＝ROOTWORKSPACE−d0d5b7a3−1765−4f07−8066−a348a14eb15a−niQtmdu A ccessed on Aug 15, 2021.

그림 5-31 South Australia의 Safety Learning System 내 보고된 위해사건의 비중 추이

Graph 3: Proportion of SAC 1 and 2 patient incidents openly disclosed to patient / family at the time
95.0%
90.0%
85.0%
80.0%
75.0%
70.0%
Percentage
Jul
Aug
Sep
Oct
Nov
Dec
Jan
Feb
Mar
Apr
May
Jun
FY 16/17
FY 15/16
Source: Safety Learning System and LARS

출처: South Australian Patient Safety Report 2017. Available from: https://www.sahealth.sa.gov.au/wps/wcm/connect/d0d5b7a3-1765-4f07-8066-a348a14eb15a/PatientSafety+Report+%28v4%29WebS.PDF?MOD=AJPERES&CACHEID=ROOTWORKSPACE-d0d5b7a3-1765-4f07-8066-a348a14eb15a-niQtmdu Accessed on Aug 15, 2021.

그림 5-32 South Australia의 Safety Learning System 내 보고된 사건의 환자안전사건 소통하기 수행 여부 추이

5. 일본

2004년 구축된 일본의 환자안전사건 보고체계 및 학습체계는 공공병원 및 대형병원에서 시작되어 2008년부터 약국으로 확대 시행 중이다(중앙환자안전센터, 2020). 일본의 환자안전사건 보고체계 및 학습체계는 Japan Council for Quality Health Care에서 운영하고 있고, 위해사건과 근접오류에 대한 보고를 받고 있다.[23] 국립고도전문의료센터(암, 순환질환, 글로벌 보건 및 의료) 및 국립한센병요양소, 국립병원, 학교교육법에 따라 운영되는 대학 부속 병원, 일본 후생노동성이 지정한 선진 진료 병원환자안전사건 보고체계 및 학습체계에 등록된 의무보고 기관은 의무적으로 사건 보고를 하고 있고, 그 외 기관들은 자발적 참여에 따른 보고를 하고 있는 것으로 추정된다(중앙환자안전센터, 2020).

23) Japan Council for Quality Health Care. Available from: https//jcqhc.or.jp/en/works Accessed on Aug 15, 2021.

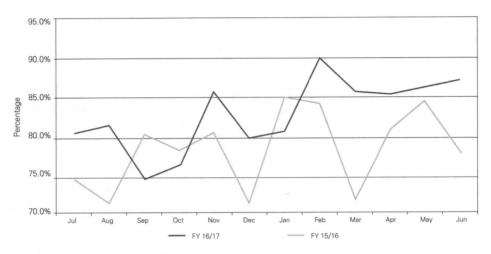

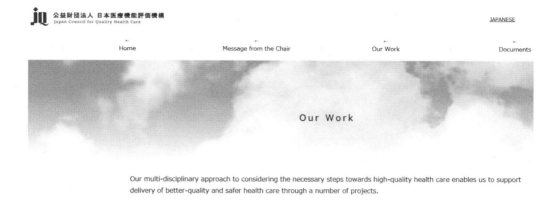

출처: Japan Council for Quality Health Care. Available from: https//jcqhc.or.jp/en/works Accessed on Aug 15, 2021.

그림 5-33 Japan Council for Quality Health Care 홈페이지

　의무보고 대상은 1) 환자의 사망 또는 정신적 또는 신체적 장애를 초래하거나 예상치 못한 수준의 치료, 또는 기타 의료 절차를 필요로 하는 치료나 관리의 명백한 오류, 2) 환자의 사망 또는 정신적 또는 신체적 장애를 초래하거나 예상치 못한 수준의 치료 또는 기타 의료 절차(제공된 치료 또는 관리와 관련될 수 있는 사건 포함. 예상치 못한 사건으로 제한됨)가 필요한 치료나 관리상의 명백하지 않은 오류, 3) 1번, 2번 이외에 의료기관에서 예방 및 재발방지에 도움이 되는 정보로 규정하고 있다.

　일본의 환자안전사건보고 건수는 2005년부터 지속적으로 증가하여 2018년 기준 4,565건의 위해사건, 31,000건의 근접오류가 보고되었고, 위해사건 중 의무보고는 4,030건이었고, 자율보고는 535건이었다. 위해사건 중 간호 관련 사건이 34%로 가장 많았다.

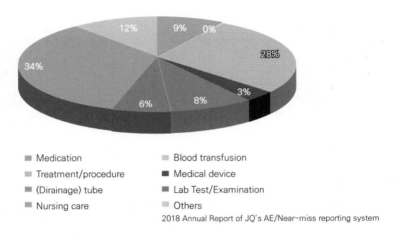

Types of Adverse Event

출처: 중앙환자안전센터, (2020).

그림 5-34 일본 환자안전사건 보고체계 및 학습체계 내 보고된 위해사건 유형

6. 대만

대만의 환자안전사건 보고체계 및 학습체계(Taiwan Patient–Safety Reporting System)는 대만 복지부의 지원을 받아 Joint Commission of Taiwan (JCT)가 2004년 개발하였다(중앙환자안전센터, 2020). 약물유해반응, 의료관련감염에 관한 별도의 보고체계도 구축하여 운영하고 있다. Taiwan Patient–Safety Reporting System은 낙상, 투약 오류, 수술 관련 사건 등 총 13개의 사건 유형에 대한 보고를 받고 있고, 웹기반 보고로 이루어지고 있는 것으로 보인다.

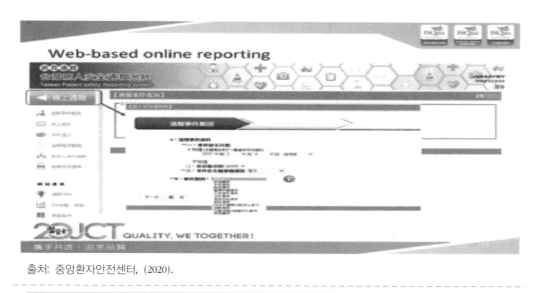

출처: 중앙환자안전센터, (2020).

그림 5-35 Taiwan Patient-Safety Reporting System의 웹보고 화면

의료기관 내 자체구축된 내부 보고시스템을 연동하여 보고할 수 있는 Software Reporting 시스템도 구축하고 있다(중앙환자안전센터, 2020).

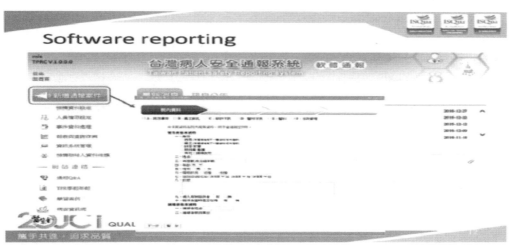

출처: 중앙환자안전센터, (2020).

그림 5-36 Taiwan Patient-Safety Reporting System의 Software Reporting 화면

의료기관의 보고 여부에 따른 불이익은 없지만, 의료기관 내 환자안전위원회에서 환자안전사건에 대한 관리활동을 수행하고 있는지가 인증의 기본적 활동 요건으로 포함되어 있다. 보고된 사건의 정보 분석을 통해 "Alert", "Learning Cases"를 진행하고 분기별, 연간 보고서를 발간하여 Taiwan Patient-Safety Reporting System 홈페이지에 게시하고 있다.

Taiwan Patient-Safety Reporting System에는 2016년 12월 기준 총 7,032개 기관이 참여하였으나, 이는 2019년 6월 기준 총 11,924개 기관으로 증가하여 약 3년 만에 약 70% 증가하였다(중앙환자안전센터, 2020). 특히 의원의 참여가 급격하게 증가하였는데, 기존에 대형병원 위주로 이루어지던 환자안전사건보고가 정부의 강력한 추진으로 의원 참여율이 매우 높아진 것으로 보인다.

표 5-4 Taiwan Patient-Safety Reporting System 참여 의료기관 추이

의료기관	개수('16년 12월)	개수('19년 6월)	증가율
Medical Center	21	21	0%
Regional Hosptial	81	80	−1.2%
District Hospital	352	355	0.9%
Psychiatric Hospital	38	39	2.6%
Clinic	6,300	11,163	77.2%
Long-term Care	212	220	3.8%
Psychiatric Rehabilitation Facility	4	7	75.0%
Others	24	39	62.5%
총계	7,032	11,924	69.6%

출처: 중앙환자안전센터, (2020).

Taiwan Patient-Safety Reporting System에 보고된 환자안전사건은 2017년 약 68,000건이었고, 그 중 투약 관련 사건이 가장 많았다(22,125건, 32.6%). 2014년부터 2017년간 추이를 살펴볼 때에도 투약 관련 사건이 매년 1등을 차지하였다. 또 Taiwan Patient-Safety Reporting System에 보고한 보건의료인 중 간호사가 가장 큰 비중을 차지하였다(45,376건).

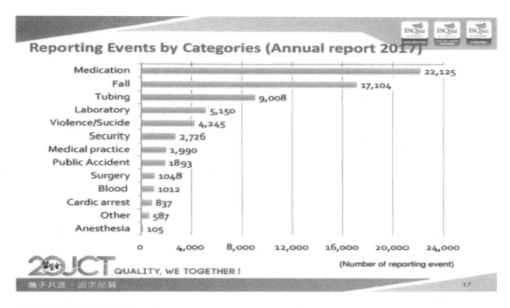

출처: 중앙환자안전센터, (2020).

그림 5-37 Taiwan Patient-Safety Reporting System의 사건 보고 건수

Top 5 Reporting Event Categories 2014-2017

Year	2014		2015		2016		2017	
Rank	category	Events (%)	category	Events (%)	category	Events (%)	category	Events (%)
1	Medication	19,727 (31.9)	Medication	17,757 (30.7)	Medication	20,245 (30.8)	Medication	22,125 (32.6)
2	Fall	16,413 (26.5)	Fall	14,837 (25.6)	Fall	16,635 (25.3)	Fall	17,104 (25.2)
3	Tubing	9,560 (15.5)	Tubing	8,929 (15.4)	Tubing	10,169 (15.5)	Tubing	9,008 (13.3)
4	Violence/ Suicide	4,445 (7.2)	Violence/ Suicide	4,114 (7.1)	Violence/ Suicide	4,808 (7.3)	Violence/ Suicide	5,150 (7.6)
5	Laboratory (separated from medical care related)	3,766 (6.1)	Laboratory (separated from medical care related)	3,881 (6.7)	Laboratory (separated from medical care related)	3,985 (6.1)	Laboratory (separated from medical care related)	4,245 (6.3)

출처: 중앙환자안전센터, (2020).

그림 5-38 Taiwan Patient-Safety Reporting System의 사건 보고 추이

Taiwan Patient—Safety Reporting System에 보고된 환자안전사건을 분석하여 연례 보고서 및 분기별 보고서를 발간하고 있고, 지금까지 120건의 주의경보(Alert)를 발령하고, 37건의 학습사례(Learning Cases) 및 5건의 가이드라인을 제작하여 배포하였다.

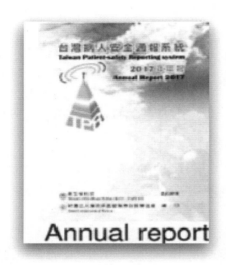 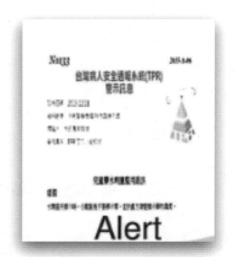

출처: 중앙환자안전센터, (2020).

그림 5-39 Taiwan Patient-Safety Reporting System의 분석 보고서

VII. 시사점

이상으로 캐나다, 미국, 영국, 덴마크, 프랑스, 스웨덴, 독일, 호주, 일본, 대만의 환자안전사건 보고체계 및 학습체계를 살펴보았다. 각국이 나름의 특징적인 환자안전사건 보고체계 및 학습체계를 운영하고 있다. 국외 환자안전사건 보고체계 및 학습체계의 검토 결과를 바탕으로 한 국내 환자안전사건 보고체계 및 학습체계의 시사점을 다음과 같이 정리하였다.

첫째, 각국이 환자안전사건 보고체계 및 학습체계로의 보고를 장려하기 위한 다양한 전략을 마련, 시행하고 있듯이 국내에서도 환자안전사건 보고체계 및 학습체계로의 보고를 장려하기 위한 다양한 방법을 모색할 필요가 있다. 최근에는 온라인을 이용한 보고가 주된 방법으로 자리 잡고 있는 것으로 보이지만, 취약계층을 고려했을 때 전화

및 방문 등 다양한 보고 방식을 유지하는 것이 필요할 것이다. 또 각국의 보고 건수가 단순히 시간이 지나면서 증가한 것이 아니라 다양한 홍보 및 제도 전략 마련을 통해 보고 건수가 늘었다는 점을 고려하여 유무형의 보고 인센티브를 마련하는 것도 좋은 방안일 것이다.

둘째, 환자안전사건 보고체계 및 학습체계에 보다 다양한 보건의료기관들이 참여할 수 있도록 해야 할 것이다. 대형 종합병원뿐만 아니라 의원, 약국 등 다양한 보건의료기관들이 환자안전사건 보고체계 및 학습체계에 참여할 수 있도록 보고 양식을 개선해나가고 홍보가 이루어질 필요가 있다.

셋째, 환자안전사건 보고체계 및 학습체계가 제대로 된 역할을 하기 위하여 각국은 보고된 자료의 분석, 공개, 환류체계를 보다 더 강화하고 있듯이 우리나라의 환자안전사건 보고체계 및 학습체계에서도 보고된 자료의 분석, 공개, 환류체계를 지속적으로 점검, 개선해 나갈 필요가 있다. 특히, 각국이 제공하는 국가 환자안전 경보의 형태를 참고로 하여 우리나라의 환자안전 경보를 개선해 나가는 것이 필요할 것이고, 일선의 의료진들이 환자안전 경보를 어떻게 받아들이고 있는지 확인이 필요해 보인다.

넷째, 환자안전사건 보고체계 및 학습체계로의 보고는 이미 발생된 환자안전사건의 대응 전략 중 일부라는 점을 염두에 두고, 이미 발생된 환자안전사건의 체계적인 대응 체계를 구축할 필요가 있다. 특히, Saskatchewan과 Manitoba의 중대한 사건 보고에서와 같이 위해가 큰 환자안전사건의 경우 환자에게 그 사실과 향후 대응 방향에 대해서도 알려줄 의무까지 규정할 필요가 있다. 또 호주 South Australia의 경우 환자안전사건 보고체계 및 학습체계의 보고 건수뿐만 아니라 환자안전사건 소통하기 수행 건수까지 보고서에 분석, 공개하고 있는 점을 장기적으로 벤치마킹 할 필요가 있다.

다섯째, 환자안전사건 보고체계 및 학습체계에 환자 및 보호자의 참여를 보다 강화하기 위한 전략 마련이 필요하다. 각국의 환자안전사건 보고체계 및 학습체계에서는 환자 및 보호자를 보고 가능자로 포함시켜 보고를 장려하고 있다. 물론 보고된 자료의 타당도 검토가 필요할 수는 있지만, 환자안전에 있어 환자참여를 독려하기 위한 방안으로서 환자안전사건 보고체계 및 학습체계에서의 환자 및 보호자 참여를 증진시킬 수 있는 방안 마련이 필요하다. 특히, 환자안전사건 보고체계 및 학습체계의 개선에 있어 환자 및 보호자의 의견을 수렴하는 절차를 마련할 필요가 있다.

참고문헌

이상일, 김장한, 이미숙, 이재호, 이진용, 조민우 등. 환자안전 증진을 위한 제도적 개선 방안 개발. 울산: 울산대학교 산학협력단. 2013.

옥민수, 이상일, 김장한, 이재호, 이진용, 조민우 등. 환자안전사건보고 시스템의 구성 요 소 및 그 현황 분석. J Health Tech Assess. 2015; 3(1):4−16.

중앙환자안전센터. 환자안전 보고학습시스템 관련 국내외 현황자료. 서울: 의료기관평가인 증원. 2020.

Boucaud S, Dorschner D. Patient Safety Incident Reporting: Current Trends and Gaps Within the Canadian Health System. Healthc Q. 2016;18(4):66−71.

Christiansen AB, Simonsen S, Nielsen GA. Patients Own Safety Incidents Reports to the Danish Patient Safety Database Possess a Unique but Underused Learning Potential in Patient Safety. J Patient Saf. 2019 May 22. Epub ahead of print.

Australian Commission on Safety and Quality in Health Care. The state of patient safety and quality in Australian hospitals 2019. Sydney: ACSQHC, 2019.

Government of Saskatchewan. Critical Incidents. Available from: https://www.saskatche wan.ca/government/government−structure/ministries/health/critical−incidents#w hat−is−a−critical−incident Accessed on Aug 15, 2021.

Manitoba Critical Incident Reporting Guidelines. Available from: https://www.gov.mb.ca /health/patientsafety/ci/guidelines.html Accessed on Aug 15, 2021.

Disclosure of Critical Incidents. Available from: https://www.gov.mb.ca/health/patientsa fety/ci/disclosure.html Accessed on Aug 15, 2021.

Reporting and Learning Systems. Available from: https://www.patientsafetyinstitute.ca/e n/toolsResources/PatientSafetyIncidentManagementToolkit/PatientSafetyManageme nt/Pages/Reporting−and−Learning−Systems.aspx Accessed on Aug 15, 2021.

SafeMedicationUse.ca. Available from: https://safemedicationuse.ca/ Accessed on Aug 15, 2021.

Side Effect Reporting Form. Available from: https://www.canada.ca/en/health−canada/s ervices/drugs−health−products/medeffect−canada/adverse−reaction−reporting /consumer−side−effect−reporting−form.html Accessed on Aug 15, 2021.

Global Patient Safety Alerts. Available from: https://www.patientsafetyinstitute.ca/en/Ne wsAlerts/Alerts/Pages/default.aspx Accessed on Aug 15, 2021.

How Does the NPSD Work? Available from: https://www.ahrq.gov/npsd/how−does−n psd−work/index.html Accessed on Aug 15, 2021.

Consumer's Medication Error Reporting Form. Available from: https://www.ismp.org/for

m/cmerp－form Accessed on Aug 15, 2021.

Common Formats Background. Available from: https://www.psoppc.org/psoppc_web/publicpages/commonFormatsOverview Accessed on Aug 15, 2021.

Choosing a Patient Safety Organization. Available from: https://www.ahrq.gov/sites/default/files/wysiwyg/patient－safety/pso－brochure.pdf Accessed on Aug 15, 2021.

Listed PSOs. Available from: https://www.pso.ahrq.gov/listed Accessed on Aug 15, 2021.

Delisted PSOs. Available from: https://www.pso.ahrq.gov/listed/delisted Accessed on Aug 15, 2021.

NPSD Dashboards. Available from: https://www.ahrq.gov/npsd/data/dashboard/index.html Accessed on Aug 15, 2021.

Welcome to NRLS Reporting. Available from: https://report.nrls.nhs.uk/nrlsreporting/Accessed on Aug 15, 2021.

public eForm. Available from: https://www.eforms.nrls.nhs.uk/eformPP/step1.do Accessed on Aug 15, 2021.

Learn from patient safety events. Available from: https://record.learn－from－patient－safety－events.nhs.uk/ Accessed on Aug 15, 2021.

National patient safety incident reports up to June 2020. Available from: https://www.england.nhs.uk/publication/national－patient－safety－incident－reports－up－to－june－2020/ Accessed on Aug 15, 2021.

Organisation Patient Safety Incident Reports. Available from: https://report.nrls.nhs.uk/ExplorerTool/ Accessed on Aug 15, 2021.

Summary criteria for the management and creation of National Patient Safety Alerts CONFIRMED May 2019. Available from: https://webarchive.nationalarchives.gov.uk/20200706210047/https://improvement.nhs.uk/documents/6027/Credentialing_Criteria_Confirmed_May_2019_.pdf Accessed on Aug 15, 2021.

National Patient Safety Response Advisory Panel. Available from: https://webarchive.nationalarchives.gov.uk/20200706221450/https://improvement.nhs.uk/documents/494/NatRAP_membership_February_2018.pdf Accessed on Aug 15, 2021.

Our National Patient Safety Alerts. Available from: https://www.england.nhs.uk/patient－safety/patient－safety－alerts/ Accessed on Aug 15, 2021.

Patient Safety journey. Available from: https://patientsikkerhed.dk/materialer/patient－safety－journey/ Accessed on Aug 15, 2021.

Danish Patient Safety Database. Available from: https://www.danishhealthdata.com/find－health－data/Dansk－Patientsikkerhedsdatabase?disallowCookies＝1 Accessed on Aug 15, 2021.

Strategy of the Danish Society for Patient Safety － graphic representation. Available from:

https://patientsikkerhed.dk/materialer/strategy−of−the−danish−society−patient −safety−graphic−representation/ Accessed on Aug 15, 2021.

Key findings and recommendations on Reporting and learning systems for patient safety incidents across Europe. Available from: http://buonepratiche.agenas.it/documents/More/8.pdf Accessed on Aug 15, 2021.

Upplysningstjänsten för tillsynsfrågor. Available from: https://ivo.custhelp.com/app/ask Accessed on Aug 15, 2021.

CIRSmedical.de. Available from: https://www.cirsmedical.de/ Accessed on Aug 15, 2021.

Herzlich willkommen beim Fehlerberichts und Lernsystem für Hausarztpraxen. Available from: www.jeder−fehler−zaehlt.de Accessed on Aug 15, 2021.

Bericht eingeben. Available from: https://www.jeder−fehler−zaehlt.de/public/report/report.jsp Accessed on Aug 15, 2021.

Australian Commission on Safety and Quality in Health Care. Available from: https://www.safetyandquality.gov.au/about−us Accessed on Aug 15, 2021.

South Australian Patient Safety Report 2017. Available from: https://www.sahealth.sa.gov.au/wps/wcm/connect/d0d5b7a3−1765−4f07−8066−a348a14eb15a/PatientSafety+Report+%28v4%29WebS.PDF?MOD=AJPERES&CACHEID=ROOTWORKSPACE−d0d5b7a3−1765−4f07−8066−a348a14eb15a−niQtmdu Accessed on Aug 15, 2021.

Japan Council for Quality Health Care. Available from: https://jcqhc.or.jp/en/works Accessed on Aug 15, 2021.

https://improvement.nhs.uk/documents/920/serious−incidnt−framwrk.pdf

CHAPTER 06

환자안전 보고학습시스템(KOPS)의 현황과 과제

CHAPTER 06

환자안전 보고학습시스템 (KOPS)의 현황과 과제

개요

2016년 7월 29일, 「환자안전법」 시행에 따라 정부는 국가 차원의 환자안전 보고학습시스템을 구축하여 환자안전사건[1])을 발생시켰거나 발생한 사실을 알게 된 또는 발생할 것이 예상된다고 판단한 보건의료인이나 환자 등을 포함한 모든 국민은 이를 자율적으로 보고할 수 있게 되었다. 보고된 환자안전사건의 내용은 체계적인 수집과 전문적인 분석을 통하여 다시 보건의료기관에 재발 방지와 예방 대책 마련을 위한 다양한 정보의 형태로 환류되고 있다. 또한 제1차 환자안전 종합계획에 따라 환자안전 수준 및 현황 파악을 위한 실태조사, 환자안전 사각지대 해소를 위한 현장지원 및 지역환자안전센터 운영 등 환자안전 확보를 위한 근간을 국가 차원에서 체계적이고 단계적으로 만들어가고 있다. 향후 정부는 올바른 환자안전문화 조성에 힘쓰는 동시에 4차 산업 혁명 시대에 맞는 다양한 미래전략의 수립 및 실천을 통하여 대한민국이 전 세계 환자안전 분야를 이끌어 갈 리더로서의 자격을 갖추도록 한다는 계획이다.

환자안전사건의 예방 및 재발 방지를 위해서는 어떤 유형의 사건이 어떤 원인에 의해서 발생했는지, 그래서 이와 같은 사건을 예방하기 위하여 어떻게 했어야 했는지를 알아야 하기 때문에 환자안전사건은 있는 사실 그대로 보고될 때 의미가 있다. 환자안전사건의 근본적인 원인과 본질은 바로 그 사건이 발생한 보건의료기관과 발생시킨 보건의료인이 가장 정확하게 알기 때문이다. 하지만 어떤 이유에서건 환자안전사건의 사실과 그 내용이 변질되어 우리가 참으로 알고자 하는 내용이 감춰지거나 수정된다면 아무리 많은 환자안전사건의 보고가 이루어지더라도 무용지물이 되고, 이에 근거한 예

---

1) 해당 서적의 전체적인 통일성과 독자의 이해를 위하여 「환자안전법」에 따른 용어 '환자안전사고'를 '환자안전사건'으로 표기하였습니다.

방대책은 현실과는 동떨어진 쓸데없는 규제와 절차의 양산이라는 결과로 이어지게 될 것이다.

「환자안전법」의 핵심은 환자안전 보고학습시스템의 구축이다. 보건의료인뿐만 아니라 환자 및 환자보호자도 환자안전사건을 발생시켰거나 발생한 사실을 알게 된 경우에 이를 자율적으로 보고할 수 있도록 시스템을 구축하고, 시스템을 통하여 보고된 환자안전사건을 분석해 마련한 예방 대책을 다시 보건의료인과 환자에게 교육하여 동일한 사건이 재발하지 않도록 하는 선순환 시스템이 바로 환자안전 보고학습시스템이다. 이 글에서는 「환자안전법」에 따라 중앙환자안전센터로 지정된 의료기관평가인증원에서 국내 최초로 운영 중인 환자안전 보고학습시스템의 역할과 향후 나아가야 할 방향에 대해 살펴보고자 한다.

Ⅰ. 환자안전 보고학습시스템

1. 환자안전종합계획

2018년 4월, 보건복지부는 잠재적 환자안전사건 위험으로부터 환자를 보호하고 의료의 질 향상에 기여하기 위하여 국가 차원의 5개년 이행전략을 담은 제1차 환자안전종합계획을 수립하였으며, 이는 안전한 의료환경을 조성하는 새로운 패러다임의 시작이었다.

제1차 환자안전종합계획은 주요국 수준의 환자안전 관리시스템 구축을 목표로 환자안전 기반 확충 및 역량 강화, 환자중심의 안전인식 개선 등을 주요 내용으로 한 4대 추진전략, 13개 세부과제로 구성되어 있다. 4대 추진전략으로는 환자안전 보고학습시스템 구축 및 활용, 국가 단위 환자안전 관리 인프라 구축, 환자안전 개선활동 지원, 환자중심 안전문화 조성이며, 개별 보건의료기관에서 되풀이되는 환자안전사건에 대해 국가 차원의 체계적인 관리를 시작함으로써 예방 가능한 환자안전사건 발생을 줄이고 보건의료기관의 환자안전 역량 강화에 역점을 두고 있다.

2. 국가 환자안전 보고학습시스템의 필요성

미국 의학원(Institute of Medicine, IOM)이 1999년 'To Err is Human: Building a Safer Health System' 보고서를 발간함으로써 전 세계적으로 환자안전이라는 이슈가 부각되기 시작하였다. 해당 보고서에서는 의료오류의 발생 정도, 유형 분류 등의 개념을 설명함과 동시에 보건의료체계의 안전을 보장하기 위한 전략 중 하나로 국가 차원의 보고체계를 구축하여 보건의료기관 및 종사자들이 자발적으로 보고하는 것이 중요하다고 강조하였다(IOM, 1999). 구체적으로는 환자안전사건의 보고를 통해 오류의 위험성을 인지하고, 의료시스템에 내재하는 취약점을 찾으며 그 해결 방안에 대하여 보건의료기관들이 경험을 공유할 수 있는 학습 기반의 보고시스템이 필요함을 의미한다.

학습 외에도 보건의료인들이 자신의 행위에 책임을 지도록 하는 의미 또한 환자안전 보고학습시스템은 내포하고 있다. 특히 명백한 과실에 의한 심각한 오류를 보고하는 것은 의료소비자인 일반 국민들에게 보호를 위한 최소한의 조치를 하고 있다는 인식을 준다는 측면에서 매우 중요하다. 결론적으로 보고시스템은 학습과 책임이라는 두 가지 측면에서 그 의미가 있다(옥민수 등, 2015).

의료오류 발생의 감소는 국제적인 관심사로, 여러 국가들은 의료오류 및 사고의 발생을 감소시키기 위해 2000년대 초반부터 자발적 혹은 의무적 보고체계를 활용한 국가 차원의 보고학습시스템을 운영하고 있다. 국내에서도 많은 의사들은 환자안전의 개선을 위한 시스템 구축의 필요성에 대해 공감하고는 있지만, 처벌적인 조직문화, 피드백의 부재 등의 이유로 환자안전사건에 대하여 보고하기를 꺼려하고 있었다. 실제로 강민아 등(2005)이 수행한 연구에서도 환자에게 발생한 위해 정도에 따라 환자안전사건의 보고 여부가 좌우되는 경향을 보였다.

한 보건의료기관에서 발생한 환자안전사건을 인지하고 이를 공유할 수 있다면, 다른 보건의료기관에서도 이에 대한 대책을 마련할 기회를 얻고 유사사고의 재발을 미연에 방지할 수 있을 것이다. 만약 환자안전사건이 보고되지 않는다면, 실패의 경험으로부터 교훈을 얻을 수 있는 기회를 잃게 된다(울산대학교 산학협력단, 2013). 따라서 보건의료인들이 자발적으로 그들의 실수를 밝힘으로써 환자안전사건의 양상을 파악하고, 그 원인을 분석하며, 이를 통해 예방과 개선을 도모할 수 있도록 관련 정보를 확보·공유하기 위한 보고학습시스템을 갖추는 것이 우선적으로 선행되어야 한다.

3. 환자안전 보고학습시스템의 단계별 구축

2016년 7월 29일부터 「환자안전법」 제16조제5항 및 같은 법 시행령 제8조에 따라 의료기관평가인증원은 보건복지부장관으로부터 환자안전 보고학습시스템 운영을 위탁받았다. 이에 환자안전 제반 업무의 총괄적·체계적 관리를 위하여 환자안전사건에 대한 통합적 정보관리체계를 구축하고 수요자 중심의 맞춤형 정보제공을 위해 보고학습시스템 정보화전략계획을 수립하여 2017년부터 3년 동안 시스템의 단계적 구축 및 고도화

사업을 추진하였다. 이는 우리나라 최초로 보건의료기관 내에서만 관리하던 환자안전사건을 외부로 공개함으로써 사고 발생 유형을 실질적으로 파악할 수 있고, 재발방지대책 마련을 통해 유사사고 발생을 최소화하기 위한 인프라 구축 노력으로써 국가 차원의 환자안전 확보를 위한 근간을 마련한 것이라 볼 수 있다.

주요 내용으로는 환자안전 보고학습시스템 프로세스 정립과 환자안전사건보고, 주의경보 발령, 정보제공 등 환자안전 관리의 효율화를 위한 환자안전 보고학습시스템 기반구축을 시작으로 환자안전 모바일시스템 구축, 업무시스템 고도화 및 정보보안 인프라 강화를 통한 통합정보 관리체계를 정립하였다. 마지막 단계로 보건의료기관과의 환자안전사건 정보를 연계하여 관리하는 표준연계프로그램 개발, 환자안전 통계관리시스템 구축 등을 통하여 환자안전 정보의 효율적인 보고·분석·공유·예방의 선제적 대응체계 및 환자안전을 위한 환류체계를 갖춘 시스템을 구현하였다.

II. 환자안전사건 보고체계 및 현황

1. 환자안전사건 보고절차

가. 보고자

「환자안전법」 제14조에 따라 환자안전사고를 발생시켰거나 발생한 사실을 알게 된 또는 발생할 것이 예상된다고 판단한 보건의료인이나 환자 등 누구나 그 사실을 자율적으로 보고할 수 있으며, 「환자안전법 시행규칙」 제12조에 따라 보고자는 보건의료인, 보건의료기관의 장, 환자안전 전담인력, 환자 및 환자 보호자로 명시하고 있다. 특히 「환자안전법」 제14조제3항 및 같은 법 제18조에 따라 환자안전사고를 발생시킨 사람이 직접 자율보고를 한 경우 「의료법」 등 보건의료 관계 법령에 따른 행정처분을 감경하거나 면제할 수 있으며, 보고를 이유로 보고자에게 불리한 조치를 한 경우에는 2년 이하의 징역 또는 2천만원 이하의 벌금에 처하도록 하였다. 이는 보고자에 대한 불이익에 관하여 유일한 처벌 조항을 담음으로써 자연스럽게 환자안전문화가 형성되도록 유도하고 있다.

나. 보고방법 및 절차

「환자안전법」 시행 초기에는 별지 서식에 그 내용을 작성하여 이메일, 팩스, 우편을 통해 보고를 받았으나, 현재는 환자안전 보고학습시스템 구축에 따라 포털을 통해 온라인으로 보고를 받고 있다. 환자안전 보고학습시스템 포털의 회원 가입 및 본인인증 단계 후 보고할 수 있으며, 보고서식은 환자 및 환자 보호자용, 보건의료인용(보건의료인, 보건의료기관장, 전담인력)으로 구분되어 있다.

보건의료인용 보고항목은 사고정보(사고 발생일시, 사고 발견일시, 보건의료기관 소재지, 보건의료기관 구분, 병상 수, 사고 발생장소, 관련 직원, 위해 정도, 사고의 종류, 환자에 대한 사고 발생 후 조치사항, 내부보고 여부), 환자정보(환자나이, 성별, 환자 진료과목, 사고발생 진료과목, 내원 시 진단명, 환자의 상태), 보고자정보(보고자, 연락처, 전자우편), 사고예방 및 재발방지를 위한 개선방안(국가 수준, 의료기관 수준) 등으로 구성되어 있다. 환자 및 환자 보호자용은 보다 간단한 사고정보 관련 내용(사고 발생일시, 사고 발견일시, 보건의료기관 소재지, 보건의료기관 구분, 사고 발생 장소, 위해 정도, 사고의 종류)과 환자정보(환자나이, 성별, 환자 진료과목, 사고발생 진료과목, 진단명), 보고자정보(보고자, 연락처, 전자우편), 재발방지를 위한 개선방안에 대한 의견 등으로 구성되어 있다.

보건의료인의 환자안전 보고학습시스템을 통한 환자안전사건보고 단계를 구체적으로 살펴보면, 개인정보 수집·이용에 대한 안내사항을 확인 후 보고서를 작성하게 된다. 보고서 항목에 대한 답변을 체크 또는 텍스트로 입력할 수 있으며, 사고와 관련한 추가 자료를 첨부할 수 있다. 제출 전 단계에서는 임시저장 및 출력이 가능하고 제출이 완료된 보고서는 수정이 불가능하다. 접수된 보고서는 검증이 시작되며 검증시작일로부터 14일 이내 환자안전사건보고 내용 중 확인이 필요한 내용에 대해서 관련 자료 및 의견의 제출을 요청할 수 있다. 검증이 완료된 보고서는 보고자의 이메일(개인정보수집이용동의서 동의자에 해당)로 접수번호가 발송되며, 개인식별정보가 모두 삭제된다. 등록 완료된 보고서 관련 문의 시 접수번호로만 확인이 가능하므로 접수번호를 분실해서는 안된다. 보고서는 나의 보고 내역에서 검증일로부터 14일 이후에는 개인식별정보가 삭제되므로 나의 보고 내역에서도 확인이 불가능하다.

보건의료인용 환자안전사고 보고서 작성 시 유의사항으로는 '사고의 종류 및 유형' 선택 시 보고하고자 하는 환자안전사건과 관련한 사고의 종류(예: 낙상, 처치/시술, 검사, 투약 등)만 입력해야 하며 환자안전사건과 관련하여 수행한 업무나 관련한 원인에 대해서는 선택하지 않는다. 예를 들어, 환자가 TV 시청 중 의자에서 침대로 이동하려다 어지럼증으로 넘어지면서 바닥에 주저앉게 되었고, 외상은 관찰되지 않았으나 좌측둔부 부위 통증을 호소하여 당직의에게 보고하고 진통제를 근육 주사 후 경과를 관찰한 환자안전사건을 보고할 경우, 사고의 종류는 낙상이 된다. 종종 낙상사고와 관련하여 수행한 처치/시술, 검사, 투약을 모두 선택하여 보고하는 경우가 있는데 이 사례의 사고의 종류는 낙상만 해당된다. 또, '환자 진료과목'을 선택할 경우 환자안전사건 발생 당시 환자가 소속되어 있던 진료과목을 선택하며, '사고발생 진료과목'은 환자안전사건이 실제 발생한 진료과목으로 환자안전사건 발생과 가장 관련이 있는 진료과목을 선택하면 된다. 예를 들어, 간경화 진단으로 입원한 환자로 입원 후에도 복부 통증이 지속되어 전산화단층촬영(Computed Tomography, CT)을 위하여 검사실로 내려가 검사 준비실에서 조영제 주입을 위한 혈관 확보 후 검사를 시작하였고, 검사 종료 직전 주사 부위 통증을 호소하여 확인해보니 조영제 누출로 인해 주사 부위가 부어오른 것을 확인한 환자안전사건을 보고할 경우 '환자 진료과목'은 환자안전사건 발생 당시 환자가 소속되어 있었던 소화기 내과가 되며, '사고발생 진료과목'은 환자안전사건이 실제 발생한 영상의학과가 된다.

또 '내원 시 진단명'을 입력할 경우 한국표준질병−사인분류(KCD−7)에 따라 진단명을 검색해야 한다. 예를 들어, 위암으로 검색하면 진단명을 찾을 수 없고 악성 신생종양물, 종양물 등으로 검색하여야 진단명을 선택할 수 있다. '기저질환'을 입력할 경우 환자안전사건 발생의 인적요인으로 추정되는 기저질환을 선택하여 보고하면 된다. 예를 들어, 우측 편마비 상태로 지팡이를 이용하여 자가 보행이 가능한 알츠하이머 환자로 침상에서 일어나 병실 창문을 닫으러 가다가 주저앉은 환자안전사건을 보고할 경우 환자의 기저질환으로 상세불명의 혈관성 치매, 출혈 또는 경색증으로 명시되지 않은 뇌졸중, 상세불명의 편마비만 입력하면 된다. 그 외에 상세불명의 갑상선독증, 상세불명의 급성 신부전, 대상포진, 부위가 명시되지 않은 요로감염 등 환자와 관련된 모든 기저질환을 입력할 필요는 없다.

더불어 환자안전기준이 개정됨에 따라 2018년 12월부터는 자율보고 후 환자안전사건의 원인 등이 밝혀진 경우 추가적으로 보고할 수 있는 후속보고 절차를 도입하였다. 이는 보건의료기관이 사고의 근본원인을 밝히고 자체적인 예방활동을 수행하도록 함으로써 환자안전사건 관리에 대한 자체 역량 강화를 유도하기 위함이다. 또한, 사회적으로 이슈가 되거나 발생 빈도가 높은 환자안전사건 유형에 대하여 관련 정보가 부족할 경우 유사 사고의 자율보고를 독려하기 위해 환자안전사건 집중보고를 받고 있다. 보건의료서비스를 제공하거나 제공받은 모든 국민을 대상으로 환자안전사건 집중보고를 안내하여 유사한 환자안전사건의 사례와 관련한 개선방안 등을 보고받아 보건의료기관들과 정보를 공유하여 환자안전사건 예방 및 재발방지를 위한 체계마련을 지원하고 있다.

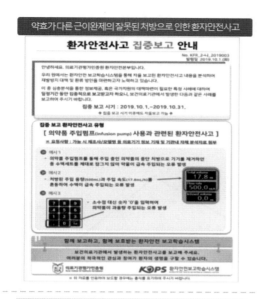

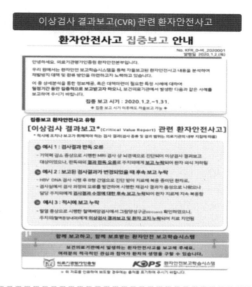

그림 6-1 새로운 유형의 환자안전사건보고로 유사 환자안전사건보고 요청 (발행일) 2019년 6월 3일	그림 6-2 유사 환자안전사건 빈도 증가에 따른 환자안전사건보고 요청 (발행일) 2020년 1월 2일

　　그리고 환자안전 보고학습시스템에 자율보고된 환자안전사건은 검증 시작일로부터 14일 이내에 검증이 완료된다. 검증단계에서는 환자안전사건 정황을 파악하기에 보고된 내용이 미흡하여 보완이 필요하다고 판단하는 경우, 보고 자료의 신뢰성을 높이기 위하여 보고자에게 보완을 요청한다. 한편, 보고자의 자발적인 참여로 이루어지는 만큼 보고자 및 보건의료기관 정보에 대한 비밀을 철저히 보호하는 것이 중요하므로 검증이 완료되면 복구가 불가능한 상태로 개인식별정보를 완전히 삭제하고 있다.

　　이렇게 검증을 마친 보고서를 데이터베이스화하여 관리하고 있다. 축적된 환자안전 정보 데이터를 활용하여 현황 및 경향성을 파악할 수 있으며, 의료서비스 제공 과정 중 새롭게 발생한 위험요인을 발견하여 인과관계 분석 후 환자안전사건 예방을 위한 기초 자료로 활용하고 있다.

2. 환자안전사건 보고현황

　　「환자안전법」이 시행된 2016년 7월부터 2020년 7월까지 자율보고된 환자안전사건은 총 33,603건으로, 월 평균 약 700여건이 보고되고 있다(<그림 6-3>). 주요 보고 내용으로는 낙상사건이 46.1%, 약물 오류가 30.6%, 기타(환자확인오류, 화상, 욕창 등) 유형이 8.8%, 검사오류가 5.4%, 진료재료 오염·불량이 2.4% 등이었다(<그림 6-4>). 환자 안전사건이 환자에게 미친 영향별로 살펴보면, 위해없음 48.0%, 치료 후 후유증 없이 회복 29.6%, 일시적인 손상 또는 부작용 14.7%, 장기적인 손상 또는 부작용 6.5%, 영구 적인 손상 또는 부작용 0.2%, 사망 1.0%로 보고되었다.

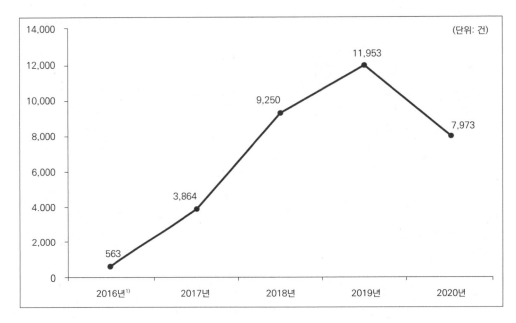

1) 「환자안전법」 시행('16.7.29.) 이후 보고 현황.

그림 6-3 환자안전사건 연도별 보고 현황('20.7.31.기준)

보고자의 72.7%는 환자안전 전담인력이었으며, 환자 및 환자 보호자의 보고율은 매년 증가하고 있으나 여전히 보건의료인에 비해 상대적으로 낮은 보고율을 보여주고 있다. 환자안전의 열 가지 핵심 영역 중 하나로 '환자참여'를 포함시키는 등 환자안전에 서 환자의 적극적인 역할은 매우 중요하다고 알려진 바에 비해(Wachter RM, 2010), 우리 나라는 「환자안전법」 시행 초기로 환자안전 제도와 환자 및 환자 보호자의 환자안전활 동 참여에 대한 인식이 매우 저조한 실정이다. 따라서 환자 스스로 환자안전활동에 참 여하는 것이 어색하지 않고 당연히 환자가 적극 참여해야 한다는 인식을 고취시키기 위 한 환자중심의 안전문화 형성이 필요할 것으로 사료된다.

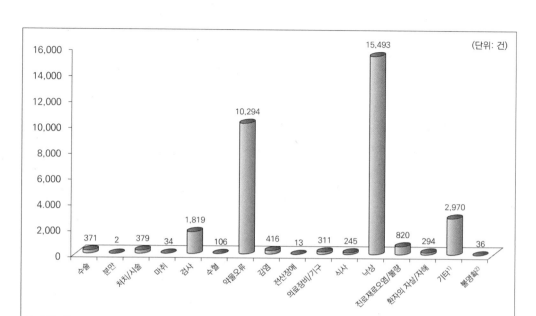

1) 환자확인오류, 보건의료기관 내 시설로 인해 발생한 찰과상, 탈원, 폭력, 화상, 욕창, 원인미상의 골절 등.
2) 사고내용 기술 없음.

그림 6-4 환자안전사건 유형별 보고 현황('20.7.31.기준)

3. 환자안전사건 실태조사

가. 조사 배경

국내 환자안전사건 발생 규모를 추정할 수 있는 실증적 자료가 부재하여 환자안전사건 실태파악의 필요성이 지속적으로 제기되어 왔다. 이러한 사회적 요구와 국가 정책상 필요를 바탕으로, 제1차 환자안전종합계획이 수립됨에 따라 환자안전사건 발생 빈도 및 규모에 대한 추계를 위한 '2019년 환자안전사고 실태조사'가 수행되었다. 이는 검증된 방법론을 사용하여 환자안전사건의 규모 및 특성 등 체계적인 정보를 수집함으로써, 국내 주요 환자안전사건을 관리하고 국가 차원의 예방·개선 대책 마련을 위한 기초자료로 활용하기 위함이다.

나. 조사 내용

2016년 1월 1일부터 12월 31일까지 국내 공공의료원 15개소의 기관별 무작위 추출된 날짜에 퇴원한 환자 각 500명(총 7,500명)을 조사대상으로 하여 검토자가 2단계에 걸쳐 후향적 의무기록 검토를 수행하였다. 검토 종료 후 검토자 간 불일치건에 대해 전문가들로 구성된 검토위원회에서 다시 논의하여 환자안전사건 판정기준을 마련하였고, 해당 기준에 따라 일부 결과를 조정하여 최종적으로 환자안전사건으로 확정하였다.

조사 결과, 전체 대상자 7,500명 중 입원 1,000건당 약 99.3건의 환자안전사건이 발생하여 입원당 9.9%의 발생률을 보였으며, 이 중 예방 가능한 환자안전사건은 최소 28.2%, 최대 42.9%로 나타났다. 사고의 유형으로는 환자 케어(낙상, 욕창 등) 관련 유형이 33.5%로 발생률이 가장 높았으며, 투약, 혈액 등 관련 유형이 26%, 수술이나 시술 관련 유형이 17.8%, 감염이 15.7% 등의 순으로 나타났다. 환자의 위해 정도는 일시적 위해가 가해지고 중재나 치료가 필요한 사건이 70.8%로 가장 높았으며, 장기적 입원 치료가 필요한 사건이 24.1%로 나타났다.

다. 기대효과 및 활용방안

국내 최초로 수행된 환자안전사건에 대한 국가 차원의 전국적 규모의 실태조사라는 점, 국가들 간 비교 가능한 데이터의 확보라는 점에서 큰 의의가 있으며, 공공의료분야의 환자안전 현황을 파악함으로써 국내 보건의료기관의 자발적인 환자안전사건 관리를 위한 기초자료로써 활용될 수 있을 것으로 기대된다. 아울러 2020년 1월 「환자안전법」 개정으로 환자안전 및 의료 질 향상에 관한 정책의 수립·시행을 위해 5년마다 환자안전사고 실태조사를 실시하고 그 결과를 공포할 수 있는 근거가 마련됨에 따라, 향후 중장기적 환자안전사고 실태조사 방안을 마련하여 전문적이고 체계적인 조사를 통해 국가 전체의 환자안전사건 현황 파악이 가능할 것으로 전망하고 있다.

III. 환자안전 환류체계 및 현황

1. 환자안전 주의경보

환자안전사건의 실효적 감소를 위해서는 사건 정보의 수집 및 분석뿐만 아니라, 분석된 정보가 보건의료기관 내에서 실제 환자안전사건 예방 및 재발방지를 위하여 환류가 되어야 한다. 이에 「환자안전법」 제16조 및 같은 법 시행규칙 제14조에 근거하여, 새로운 유형이나 중대한 위해가 발생할 우려가 있는 환자안전사건에 대해 환자안전 주의경보를 발령하고 있다. 2020년 7월까지 총 20건의 주의경보가 발령되었으며, 평균 6,200건의 조회 수를 보이는 등 임상현장의 관심이 점차 증대되고 있다.

가. 발령대상

「환자안전법 시행규칙」 제14조 및 미국의 National Quality Forum의 Serious Reportable Event(SRE) 기준을 바탕으로 우리나라 실정에 맞는 주의경보 발령 대상기준을 마련하였다. ① 새로운 유형의 위험요인의 등장, ② 환자안전에 중대한 위해가 발생할 우려가 있는 사건이 발생한 경우, ③ 동일하거나 유사한 유형의 사건이 급증한 경우, ④ 사회적으로 이슈화된 사건, ⑤ 식품의약품안전처, 한국의료분쟁조정중재원, 한국소비자원, 한국의약품안전관리원 등 유관기관에서 주의경보 발령이 필요하다고 요청한 경우, ⑥ 중대사건 등 전문가 분석 과정에서 주의경보 발령이 필요하다고 판단된 경우 등에 해당 시 주의경보를 발령할 수 있다.

나. 발령형태

새롭게 도입되는 제도인 만큼 임상현장의 혼란을 줄이고 제도의 이해도 및 수용성을 제고하는 측면에서, 단계별 혹은 유형별 주의경보 발령보다는 단일한 형태의 발령체계를 시행하였다. 다만, 새로운 위험인지 여부, 위해도와 발생개연성의 정도, 사회적 이슈, 즉각 조치 필요성 등에 따라 신속하게 주의경보 발령이 가능하게 설계되어 있다.

주의경보 발령 시 실제 임상현장 및 최신 동향을 반영하여 환자안전사건에 대한 내용, 주의사항, 재발방지 대책, 의료기관 이행점검 사항 등의 내용으로 구성되어 있고, 신속한 발령 필요성, 추가적인 사건원인 분석의 필요성 등에 따라 내용 구성은 일부 변경이 가능하다.

다. 발령절차

의료기관평가인증원은 환자안전 보고학습시스템을 통해 수집된 자료를 분석하여 주의경보 발령대상을 1차 검토한다. 이후 환자안전 전문가로 구성된 정례 회의체인 환자안전 분석환류그룹을 통하여 2차 검토하여 주의경보 발령 대상을 최종적으로 선정하고 발령 여부를 결정하게 되며, 필요 시 환자안전 전문가 자문단의 검토를 추가로 의뢰할 수 있다. 이후 보건복지부 검토를 거쳐 주의경보를 발령하게 되나, 시급성을 요하는 경우에는 신속하게 발령하여 보건의료기관에 적시에 적절한 정보를 제공하여 환자안전 사건에 대한 주의를 환기시키고 추가적인 보완 내용을 제공한다. 또한 해당 의료기기 혹은 의약품 자체의 문제로 조치가 필요한 경우에는 식품의약품안전처 및 해당 제조사에 관련 내용을 별도로 통보하여 적절한 조치가 이루어질 수 있도록 하고 있다.

보건의료기관을 대상으로 발령되던 환자안전 주의경보는 2019년부터 건강보험심사평가원의 의약품 안전사용 서비스(Drug Utilization Review, DUR) 시스템을 활용하여 의원과 약국에서도 쉽게 접할 수 있도록 하였다. 또한 정보 확산을 위해 보도자료 배포 및 환자안전 보고학습시스템 포털 가입회원에게 이메일과 문자로 안내하고 있다. 최근에는 주의경보 내용을 영문으로 제작하여 환자안전 보고학습시스템 글로벌 홈페이지 (www.koiha-kops.org) 내에도 게시하고 있으며, 캐나다 환자안전기구(Canadian Patient Safety Institute, CPSI)와 자료를 공유하는 등 해외 국가 및 관련 유관기관과의 협력체계를 조성해 환자안전을 위한 정보 공유를 국내·외로 확대해나가고 있다.

2. 환자안전 정보제공

환자안전 보고학습시스템을 통해 수집된 자료 중 주의경보 발령 대상에 해당되지 않는 경우에는 환자안전사건 발생 정보 및 수요자별 맞춤형 정보 등 다양한 형태로 피드백 함으로써 관련 정보가 사고예방 및 재발방지를 위하여 효과적으로 활용될 수 있도록 하고 있다. 대표적으로 환자안전사건 정보 및 환자안전활동 사례를 공유하기 위하여 의료기관평가인증원에서 제공하는 환자안전 정보제공지가 있다. 현재까지 정보제공지는 총 20건이 게시('20. 7. 31. 기준)되었으며, 정보제공지와 함께 리플릿, 포스터, 동영상 등이 제공되어 보건의료기관에서의 활용도를 높이고 있다. 또한 유관기관에서 제공하는 환자안전관련 정보를 제공받아 환자안전 보고학습시스템 포털 내에 게시함으로써 공유가 필요한 정보를 신속하고 효과적으로 확산시키고 있다.

이 밖에도 환자안전사건 정보 공유에 대한 요구도가 증가함에 따라 보고된 환자안전사건 정보를 분석하여 관련 통계를 제공하고 있다. 보고 현황에 대한 통계를 매달 업데이트하여 제공함과 동시에, 유의미한 통계정보를 취합 및 가공하여 상세 분석한 통계연보를 매년 발간하고 있다. 또한 공유가 필요하거나 개선이 필요한 특정 사고유형을 주제로 선정하여 관련 환자안전사건 정보 및 사고의 상세분석, 활용 가능한 예방사례와 가이드라인을 제공하는 주제별 보고서를 연 2회 발간하고 있다. 현재까지 발간된 보고서 주제로는 낙상, 투약오류, 환자확인오류, 수술실 내 환자안전 등이 있다. 모든 환류정보는 환자안전 보고학습시스템 포털에 게시되어 있고, 환자안전 통계연보 및 주제별 보고서는 공공데이터포털(www.data.go.kr)에 추가로 게시함으로써 자료 이용의 시의성 및 접근성을 높였다. 의료기관평가인증원에서 제공한 환자안전 정보제공지의 예시는 다음 <그림 6-5>와 같다.

3. 환자안전 지원사업

환자안전 인프라가 취약한 보건의료기관의 경우 환자안전사건 발생에도 불구하고 정확한 원인분석이 미흡하여 컨설팅 등의 지원이 필요한 경우가 많이 있다. 특히 지역 또는 규모 등에 따른 보건의료기관 간 환자안전활동의 편차를 줄이기 위한 관리체계 마련이 시급하였다. 이에 의료기관평가인증원은 제1차 환자안전종합계획에 따라 환자안전 사건 분석 및 재발방지 대책 마련 등 보건의료기관의 자체 역량 강화를 지원하기 위하여 상시적으로 현장지원을 제공하고 있다. 동시에, 환자안전 사각지대 해소를 위해 환자 안전활동 지원 역량이 있는 보건의료기관 및 관련 협회·단체를 지역환자안전센터로 지정·운영하는 예비사업을 추진 중에 있으며, 「환자안전법」 개정('20. 7. 30. 시행)에 따라 지역환자안전센터 지정 및 운영에 대한 법적 근거가 마련되었다.

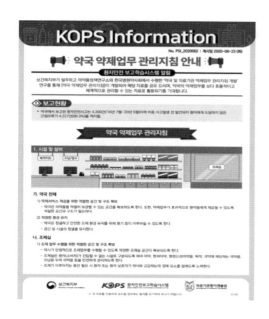

환자안전 정보제공지

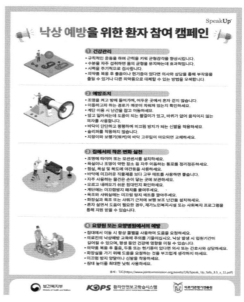

포스터

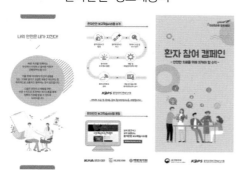

리플릿

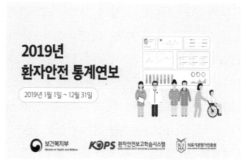

환자안전 통계연보

그림 6-5 환자안전 정보제공

가. 환자안전 현장지원

환자안전 현장지원은 환자안전사건 분석 및 환자안전 전담인력의 업무 능력 향상을 위하여 환자안전, 의료 질 관리, 임상 및 법률, 의사소통 등 현장지원에 필요한 관련 분야별 전문가들이 보건의료기관에 직접 방문하여 교육 및 컨설팅 등을 제공하여 환자안전사건 분석 및 재발방지 대책 마련을 지속적으로 지원하는 제도이다. 2019년부터 환자안전 보고학습시스템 포털을 통해 현장지원 신청 안내 및 접수를 상시적으로 시행하고 있으며, 유사한 환자안전사건에 대하여 교육, 맞춤형 현장지원, 정보공유 등을 제공한다. 또한 '다의료기관 동시 환자안전 현장지원'을 시행하여 효과적이고 효율적인 현장지원을 위한 다각적인 노력을 지속하고 있다.

현장지원 신청에 따라 신청 보건의료기관의 역량과 지원 요구도 조사 등 사전진단을 시행하고 그에 따른 지원 계획을 수립한다. 그 후 신청 보건의료기관별로 관련 전문가가 포함된 현장지원팀을 구성하여 방문 컨설팅을 실시하며, 이 때 환자안전사건의 원인을 다각적으로 분석하고 실제적으로 적용 가능한 재발방지 대책 마련을 지원한다. 지원결과는 신청 보건의료기관에게 제공하고, 해당 사례는 보건의료기관의 동의를 얻어 개인정보 및 보건의료기관의 정보를 삭제 후 환자안전 보고학습시스템 포털에 게시하여 유사 환자안전사건 예방을 위하여 공유되고 있다. 현재는 제도 시행 초기로, 향후 환자안전 사각지대 해소를 위하여 인프라가 부족한 중소 보건의료기관을 대상으로 적극적인 홍보 및 중대한 환자안전사건의 실질적인 예방과 재발방지를 위한 현장지원을 시행할 예정이다.

나. 지역환자안전센터 예비사업

「환자안전법」에 따라 100병상 이상 종합병원 및 200병상 이상의 병원급 의료기관은 환자안전위원회를 설치·운영하고 환자안전 전담인력을 배치하여 의료기관의 체계적인 환자안전활동을 위한 인프라를 구축하고 있으나, 중소병원 및 의원, 약국 등의 보건의료기관은 환자안전 사각지대가 될 수 있다. 법적인 한계를 극복하고 국내의 환자안전 관리체계의 견고함을 높임으로써 환자안전 및 의료 질 향상 관련 시책을 효과적으로 전달하고 지원하는 네트워크 구축의 필요성이 대두되었다.

이에 2019년 환자안전지원센터 운영 방안 마련 예비사업을 수행하였다. 다수의 협력체계와 인적 네트워크가 구성되어 있고 지원센터 운영에 필요한 인프라와 역량을 갖춘 보건의료기관 및 보건의료인단체를 선정하여, 협력병원 또는 시·도지부 등 기존 협력체계를 활용하고 지원이 필요한 중소 보건의료기관들과 새롭게 협력체계를 구축하도록 하였다. 특히 환자안전 전담인력을 포함한 보건의료인뿐만 아니라 예비보건의료인, 환자 및 환자 보호자 등 다양한 대상에 대해 환자안전의 개념 및 환자안전사건보고방법, 환자안전문화 조성 등 환자안전 전반에 관한 홍보와 교육을 수행하여 환자안전에 대한 인식을 높이는 데 일조하였다. 또한 지원을 요청한 개별 보건의료기관에 대해 맞춤형 컨설팅을 제공하여 자체 역량이 강화될 수 있도록 하였다.

「환자안전법」 개정으로 환자의 보호 및 의료 질 향상을 위한 시책을 수행하고 관계 중앙행정기관의 시책을 효과적으로 지원하기 위해 일정 규모 이상의 병원급 의료기관 및 관련 협회·단체 등을 지역환자안전센터로 지정할 수 있게 되었다.

Ⅳ. 환자안전 보고학습시스템의 미래

최근 정부는 '2020 하반기 경제정책방향'에서 BIG 3 미래동력 중 하나로 바이오산업을 제시하였고, 특히 의료데이터 활용 등 디지털 의료혁신에 대한 투자를 본격적으로 가시화하였다. 현재 환자안전 보고학습시스템은 환자안전사건보고를 통한 학습이라는 제도 고유의 취지 및 기능 구현에 집중되어 있어, 데이터의 활용이나 사용자 편의서비스를 도입하는 데 한계가 있다. 이에 수집된 환자안전사건 빅데이터를 활용하여 보건의료기관 대상으로 환자안전 보고학습시스템의 핵심 클라우드 서비스 플랫폼을 구축하고 환자안전사건을 사전에 예측 또는 예방하기 위한 인공지능(Artificial Intelligence, AI) 솔루션을 도입하는 등 의료분야 패러다임의 변화를 선도하기 위하여 환자안전 보고학습시스템이 나아가야 할 다양한 미래전략을 도출할 계획이다.

1. 환자안전 데이터 허브를 활용한 AI 시스템 구축

환자안전 보고학습시스템은 보고된 환자안전사건에 한하여 정보를 수집하고 있어 데이터 활용 시 해당 환자안전사건의 단발적 정보만 제공하고 있다. 또한 유관기관의 환자안전 관련 데이터가 산재되어 있어 포괄적인 데이터 수집이 불가능하고 국가 기반의 통합적인 서비스를 제공하기에 제한적이며, 결과적으로 국민들에게 다양하고 유익한 정보를 제공하는 데 어려움이 있다.

환자안전 데이터 허브의 구축은 국내 유관기관 보고시스템의 데이터베이스에 저장된 데이터를 연계하여 새롭게 저장 및 분류할 수 있게 한다. 즉, 산발적으로 여러 기관에서 제공하던 정보 및 서비스를 통합하여 원스톱(One Stop)으로 제공함으로써 환자안전 서비스 전반을 아우르는 융합·활용·개방의 시너지 효과를 창출해내는 것이다.

허브에 쌓인 빅데이터는 보건의료기관 EMR(Electronic Medical Record) 시스템 내 탑재된 환자의 진단명, 검사결과, 활력징후 등의 정보와 연계하여, 보건의료기관에서 환자안전사건 고위험 환자를 예측할 수 있도록 하는 'AI 기반 예측 시스템'의 개발을 가능하게 한다. 더불어 고위험군으로 평가된 환자의 정보를 담당 의료진 또는 신속대응팀에 즉각적으로 알려 신속한 조치를 통해 환자의 생명을 구할 수 있는 '환자안전 신속대응 시스템'을 통해 환자안전사건 고위험 환자의 사전 관리를 극대화할 수 있다. 특히 이 시스템은 환자 또는 환자보호자가 환자안전에 대한 위험요인을 빅데이터 정보를 통해 사전에 파악함으로써 스스로 주의를 기울이고 의료진에게 관련 정보를 알릴 수 있도록 하는 예방기전으로 작용되고, 나아가 국가적으로는 환자안전사건으로 인한 사회·경제적 비용 손실을 감소시킬 수 있다.

다만, 데이터 연계의 전제조건으로 먼저 데이터 표준이 마련되어야 한다. 여러 보건의료기관에 산재해있는 의료데이터 간의 상호운용성이 필요하며, 데이터가 갖는 의미는 동일 의료현상에 대해서는 동일해야 한다. 아울러 빅데이터 활용을 활성화하기 위해서는 누구나 접근이 용이한 개방형 인프라 구축과 동시에 이를 위한 규제 개선이 우선적으로 이루어져야 한다. 여러 주요국에서는 국가 수준의 경쟁력을 강화하기 위하여 데이터, 개인정보 보호와 관련된 규제를 개선하는 데에 힘쓰고 있다(신영석 등, 2017).

의료 관련 빅데이터는 개개인의 민감한 건강정보를 담고 있어, 노출되는 경우 해당 환자가 심각한 피해를 입을 수 있다는 국민들의 우려와 진료기록이 공개됨으로써 의사들의 권익을 침해당할 수 있다는 의료계의 우려가 항상 존재한다. 정상호 등(2013)의 연구에 의하면 정보 유출 사고로 인한 사회적 비용 지출이 많은 분야 중 하나가 바로 보건의료분야였다. 이처럼 「개인정보 보호법」 등으로 유관기관 간 환자정보의 원활한 연계가 법적으로 규제되어 있고 보건의료분야 관련 정보 공개가 어려워 실제 빅데이터 구축에 필요한 데이터 연계가 제한될 수밖에 없다(박병주, 2013). 따라서 개인정보 보호와 환자안전이라는 공익적 활용 가치 간 균형을 확보해야 하며, 개인정보가 훼손되거나 누출되지 않는 범위 내에서 공공의 목적이 최대한 달성되어야 한다.

2. 모바일 알림서비스를 통한 맞춤형 헬스케어 구현

최근 의료산업 분야는 기존 사후 치료방식에서 의료데이터를 기반으로 예측이 가능한 예방 및 건강관리 중심으로 의료 패러다임이 변화하고 있으며, 빅데이터와 인공지능 등 디지털 기술과 의료가 접목한 스마트 헬스케어가 확산되면서 환자별 맞춤형 정보를 제공하도록 다양한 기술들이 구현되고 있는 중이다. 그러나 아직 우리나라 의료소비자들은 환자안전과 관련한 중요 정보를 충분히 제공받고 있지 못해 환자안전 확보를 위한 정보관리체계가 제대로 작동되고 있지 않는 것으로 대부분 인식하고 있다(김재영과 황은애, 2014). 국가 차원의 종합적인 환자안전 정보 알림서비스를 구축하여 의료서비스 전 단계에 맞춤형 환자안전정보를 제공한다면 환자의 관심과 참여를 보다 적극적으로 유인함으로써 환자안전에 대한 중요성을 인식하고 환자안전을 중시하는 문화 확산에 도움이 될 것이다.

'맞춤형 환자안전 정보 알림서비스'는 환자안전 보고학습시스템 모바일 앱 또는 외부 민간서비스(네이버, 카카오 등)를 통하여 보건의료기관 선택부터 마지막까지 상황별 환자안전사건 유의사항에 대한 맞춤형 정보를 제공하는 것이다. 구체적으로는 환자가 보건의료기관을 방문하기 전 모바일 앱을 통해 제공되는 의료기관 인증 여부, 평가 결과 등을 확인하여 직접 원하는 보건의료기관을 선택할 수 있다. 또한 보건의료기관 방문 시 또는 입원, 수술, 치료 시, 퇴원 후 등 환자의 상황에 따라 환자안전 보고학습시스템에 보고된 환자안전사건 정보를 바탕으로 질병별 유의사항 및 관련 주의경보 발령 내용과 같은 맞춤형 환자안전 정보들을 제공한다. 그리고 환자와 환자보호자가 환자안전사건을 사전에 예방하기 위한 중요한 정보를 쉽고 빠르게 전달받을 수 있도록 한다.

'맞춤형 환자안전 정보 알림서비스'는 환자안전 분야의 디지털 모바일 사용을 확대함으로써 상황별 환자안전사건을 최소화할 수 있도록 최적의 정보를 환자에게 적시에 제공하고, 환자들이 직접 의사결정을 할 수 있도록 지원하며, 스스로 환자안전사건을 예방하기 위해 노력한다는 점에서 긍정적으로 작용할 수 있다. 즉, 환자들이 환자안전사건 발생 후 대처하는 것이 아닌 사전에 정보를 획득함으로써 예방에 함께 참여하는 능동적인 참여자의 역할로의 자연스러운 변화가 이루어질 것이다.

V. 나가며

무엇보다 아직 「환자안전법」 시행 초기인 만큼 자율보고의 안정적인 정착을 위해서 환자안전사건을 보고하더라도 내·외부로부터 비난이나 처벌을 받지 않는 비처벌적 문화 조성을 목표로 자발적인 환자안전사건보고율을 증가시키고 환자안전 보고학습시스템의 신뢰성을 확보하기 위한 노력에 집중해야 한다. 특히 자율보고의 목적이 보건의료기관의 책임규명이 아닌 환자안전사건의 재발 및 예방을 위한 국가 차원의 대책 마련을 위한 것임을 분명히 하여 긍정적인 환자안전문화 조성을 위해 끊임없이 노력하는 것이 중요하다.

한편, 2020년 1월 29일 「환자안전법」이 개정됨에 따라 중대한 환자안전사건 의무보고 제도 도입이 가장 큰 이슈로 떠올랐다. 환자안전사건보고·환류체계의 실효성을 확보하기 위하여 중대한 환자안전사건의 범위를 규정하고, 사건이 발생한 경우 일정 규모 이상의 병원급 의료기관의 장에게 보고 의무를 부여한 것이다. 이는 중대한 환자안전사건 정보 수집을 통한 국가 차원의 근본원인분석과 재발방지대책을 마련하고 실효성 있는 정책 수립 및 집행으로 현행 자율보고 체계의 한계를 넘어 환자안전문제에 대해 더욱 능동적인 대응이 가능하게끔 할 것으로 예상된다.

참고문헌

강민아, 김정은, 안경애, 김윤, 김석화. 환자안전 문화와 의료과오 보고에 대한 의사의 인식과 태도. 보건행정학회지. 2005; 15(4): 110−135.

김재영, 황은애. 의료서비스 소비자안전 개선방안 연구. 한국소비자원. 2014.

박병주. 보건의료분야에서 빅데이터 활용. 근거와 가치. 2013; 1(2): 6−12.

신영석, 이진형, 김범준, 이재훈, 이영희, 황도경 등. 제4차 산업혁명에 조응하는 보건의료체계 개편 방안. 한국보건사회연구원. 2017.

옥민수, 이상일, 김장한, 이재호, 이진용, 조민우 등. 환자안전사건보고 시스템의 구성 요소 및 그 현황 분석. 보건의료기술평가. 2015; 3(1): 4−16.

울산대학교 산학협력단. 환자안전 증진을 위한 제도적 개선 방안 개발. 질병관리본부. 2013.

의료기관평가인증원. 한국형 환자안전사건 정보수집 모형 개발 및 의료안전 R&D 서비스 수요분석 연구. 한국보건산업진흥원. 2019.

정상호, 유진호, 유병준, 한창희, 유승동. 개인정보의 가치와 개인정보 침해에 따른 사회적 비용 분석. 개인정보보호협회. 2013.

Institute of medicine. To err is human: building a safer health system. National Academies Press. 1999.

Wachter RM. Patient safety at ten: unmistakable progress, troubling gaps. Health Affairs. 2010; 29(1): 165−173.

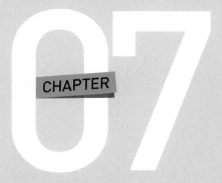

CHAPTER

07

환자안전 주제별 보고서

CHAPTER

07

환자안전 주제별 보고서

개요

환자안전 주제별 보고서는 환자안전 보고학습시스템(KOPS)에 입력된 자료를 분석하여 환자안전 전담인력, 보건의료인, 정책기관에 학습결과를 환류하려는 목적으로 2018년부터 매년 2회에 걸쳐 발간되었다. 2018년에는 낙상과 투약 오류, 2019년에는 환자 확인과 수술장 안전을 주제로 선정하여, 사고 보고 자료에 대한 상세 분석, 근본원인분석, 예방대책 관련 체계적 문헌고찰 및 국내·외 예방활동, 환자안전기관들의 예방 가이드라인을 정리해서 주제별 보고서에 담았다. 이 글에서 전체 환자안전 주제별 보고서의 구성과 내용을 담을 수는 없어 'Ⅰ. 낙상 사고'에서 주제별 보고서의 구성에 따라 내용을 요약해서 정리하였고 다른 주제에 대해서는 보고된 사고에 대한 분석 결과만을 요약하였다. 마지막에는 보고를 통한 학습결과의 환류를 위한 환자안전 보고학습시스템(KOPS)의 개선 방안을 정리하였다.

Ⅰ. 낙상 사고

낙상은 비의도적인 손상으로 인한 사망의 두 번째 원인으로, 예방책을 활용하여 환자의 사망과 사회경제적 손실을 줄일 수 있다(WHO, 2018). 세계적으로 낙상으로 인한 손상이 매년 37,300,000건 정도가 발생하고, 매년 약 646,000명의 사람들이 낙상으로 사망하고 있다(WHO, 2018). 효과적인 낙상 예방을 위해서는 다학제 간의 협업과 사업이 필요하다. 2017년 12월까지 KOPS에 낙상 사고가 가장 많이 보고되어, 첫 주제별 보고서의 주제가 낙상으로 선정되었다.[1] 사망률과 이환율이 높은 노인, 침대 난간, 다약제 복용과 관련된 낙상 보고서를 주로 분석하였다.

---

[1] 보고된 사고 규모와 실제 규모는 관련이 없다. 외국의 환자안전 보고학습시스템에서 가장 많이 보고되는 사건 유형은 각각 다르다. 사고 건수가 아니라 사고 유형을 고찰할 필요가 있다.

1. 낙상 주제별 보고서의 틀

해외 사례와 중앙환자안전센터의 요구사항을 고려하여 주제별 보고서의 틀을 구성하고 연구를 수행하였다. 먼저 KOPS 자료에서 낙상 사고의 일반적 통계 자료를 분석하고 낙상 중에 주요하게 분석할 사고 유형을 선정하였다. 노인, 침대 난간, 다약제복용과 관련된 낙상을 주요 주제로 선정하였다. 또한 중대사건(Serious Reportable Report, SRE)에 대하여는 한국형 근본원인분석프로그램을 활용해 근본원인분석의 가능성을 검토하였다. 사고 예방대책을 제시하기 위해 체계적 문헌고찰과 함께 국내·외 의료기관의 낙상 예방 활동, 환자안전 기관의 낙상 예방가이드라인을 검토하였다. KOPS의 개선안을 제안하기 위하여 KOPS 보고체계와 보고서를 분석하고 오류사항을 검토하고 전문가 설문 등을 통하여 KOPS 개선 방안을 제안해 낙상 주제별 보고서를 완료하였다(<그림 7-1>).

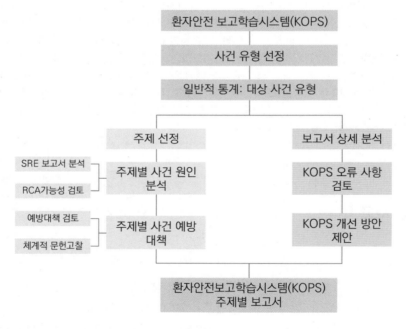

SRE: Serious Reportable Event, RCA: Root Cause Analysis

그림 7-1 낙상 주제별 보고서의 틀

2. 낙상 보고자료 분석

2016년 8월부터 2017년 12월까지 KOPS에 4,427건의 환자안전사건이 보고되었다 (의료기관평가인증원, 2018). 이 기간 동안 환자안전 전담인력과 보건의료인이 보고한 2,115건(47.8%)의 낙상 사고 보고를 분석하였다. 종합병원이 984건(47%), 상급종합병원이 493건(23%), 요양병원이 466건(22%)의 낙상 사고를 보고하였다. 낙상 장소로는 병실 (1,148), 화장실(346), 복도(313), 치료실(92), 샤워실(57) 순으로 많이 보고되었고, 자정 시간대에 낙상이 가장 많았다.

낙상과 관련된 환자 요인으로는 전신쇠약(517), 보행 장애(430), 근력저하(399), 인지장애(299) 등이 많았고, 환경 요인으로는 보호자 부재(948), 보행보조기구(221), 침대난간(올려짐 163, 내려짐 131), 바닥의 물기(150) 등이 보고되었다(<그림 7-2>). 위해의 정도로는 '치료후 후유증 없이 회복'한 경우가 991건, '일시적인 손상 또는 부작용'이 482건, '장기적인 손상 또는 부작용'이 283건, '사망'이 13건이었고, '영구적인 손상 또는 부작용'은 보고된 것이 없었다. 위해가 발생하지 않는 것이 근접오류를 포함해 346건이었다(<그림 7-3>).

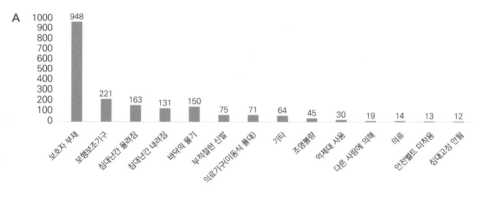

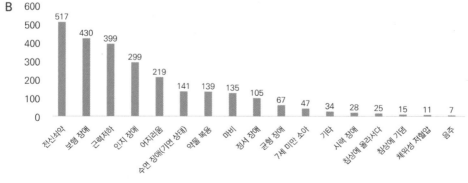

그림 7-2 낙상 사고 보고서에 기술된 환자 요인

3. 노인의 낙상

65세 이상 노인에서는 낙상이 흔히 발생하며 치명적인 손상이 동반된다(WHO, 2018). 노인은 근력 약화, 보행 장애, 균형 장애 등을 겪게 되고, 각종 만성질환으로 인하여 많은 종류의 약을 복용한다(Panel on Prevention of Falls in Older Persons, 2011). 그 외 시력저하와 같은 신체적 노화현상으로 노인에서 낙상이 더 흔하고 심각한 손상이 많이 발생한다. KOPS에 보고된 낙상의 76% 이상이 60세 이상 노인이었다. 80세 이상이 623건(29.5%), 70대가 613건(29.0%), 60대가 378건(17.9%)이었다. 낙상으로 인한 사망의 53.8%(7/13)가 60세 이상에서 발생했다. 낙상으로 인해 '장기적인 손상이나 부작용'이 발생한 87.6%(248/283)가 60세 이상 노인이었다(<그림 7-3>).

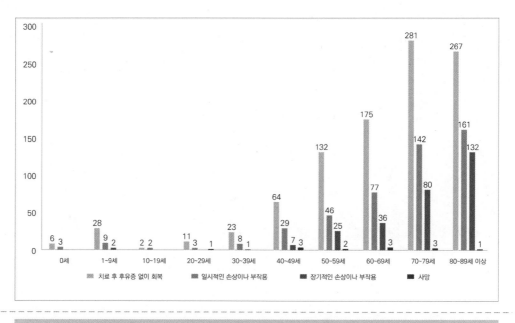

그림 7-3 낙상 사고의 위해의 정도 분류

4. 침대 난간 관련 낙상

낙상의 환경 요인으로 침대 난간(bedrail)이 294건(올려짐 163, 내려짐 131), 억제대 사용이 30건 보고되었다. 노인 입원환자의 낙상 예방과 침대 난간 사용과의 연관성을 분석한 체계적 문헌조사 연구는 낙상 예방과 침대 난간이나 억제대 사용은 관련이 없다고 한다(Marques, 2017). 이것은 체계적인 연구나 무작위 임상시험 등 근거로 채택할 연구가 부족한 것을 의미한다. 이뇨제 등을 복용하는 환자는 야간에 요의를 느껴 침대 난간을 넘어가려고 하다가 침대에서 떨어질 수 있다. 침대 난간이 내려져 있으면 환자는 수면 중에 침대에서 떨어질 수 있다. 낙상 예방과 침대 난간 사용과의 관련성은 약물사용, 배뇨, 보호자 부재, 환자교육 등의 고려해 평가할 필요가 있다. 횡단보도에서 교통사건이 많이 발생한다고 해서 횡단보도가 교통사고의 요인이 아닌 것과 같은 맥락이다.

5. 다약제 사용 관련 낙상

진정수면약물, 신경정신계약물, 심혈관계약물, 이뇨제 등은 낙상의 고위험약물이다. 또한 5개 이상의 약물을 복용하는 노인의 낙상 위험은 매우 높아진다고 알려져 있다 (Zia, 2015). '투약'과 관련이 있는 낙상 보고서는 134건이었다. 낙상 환자는 진정수면약물(69.5%), 신경정신계약물(11.4%), 이뇨제 및 하제(7.1%), 마약성 진통제(6.4%) 등을 복용하고 있었다(<그림 7-4>). 그러나 정확한 약물명, 낙상과 약물사용과 인과성, 다약제 복용 유무는 기술된 사고 내용이 구체적이지 않아 분석할 수 없었다. 보고서 서술내용을 분석한 결과, '투약' 관련 낙상 보고서의 약 46%는 화장실 사용과 관련이 있었고, 약 61%는 배변 관련 행동과 관련이 있었다.

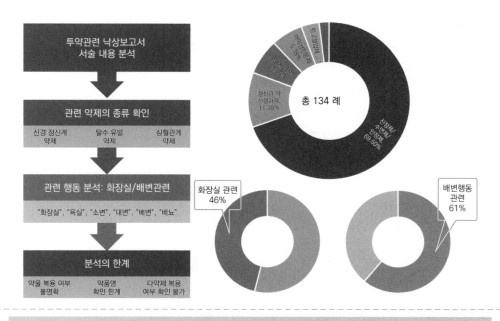

그림 7-4 다약제 사용 및 배변행동 관련 낙상 분석

6. 국내 의료기관의 낙상 예방활동

국내·외 의료기관에서는 낙상 예방을 위해 다양한 활동을 하고 있는데, 예방활동의 유형은 유사한 면이 있다. 입원환자의 낙상 위험요인을 평가하고, 직원과 환자들의 낙상 인식을 개선하고, 낙상 예방을 위한 중재활동을 수행하고, 병원 환경을 개선한다. 낙상 라운딩, 낙상 예방 안내방송, 낙상사례 공유, 환자 및 직원 교육, 침대 높이 낮춤 등이 대표적인 낙상 예방 활동들이다. <표 7-1>은 미국 Agency for Healthcare Research and Quality(AHRQ)의 낙상 예방활동 분류 틀에 따라 국내 의료기관들의 낙상 예방활동 들을 정리한 것이다(Agency for Healthcare Research and Quality, 2013).

표 7-1 미국 AHRQ 분류에 따른 국내 의료기관의 낙상 예방활동 예

1. 문화, 조직 합의, 팀 기술
낙상 예방 조끼 착용 낙상 라운딩(Rounding) 낙상 체크리스트 작성 낙상 평가 도구 낙상 고위험군 약물 리스트 정리 및 공유 수면 직전 이뇨제 처방 등 적정 수액 관리 전자의무기록 시스템 개선(낙상 고위험군 표시, 명단 출력 등) 낙상 예방 안내문(그림 포함) 낙상 예방 안내 방송(취침 전 배뇨) 낙상 고위험군 환자용 표시 가능한 리본 등 제작 낙상 주의 포스터(야간 낙상 등) 낙상 예방 홍보 문구 제작 낙상 규정 검토(낙상 고위험군 분류 항목 등) 휠체어 등 의료기기 안전사용지침 개발 낙상 예방 활동 우수부서 및 우수자 포상
2. 낙상 자료 수집 및 분석
낙상 보고 오류유형 영향분석 Fishbone diagram 등을 활용한 원인분석(근본원인분석) 낙상 예방활동 공유 낙상 사례 직원 간 공유
3. 직원 및 환자/보호자 교육과 정보 제공
소아 환자 대상 낙상 교육 성인 환자 대상 낙상 교육 신규간호사 대상 낙상 교육 관련 직원(검사실 등) 대상 낙상 교육

낙상 교육 동영상 활용
낙상 예방지침 배부 및 자료 배치
낙상 의식 설문조사
대상/상황별 교육자료 제작 및 교육
전자의무기록 초기화면 및 원내 PC 스크린 세이버 이용한 직원교육

4. 환경 및 장비 안전 관리

공용목욕실/화장실 안전 바 설치
유모차 점검
유모차 점검 기록 작성
휠체어 안전벨트
수술 테이블 낙상 위험 개선(수술대 팔보호기구 적용)
팻말 변경
미끄럼 방지액 도포
상두대 모서리 보호대
4발 바퀴의자를 고정용 의자로 변경
탈의실 내 호출벨 설치
에스컬레이터 내 '수액걸이 탑승주의' 표식 및 진입 방지봉 설치
환자 이동경로 장애물 제거
병동 침대 높이 개선
낙상 방지 쿠션/매트/패드/네트

7. 낙상 예방 가이드라인

다양한 세계적인 환자안전 기관들에서 급성기 병원에서부터 지역사회에 이르는 낙상 예방도구와 가이드를 제공하고 있다. 미국 Center for Disease Control(CDC)는 낙상 가이드, 사례 연구, 표준화된 보행 및 균형 평가방법(교육용 비디오 포함)에 대한 자료를 제공하고, 환자 및 가족을 위한 낙상 예방 교육 자료도 제공하고 있다(Center for Disease Control, 2017). 미국과 영국 노인병학회, 캐나다 온타리오주 간호협회, 미국 정형외과학회, 미국 가정의학회 등의 학회에서도 근거기반의 낙상 예방 가이드라인을 제공하고 있다. 우리나라에서도 2015년 대한내과학회와 대한노인병학회가 공동으로 '낙상예방 진료지침'을 발표하였다. 다만 기관마다 가이드라인의 대상이 다르고 시기에 따라 권고 내용들이 상충되는 부분이 있어, 낙상 주제별 보고서에는 이 기관들의 가이드라인들을 개별적으로 정리했다.

체계적 문헌고찰 연구와 여러 기관과 학회의 가이드라인들은 다요인적 평가와 중재(multifactor assessment and intervention)를 권고하고 있다. 병원 환경에 대한 낙상 위험 평가를 비롯해, 낙상 이력과 낙상 관련 질환을 확인하고, 인지, 균형, 근력, 시력, 기립성 저혈압, 복용약 등을 평가해야 한다. 다요인 중재로는 근력 및 균형 훈련, 시력 의뢰, 복

용량 수정 및 중단, 환자 및 직원 교육 등이 포함된다. 또한 이러한 다요인적 평가와 중재는 개별 환자의 상태에 맞추어 제공할 것을 권고한다. 환자의 근력 상태를 고려하지 않은 그룹은 근력훈련을 권고하지 않는다(National Institute for Health and Care Excellence, 2017). 또한 가정 내의 낙상위험 평가와 지역사회 운동 프로그램과 연계를 권고한다. 급성기 병원에서는 환자들이 단기간 입원하기 때문에 장기간의 근력 및 균형 훈련을 제공하기 어렵다. 반면 우리나라는 급성기 병원에서 낙상 예방을 위해 많은 활동을 하지만, 지역사회나 요양병원과 연계되어 있지 않다. 또한 낙상 위험평가를 위해서는 의사를 포함해 다학제적인 평가가 여러 번 수행되어야 하지만, 우리나라는 주로 간호사를 중심으로 낙상 위험을 평가하고 있었다. 국내·외에서 낙상 예방을 위한 많은 성공적인 활동들이 보고되었지만, 낙상 예방 가이드라인은 연구의 질이나 근거 수준이 낮은 결과들은 반영하고 있지 않다.

8. 낙상 예방을 위한 제언

낙상은 지역사회, 급성기 병원, 요양병원 등 다양한 장소와 환경에서 발생한다. 의료기관의 입장에서는 의료기관 내의 낙상 예방활동이 중요할 수 있지만, 환자의 입장에서는 어느 장소에서든 낙상이 발생할 수 있기 때문에 사회 전반에 걸친 낙상 예방정책이 필요하다. 정부기관에서부터 환자와 보호자에 이르기까지 낙상에 대한 인식과 예방활동이 필요하다. 정부는 국내의 낙상과 원인에 대한 현황을 파악하고, 이를 바탕으로 국가 차원에서 장기적인 예방 전략과 정책을 수립해야 한다. 근거기반의 낙상 예방활동이 수행될 수 있도록 관련 연구를 활성화하고 수가체계를 마련해야 한다. 의료기관평가인증원은 낙상과 관련된 상세한 정보를 분석할 수 있도록 보고서 양식을 개선하고, 중대사건에 대해서는 근본원인분석을 지원할 수 있도록 환류체계를 개선해야 한다. 보건의료계와 학계는 인증원과 함께 낙상 예방 지표와 근거기반의 낙상 예방 임상 가이드라인을 개발하고 개정해 나가야 한다. 이를 위해서는 무작위 임상시험을 포함한 낙상 예방 연구를 활성화하고, 환자 및 보호자 교육, 직원 교육 등 임상현장에서 활용할 수 있는 낙상예방 도구를 개발해야 한다. 의료기관은 경영진 차원에서 낙상 예방정책과 전략을 수립하고 운영해야 한다. 다학제, 다차원, 다요인적 낙상 예방활동과 계획이 필요하다. 낙상 보고서 및 예방활동을 의료기관내에서 뿐만 아니라 의료기관과도 적극적으로 공유해야 한다.

Ⅱ. 투약 사고

투약오류는 세계적으로 보고가 가장 많은 사고유형이지만, 그 중 환자에게 해 (harm)를 끼치는 약물위해사건(Adverse Drug, Event, ADE)으로 이어지거나 심각한 위해사 건으로 이어지는 경우는 많지 않다. 2016년 미국 펜실베니아주의 환자안전사고 보고시 스템에는 투약오류는 45,743건으로 보고되었고 전체 사건보고의 17.9%였다. 환자에게 위해가 가해진 사건은 173건(사망 2건)으로 0.4%를 차지했다(Pennsylvania Patient Safety Authority, 2017).

투약 사건은 환자안전 보고학습시스템(KOPS)에 낙상에 이어 두 번째로 많이 보고 된 사고유형이다. 투약 사고 분석에서는 5 Rights 관점에서 오류의 원인을 분류하였다. 또한 사망과 심각한 위해를 유발하는 고위험약물과 관련된 사건을 검토하였다.

1. 투약 사고 분석

2016년 7월부터 2017년 12월까지 KOPS에 접수된 보고서 중 보건의료인이 보고한 1,278건(29.0%)의 투약 사고 보고서를 분석하였다. 처방오류가 531건(42%)으로 가장 많 이 보고되었고, 투여오류(439건, 34%), 조제오류(257건, 20%), 기타(51건, 4.0%)의 순으로 보고가 많았다(<그림 7-5>). 보고된 투약오류 중 적신호사건은 4건(0.3%), 위해사건 616건(48.2%), 근접오류가 658건(51.5%)이었으며, 위해 정도로는 '위해없음'이 822건 (64.3%), '치료 후 후유증없이 회복' 331건(25.9%), '일시적인 손상 또는 부작용' 105건 (8.2%), '장기적인 손상 또는 부작용' 13건(1.0%), '사망' 4건(0.3%), '무응답' 3건(0.2%)이었 다. 처방오류 중 가장 많은 유형인 '다른 용량' 사건 중 168건이 근접오류였고 30건이 위해사건이었다. 중대사건으로 분류되었던 4건에서 사용된 의약품은 메토트렉세이트 (Methotrexate, MTX), 세파제돈(Cefazedone), 얼비툭스(Erbitux), 프로포폴(propofol)이었다. 이 중 메토트렉세이트, 얼비툭스, 프로포폴은 고위험약물이었다.

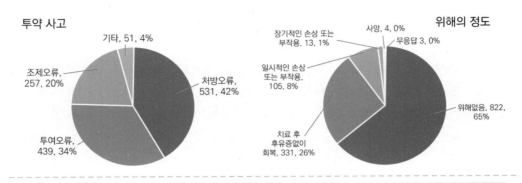

그림 7-5 투약 사고 보고서의 오류 유형과 위해의 정도

2. 5 Rights 관점에서 본 투약 사고 원인 분류

'Right patient'와 관련하여 동일병실 환자에게 환자확인 오류(30건), 동명이인/유사 이름으로 인한 오류(12건) 등이 있었으며, 환자확인 오류와 관련된 상황으로 혼잡한 상황(퇴원, 응급실 등), 혼돈을 가중시킬 수 있는 변수가 추가된 상황(유사/동일 약 관련 오류, 자가약/지참약 관련 오류, 보호자의 약을 잘못 복용한 오류) 등이 확인되었다(<표 7-2>). 'Right drug'과 관련하여 약물 이름/성분에 대한 기록이 있는 200건에 대하여 분석한 결과, 올바른 약물과 잘못 처방된 약물의 첫 글자가 일치하는 경우가 98건, 처음 두 글자가 일치하는 경우가 75건, 처음 세 글자가 일치하는 경우가 50건으로 확인되었다. 식약처 분류에 따른 약물 종류로는 대사성 의약품과 관련된 경우가 가장 많았다(48건). 그 외 신경계 의약품 40건(진통제 11건, 진정제 4건 등), 항생제 21건, 소화기관용약 20건(궤양/제산제 11건, 정장제 6건), 호흡기관용약이 8건이었다. 'Right dose'는 숫자/단위 혼동 관련 오류가 245건으로 가장 많았으며, 패키지 처방단위와 관련된 사건도 49건이 보고되었다. 'Right route' 관련해서는 정주/경피/근주/경구/흡입 경로 혼동 사건이 73건으로 확인되었고, 'Right time'은 동일 날짜(예: n회/1일 투여) 오류 120건, 날짜 간격(1회/n일 투여) 오류 45건, 투약 속도와 관련 오류 11건이었다. '5 Rights' 관점에서의 상세분석을 통해 한 건의 투약오류가 여러 유형의 오류를 내포할 수 있으나, 현재 분류는 한 건의 투약오류에 대하여 하나의 오류 유형으로만 분류되어 있다는 문제점이 있었다. 처방오류 중 '다른 용량' 유형으로 분류된 198건 중 다른 시간 오류(95건), 중복처방(7건), 다른 약(4건) 등의 중복된 오류가 확인되었으며, 'Right dose'의 경우 약제의 투여 간격, 중복 처방과 연관성이 있었다.

표 7-2 5 Rights 분류로 분석한 투약 사고 보고 건수와 관련 고위험약물 건수

투약오류 분류(5R)	건수	세부분류 혹은 특이점	고위험약물 (N=158)
Right patient	109	동일병실 환자확인(30), 동명이인/유사이름(12), 퇴원 관련(8), 응급실관련(6), 유사약(3), 자가약/지참약 관련(4)	4
Right drug	234	유사이름: 첫글자 일치(98), 두글자 일치(75), 세글자 일치(50), 식약처 분류에 따른 약물종류: 대사성 의약품(48), 신경계 의약품(40), 항생제(21), 소화기관용약(20), 호흡기관용약(8), 구두처방 관련(5)	37
Right dose (중복처방 포함)	605	숫자/단위혼동(245), 처방 단위(패키지 문제)(49), 소아 약용량 관련(10)	58
Right route(제형, injection site, iv set 문제 포함)	141	정주/경피/근주/경구/흡입 경로 혼동 문제(73), Injection site 문제(62) → 5R 분류에 모호	21
Right time (투여간격 문제 포함)	223	동일날짜(n회/1일 투여)(120), 날짜 간격(1회/n일 투여)(45)	16
Allergy, anaphylaxis	70	예방가능한 부작용: Anaphylaxis shock 사고보고 8건 중 2건(ADR 이력 확인 안 함), 부작용 관련 보고의 20%는 조영제(15)	1

3. 고위험약물 관련 투약 사고

사고 보고서에 기술된 약물명(일반명, 상품명)을 식약처 약물분류에 따라 분류하고 일개 대학병원의 고위험약물 분류에 따라 고위험약물 여부를 확인하였다. 전체 1,278건의 보고서 중 약물명을 확인할 수 있었던 것은 1,185건이었다. 그 중 고위험약물이 158건(13.3%)이었다. 고위험약물의 종류를 분류해서 정리한 결과, 항악성종양제(30건), 인슐린 등 당뇨병제(29건), 마약(21건)이 80건으로 50.6%를 차지하고 있었다(<표 7-3>). 고위험약물관련 투약오류의 다양한 예는 아래 <표 7-4>와 같다. Famotidine(gaster)을 처방했는데 모양이 유사한 근이완제인 vecuronium(vecaron)이 불출된 경우가 있었고, 항전간제인 valproic acid가 처방되었는데 모양이 유사한 항부정맥제인 amiodarone(cordarone)이 투여된 경우들이 있었다.

표 7-3 고위험약물 분류와 사고보고 건수

고위험약물 종류	개수
항악성종양제	30
인슐린 등 당뇨병제	29
마약	21
정신신경용제	15
심혈관계	13
혈액응고저지제	13
최면진정제	11
전신마취제	8
고농축전해질	7
항전간제	4
PCA	4
골격근이완제	2
소화성궤양용제	1
합계	158

표 7-4 고위험약물 관련 투약 사고 예

약물의 종류	정확한 약물	잘못된 약물
고농축전해질	Half saline + KCl mix	3% saline + KCl mix
고농축전해질	Calcium Gluconate	MgSo4
고농축전해질	NaCl	KCl
골격근이완제	Nimbex fluid	Levophed fluid
소화성궤양용제	Gaster(Famotidine)	Vecaron(vecuronium)
인슐린	Lantus	노보믹스
인슐린	휴마로그	휴물린
정신신경용제	Risperdal	Riperidone
항악성종양제	Xeloda	XELOX
항악성종양제	Dacogen	Denogan
항전간제	Epilam(valproic acid)	Cordarone(iv)
혈액응고저지제	Fragmin 2400iu/0.2ml/PFS	Fragmin 7500iu/0.3ml/PFS
혈액응고저지제	1:100 Heparin	Heparin 원액

Ⅲ. 환자확인 오류

'환자확인'은 '개인 이름, 식별번호, 전화번호 등 수용가능한 개인 특이적 식별자를 활용하여 서비스 또는 치료가 의도된 개인을 신뢰있게 확인하고 그 개인에게 서비스와 치료를 맞추는 과정(The Joint Commission, 2015)'이라고 할 수 있고, '환자를 적절하게 의도된 중재에 정확하게 맞추고 환자의 신원에 관한 정보를 진료의 연속선상에 걸쳐 정확하고 신뢰할 수 있게 소통하는 과정(ECRI Institute, 2016)'이라고 할 수 있다. 환자를 정확하게 식별하지 못하면 투약 오류, 수혈 오류, 검사 오류, 다른 환자 시술, 신생아를 다른 가족에게 보내는 오류 등이 유발된다(WHO, 2007). 다른 환자 수술, 다른 환자 수혈, 다른 환자 투약과 같은 중대사건이 환자확인 오류에서부터 시작된다.

'환자확인'은 2003년 미국 The Joint Commission(이하 TJC)에서 국가환자안전목표 (National Patient Safety Goals)의 첫 번째 목표로 정한 이후 2019년까지 첫 번째 목표로 자리를 잡고 있을 정도로 중요하게 간주되고 있다. 다만, 환자확인 오류로 인한 위해의 정도와 규모는 그 중요성에 비해 잘 알려져 있지 않다(ECRI Institute, 2016). 미국의 ECRI institute는 2016년 'ECRI institute PSO Deep dive: Patient identification' 보고서에서 181개의 의료기관에서 보고한 7,613건의 환자확인 오류 사건의 분류체계를 개발해 분석하였다.

KOPS에는 '환자확인 오류'라는 별도의 사건 종류가 없기 때문에 '다른 환자'로 분류된 사고와 핵심단어 검색을 통하여 보고서를 검토한 후 '환자확인 오류' 사건을 선정하고 ECRI institute의 환자확인 분류체계를 바탕으로 보고 자료를 수정하여 분석하였다. 2019년 12월까지 보고된 13,624건의 보고서 중 낙상, 자살/자해 등을 제외한 사건에서 총 795건의 환자확인 오류 사건을 추출해 분석하였다.

1. 환자확인 오류 사고 분석

가. KOPS '다른 환자' 사고 분석

KOPS에서 '다른 환자'[2]로 분류된 사건은 총 465건으로 투약 280건, 검사 168건, 처치/시술 8건, 수혈 5건, 수술 4건이었다. 전체 사고 보고 중의 비율로는 검사(20.51%)에서 환자확인 오류가 가장 높았다(<표 7-5>).

---

2) KOPS의 환자안전사건 분류체계는 낙상, 투약 등 15개의 주요한 환자안전사건 종류가 있다. 그 중 7개 종류의 사고에서는 '다른 환자'라는 분류체계를 통해 환자확인 부분을 표기한다.

표 7-5 KOPS의 환자안전사건 유형 중 '다른 환자' 표기 사고

환자안전사건 유형	건수	'다른 환자' 분류	비율(%)
수술	143	4	2.8
분만	0	0	0.0
처치/시술	156	8	5.13
마취	15	0	0.0
검사	819	168	20.5
수혈	60	5	8.3
투약	3,873	280	7.2
합계	5,066	465	9.1

나. 전체 환자확인 오류 사고 분석

KOPS '다른 환자'로 분류된 465건과 핵심단어 추출과 보고서 검토를 통해 전체 환자확인 오류 보고 795건을 추출하였다. 환자확인 오류는 투약 341건, 검사 291건으로 투약과 검사에서 가장 많았다(<표 7-6>). 발생장소는 입원실 407건(51.2%), 검사실 112건(14.1%), 응급실 58건(7.3%), 중환자실 47건(5.9%), 외래진료실 43건(5.4%) 순서였다. 의료기관 중에서는 종합병원이 589건(74.1%)으로 보고가 많았다.

표 7-6 '사고 종류'별 환자확인 오류 보고 건수

사고 종류	건수(%)
수술	6(0.8)
분만	–
처치/시술	8(1.0)
마취	–
검사	291(36.6)
수혈	26(3.3)
투약	341(42.9)
감염 관련	–
전산장애	2(0.3)
의료장비/기구	–
식사	4(0.5)
기타 서술	117(14.7)
합계	795(100.0)

위해의 정도로는 '위해없음'이 577건(72.6%), '치료 후 후유증 없이 회복' 189건(23.8%), '일시적인 손상 또는 부작용' 25건(3.1%), '장기적인 손상 또는 부작용' 및 '영구적인 손상 또는 부작용'이 각각 2건(0.3%, 0.3%)이었다(<표 7-7>). '사고 종류'로는 '위해사건'이 569건(71.6%), 근접오류 223건(28.1%), 적신호사건 2건(0.3%)이었다. 4건의 중대사건이 있었다.

표 7-7　환자확인 오류의 위해의 정도, 사고 종류, 중대사건 건수

위해의 정도	건수(%)	사고 종류	건수(%)	중대사건	건수
치료 후 후유증 없이 회복	189(23.8)	근접오류	223(28.1)	예	4(0.5)
일시적인 손상 또는 부작용	25(3.1)	위해사건	569(71.6)		
장기적인 손상 또는 부작용	2(0.3)				
영구적인 손상 또는 부작용	2(0.3)	적신호사건	2(0.3)	아니오	791(99.5)
사망	0(0.0)				
위해 없음	577(72.6)	무응답	1(0.1)		
합계	795	합계	795	합계	795

2. 진료과정에서의 환자확인 오류 분석

ECRI Institutes는 환자확인 오류를 환자등록과정에서부터 진단, 치료, 전동/전원 과정 전체 진료과정에 걸쳐 환자확인 오류가 발생하는 과정을 분석하였다(ECRI Institute, 2016). 모니터링 과정을 제외한 모든 진료단계에서 환자확인 오류가 보고되었고 치료(투약)와 진단(혈액검사)에서 가장 많은 보고가 있었다(<표 7-8>).

표 7-8　환자확인 오류 보고 ERCI Institutes 분류

환자확인 사건 분류체계		A*	B	C	D	E	합계
내원 단계	1. 환자 등록 및 스케줄링	9	0	0	0	70	79
진료 단계	2. 진단	56	3	1	1	190	251
	2.1. 혈액검사	43	2	0	0	124	169
	2.2. 병리학적 검사	6	0	1	1	12	20
	2.3. 영상검사	7	1	0	0	54	62
	3. 치료	120	23	1	1	262	407
	3.1. 투약	99	19	0	0	215	333

	3.2. 시술	5	0	0	0	9	14
	3.3. 수술	1	0	0	0	3	4
	3.4. 수혈	15	4	1	1	37	58
	4. 모니터링	0	0	0	0	0	0
	5. 문서화 과정	1	1	0	0	14	16
	6. 전환과정(전동/전과)	1	0	0	0	11	12
	기타(식사)	1	0	0	0	4	5
	기타(환자확인)	1	0	0	0	26	27
퇴원 단계	7. 전환과정(전원/퇴원)	6	0	0	0	15	21
전체 단계	8. 물리적 식별(의료장비/기구)	0	1	0	0	29	30
	합계	195	28	2	2	621	848#

* A: 치료 후 후유증 없이 회복, B: 일시적인 손상 또는 부작용, C: 장기적인 손상 또는 부작용, D: 영구적인 손상 또는 부작용, E: 위해없음. #:한 환자에게 여러 단계에서 환자확인 오류가 발생.

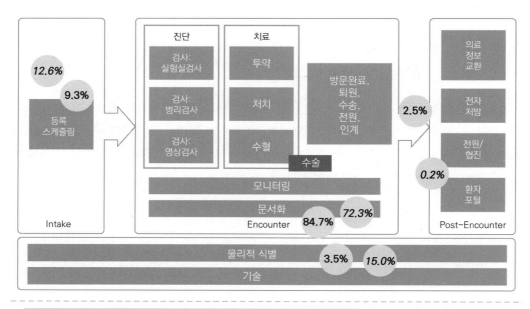

그림 7-6 ECRI institutes 환자확인 오류와 KOPS 환자확인 오류 비교

ECRI Institutes 보고서의 경우, 진단과 치료과정에서 72.3%의 환자확인 오류가 있었고 KOPS에서는 84.7%가 이 과정에서 있었다(<그림 7-6>). 등록과 스케줄링 과정에서도 9.3%(ECRI Institutes 12.6%)의 환자확인 오류가 있었다. 또한 한 환자에서 여러

단계에서 환자확인 오류가 발생한 경우가 있었다. 환자확인 오류가 진료 전체 과정에서 발생하고 전 직원과 병원 차원의 환자확인 오류 예방 대책의 필요성을 확인할 수 있었다.

Ⅳ. 수술 관련 사고

'수술사고' 혹은 '수술사건(surgical events)'은 '수술과 관련된 오류와 사건'으로, 보고학습시스템에 따라 정의와 범위는 다양하다. 미국 AHRQ는 수술사건을 '수술실과 관련된 사건이나 기타 침습적 시술(예: 대장내시경, 골수생검)과 관련된 사건'으로 정의하고 13가지 종류의 상세 사건으로 분류한다(Agency for Healthcare Research and Quality, 2020). KOPS는 수술과 시술은 별도의 사고 유형으로 분류한다. 수술사건은 '다른 부위 수술(Wrong-site surgery, WSS)', '다른 환자 수술(Wrong-patient surgery)', '다른 수술(Wrong surgery)', '수술 후 체내잔류(Retained surgical items)' 등 열 가지의 상세 사건으로 분류된다.

수술사건은 발생률이 낮지만 심각하고 돌이킬 수 없는 결과를 야기하고 예방가능한 경우가 많아서, '중대사건(serious events, serious reportable events)'으로 분류된다. '다른 부위 수술'(다른 환자, 다른 수술 포함)의 추정 중앙값은 10,000회의 수술당 0.09건이다(Hempel, 2015). 10만 건의 수술당 약 한 건의 다른 부위 수술 사건이 발생한다. 수술 후 체내잔류는 10,000회의 수술당 1.43건으로 약 8천 건의 수술당 한 건의 수술 후 체내잔류 사건이 발생한다(Hempel, 2013). 수술 거즈 계수가 맞지 않을 경우 이물질 잔류 위험이 100배 정도 증가하고, 수술 중 시행하는 방사선 검사는 이물질 잔류 사건의 67% 정도만 찾아낸다.

세계보건기구(WHO), 미국 The Joint Commission(TJC), National Quality Forum(NQF) 등의 환자안전기관들은 수술사고의 심각성과 예방가능성을 인지하고 수술안전 체크리스트, 범용 프로토콜(Universal Protocol), 중대사건 의무보고체계 등을 통해 적극적인 예방활동을 하고 있다. 우리나라 환자안전본부에서도 2019년 3월 '수술/시술 후 안전 체크리스트 점검 미흡' 주의경보를 발령하고 WHO 수술안전 체크리스트 한글 번역본을 제공하고 있다.

1. 수술 관련 사고 보고 건수

2016년 8월부터 2018년 12월까지 KOPS에 접수된 보건의료인용 보고서 13,624건에서 수술 관련 환자안전사건 375건(2.7%)을 추출하였다. '시술' 및 '마취' 사고보고서는 대상에서 제외하였다. KOPS 분류체계에서 사고 종류가 '수술'로 분류된 것이 143건 (38.1%), 사고 발생장소가 '수술실'인 경우가 357건(95.2%)이었다. 232건은 수술장에서 발생한 사고였지만 수술사고로 분류되지 않았다. '수술'로 분류된 143건 중에는 '수술 후 체내 잔류'가 48건으로 가장 많이 보고되었고, '다른 부위 수술' 4건, '다른 환자 수술' 2건, '다른 수술' 2건이 보고되었다(<표 7-9>). 사고 종류가 '수술'이 아닌 다른 종류로는 진료재료 77건(20.5%), 투약 37건(9.9%), 기타-화상 30건(8%), 검사 21건(5.6%) 등이 있었다(<표 7-10>). 종합병원(52%)과 상급종합병원(46%)이 고르게 수술사건을 보고하고 있었고, 진료과목별로는 외과(93건), 정형외과(69건), 산부인과(37건)에서 사건을 많이 보고하고 있었다.

표 7-9 KOPS 분류에 따른 수술사고의 유형

사고 유형	보고 건수	백분율(%)
다른 환자	4	2.8
다른 부위	12	8.4
다른 수술	2	1.4
수술 후 체내 잔류	48	33.6
수술 전 환자평가 부적절	1	0.7
수술 전 부적절한 동의서 및 불충분한 설명	4	2.8
부적절한 의무기록	6	4.2
기타	66	46.2
합계(사고 종류: 수술)	143	100.0

표 7-10 수술 관련 사고의 종류와 보고 건수

사고 종류	보고 건수	백분율(%)
수술	143	38.1
진료재료(소모품)	77	20.5
투약	37	9.9
기타-화상	30	8
검사	21	5.6
의료장비/기구	20	5.3
처치/시술	11	2.9
수혈	7	1.9
마취	6	1.6
낙상	4	1.1
감염관련	1	0.3
기타	18	4.8
합계	375	100

2. 위해의 정도와 중대사건 분석

　　수술사고의 위해의 정도로는 '위해 없음'이 161건(42.9%), '치료 후 후유증 없이 회복' 이상의 위해가 있는 사건이 214건(57.1%)으로 다른 사고 종류와 달리 위해사건의 비중이 매우 높았다(<그림 7-7>). 사고 분류에서는 근접오류 102건, 위해사건 267건, 적신호사건 6건으로 위해사건과 적신호사건이 전체 수술사고 보고의 72.8%를 차지하고 있었다. 수술사건은 발생률이 낮지만 심각한 위해를 유발한다는 사실을 잘 보여주고 있었고, 자발적 보고학습시스템에서 위해사건이 상당히 높은 비율로 보고되는 특징을 보여주고 있었다. 또한 KOPS에서 '중대사건'으로 분류된 것은 47건(12.5%)이었다. '수술 후 체내 잔류' 36건, '다른 부위 수술' 7건, '다른 환자 수술' 1건 등이 보고되었다.[3] 중대사건의 경우, '위해 없음'으로 분류된 것은 단 한 건이었다.

---

3) <그림 7-7>의 자료와 중대사건의 자료는 차이가 있다. 여기서는 '중대사건'으로 분류된 사건을 대상으로 분석하였다.

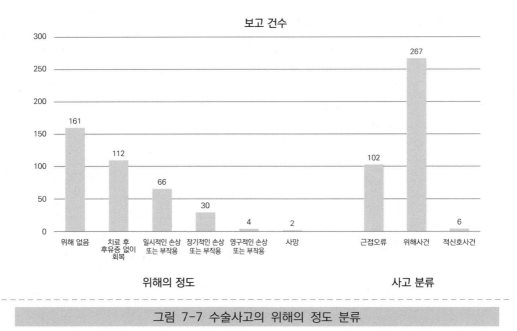

그림 7-7 수술사고의 위해의 정도 분류

V. 보고서 분석결과와 KOPS 개선점

앞서 네 가지의 주제에 대한 보고서 분석 결과는 크게 4개로 정리할 수 있다. 먼저, KOPS가 자발적 보고학습시스템임에도 불구하고 많은 사고들, 특히 중대사건을 포함한 위해사건들이 많이 보고되고 있다. 환자안전 전담인력 운영과 수가가 뒷받침되고 의료기관들이 적극 협조한 결과로 볼 수 있다. 둘째, 위해의 정도나 사고 분류(근접오류, 위해사건, 적신호사건) 등이 보고자의 입력에 의존하고 있어 신뢰하기 어려운 문제가 있다. 실제 '위해의 정도' 분석 결과와 '사고 분류' 분석 결과는 큰 차이가 있다. 위해의 정도를 전문가가 검토하는 방법과 이를 KOPS에 적용할 개선 방안이 필요하다. 셋째, KOPS 사고종류에 대한 명확한 정의와 범위가 필요하다. 국외의 보고학습시스템은 사고 종류에 대하여 명확한 정의와 보고할 사고의 범위를 명시하고 있으나 KOPS는 아직 사고 종류에 대한 명확한 정의를 제시하지 않고 있다(Agency for Healthcare Research and Quality, 2020). 수술사고의 경우, 수술장에서 발생한 사건을 모두 수술사고로 생각할 수 있으며, 침습적 시술을 수술사고로 생각할 수도 있다. 넷째, 중대사건이나 적신호사건은 근본원인분석이 필요하나 많은 보고서들의 사고 상황이나 원인 기술이 단편적이어서 근본원인

분석을 수행하기 어려웠다. 보고를 통한 학습을 위해서는 추가적인 정보를 확보할 수 있는 방법과 사건을 분석하고 환류할 도구가 필요했다. 근본원인분석에 필요한 추가적인 정보 확보 방법과 전문가 자문 의뢰 방법 등의 개선이 필요하였다. 그 외 사고 종류별 사고보고서, 사고 종류 중복 체크 기능, 환자안전 전담인력들 사이의 의사소통, 보고자료에 대한 실시간 공유 방법 등 보고와 학습을 위해 KOPS에 필요한 여러 개선점을 찾을 수 있었다. 상기의 개선안을 <그림 7-8>과 같이 주제별 보고서에서 제안하였다. KOPS에 보고자들이 단지 환자안전사건을 보고하고 추후 환류하는 것이 아니라, 보고한 사건을 공유하고 근본원인분석을 수행해 보고 전문가 자문을 받아볼 수 있다면 보고자들은 KOPS를 통해서도 많은 것을 '학습' 할 수 있을 것이다. 다만, KOPS가 다양하고 유익한 기능을 가진 시스템으로 확장되기 위해서는 많은 시간과 자원이 필요하다. 또한 환자안전사건이 지속적으로 보고되고 환자안전 전담인력들의 적극적인 의견 개진이 필요하다.

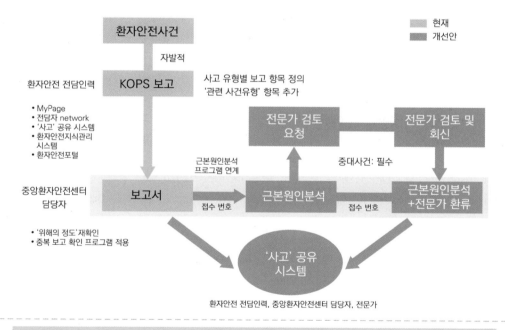

그림 7-8 KOPS 개선 방안

참고문헌

염호기, 김소윤, 김화정, 박정윤, 신은정, 이유라 등. 환자안전 주제별 보고서 1차 보고서. 의료기관평가인증원. 2019.

염호기, 김소윤, 김화정, 박정윤, 신은정, 오혜미 등. 환자안전 주제별 보고서 2차 보고서. 의료기관평가인증원. 2019.

이재호, 이원, 이유라, 이의선, 장승경. 환자안전사건 주제별 보고서 1차 보고서. 의료기관 평가인증원. 2018.

이재호, 이원, 이유라, 이의선, 장승경. 환자안전사건 주제별 보고서 2차 보고서. 의료기관 평가인증원. 2018.

의료기관평가인증원. 2017년 환자안전 통계연보. 2018. Available from: https://www.kops. or.kr/portal/kops/study/info.page

한국형 근본원인분석프로그램(http://medus.promptech.co.kr/)

Agency for Healthcare Research and Quality. Common Formats for Event Reporting — Hospital Version 2.0. Available from: https://www.psoppc.org/psoppc_web/pu blicpages/commonFormatsHV2.0

Agency for Healthcare Research and Quality. Tool 2D: Assessing Current Fall Preve— ntion Policies and Practices. 2013. Available from: http://www.ahrq.gov/pro— fessionals/systems/hospital/fallpxtoolkit/fallpxtk—tool2d.html

Center for Disease Control. STEDI—Older Adult Fall Prevention. 2017. Available from: https://www.cdc.gov/steadi/index.html

ECRI Institute. PSO Deep Dive: Patient Identification. 2016.

Hempel S, Gibbons MM, Nguyen D, Dawes AJ, Miake—Lye IM, Beroes JM, et al. Prevention of Wrong Site Surgery, Retained Surgical Items, and Surgical Fires: A Systematic Review. Washington(DC): Department of Veterans Affairs; 2013.

Hempel S, Maggard—Gibbons M, Nguyen DK, Dawes AJ, Miake—Lye I, Beroes JM, et al. Wrong—Site Surgery, Retained Surgical Items, and Surgical Fires: A Systematic Review of Surgical Never Events. JAMA Surg. 2015; 150(8): 796-805.

National Institute for Health and Care Excellence. Preventing falls in older people overview. 2017. Available from: https://pathways.nice.org.uk/pathways/preven ting—falls—in—older—people

Panel on Prevention of Falls in Older Persons, American Geriatrics Society and British Geriatrics Society. Summary of the updated American Geriatrics Society/British Geriatrics Society clinical practice guideline for prevention of falls in older persons. Journal of the American Geriatrics Society. 2011; 59(1): 148—57.

Pennsylvania Patient Safety Authority. 2016 Annual Report. 2017. Available from: http://patientsafety.pa.gov/PatientSafetyAuthority/Pages/annual_report_2016.aspx

The Joint Commission. National Patient Safety Goals. 2015. Available from: https://www.jointcommission.org/assets/1/6/2015_HAP_NPSG_ER.pdf

WHO. Falls. 2018. Available from: http://www.who.int/news−room/fact−sheets/de− tail/falls

WHO. Patient Safety Solutions: Patient Identification. 2007. Available from: https://www.who.int/patientsafety/solutions/patientsafety/PS−Solution2.pdf?ua=1

Zia A, Kamaruzzaman SB, Tan MP. Polypharmacy and falls in older people. Postgrad Med. 2015; 127(3): 330−7.

CHAPTER 08

의료기관 환자안전 보고학습 사례

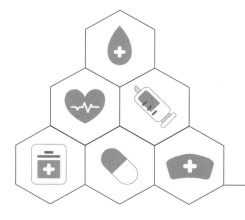

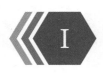

I 환자안전 관련 체계

질향상과 환자안전을 위한 조직 및 업무 분류(2020. 11. 기준)

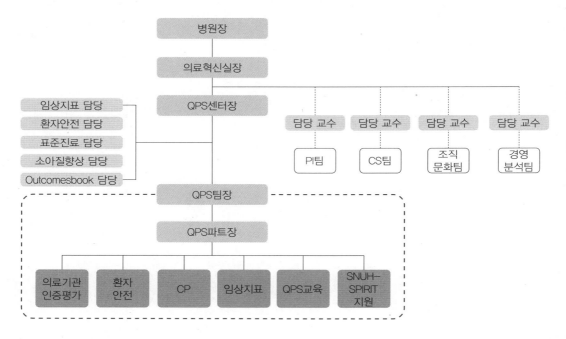

질향상과 환자안전을 위하여 QPS팀이 환자안전법 준수, 환자안전 지표관리, 환자안전 보고체계 운영 및 활성화, 환자안전문화 구축 및 교육, 환자안전 개선활동 시행, 위험관리체계 운영 등의 업무를 담당한다.

환자안전을 위한 주요 업무

구분	항목	활동 내용
환자안전 법 준수	환자안전위원회	환자안전위원회 규정에 따라 연 2회 소집(필요시 추가 개최), 환자안전사건의 예방 및 재발 방지를 위한 계획 수립 및 시행 등의 환자안전 관련 업무 심의, 환자안전 범주의 위험관리 심의(위험 평가, 재평가)
	환자안전보고학습 시스템(KOPS)	환자안전사건 자율 보고, 국가 차원의 공유 및 개선이 필요한 사항은 집중 보고
	국가 환자안전 주의경보	주의경보 발령 시 병원장 보고, 유관부서 공유, 현황 점검 및 조치, 조치 결과를 KOPS에 등록
환자안전 지표관리	정확한 환자확인	환자안전관리시스템(PDA) 관리(환자 확인 상세 절차 검토 및 가이드라인 교육), 환자확인 수행률 현장 모니터링
	안전한 처방/투약	비응급상황 및 응급상황시 구두처방 모니터링, 구두처방 후 24시간 이내 서면 처방률 모니터링
	수술/시술 부위 표지 및 타임아웃	분기별 모니터링, 결과 환류 및 주요 진료과 회의체에서 결과 공유 및 개선방안 논의, 집행진 보고
	낙상 관리	낙상 보고서 취합 및 문제 분석, 개선활동, 주간 보고, 집행진 보고
	CRS 시스템 관리	Critical Value Report System의 권한 및 시스템 관리, 보고된 조치사항 입력률에 대한 부서 환류 및 집행진 보고
환자안전 보고체계 운영 및 활성화	환자안전보고서 접수, 분석 및 개선	사건의 위험도 분류 및 오류 유형 분석, 분석 결과에 따른 개선활동 수행
	환자안전 Alert 발령	안전관련 제안 및 사건 중 시급성, 위험성, 적용 대상에 따라 집행진 보고, 해당 부서에 공문 및 원내 게시판 이용
	개선 사례 공유	위원회를 통한 집행진 보고, 원내 게시판 이용, 환자안전책자 발간
	사망사례 분석	단순 사망률 산출, 분기별 1주간 전수 분석, 필요시 동료 평가 시행, 질지표로 관리
	QPS 위원회	QPS 위원회 규정에 따라 격월 개최. 원장을 위원장으로 하며, 원내 질 향상과 환자안전에 관한 최고 의결기구 역할
	실무 위원회	안건에 따라 구성원을 조정하여 개최, 논의 필요한 환자안전사건 및 개선 활동 등 환자안전 실무 의사결정
	환자안전 주간보고	매주 환자안전사건 건수 및 유형, 주요 환자안전사건 내용 및 개선 계획을 집행진에게 보고
환자안전 문화구축 및 안전 교육	환자안전 포상	환자안전제안(우수 제안자, 100단위 보고자, 최다 보고자/부서), 개선활동(안전리더, 시행 부서)에 대한 포상
	환자안전리더 세미나	부서별 임명된 환자안전리더를 대상으로 분기별 개최, 환류 필요 항목 공지 및 각 부서별 개선활동 공유
	안전문화 설문지	2012년부터 3년 주기로 설문조사. AHRQ(Agency for Healthcare Research and Quality)의 'Hospital Survey on the Patient Safety Culture' 44개 문항을 조사도구로 온라인 설문으로 진행

구분	항목	활동 내용
환자안전 문화구축 및 안전 교육	환자안전교육-직원	환자안전사고 예방 및 재발 방지를 위한 교육, 직원 필수교육(낙상 예방 및 위험관리 포함), 신입직원(직원, 인턴, 전공의, 임상강사) 교육, 과책임교수 세미나 및 보직자 QI 세미나를 통한 전파 교육
	환자안전교육-환자 및 보호자	입원생활 안내문, 본관 현수막, 환자확인 및 낙상 방지 안내 방송 등 컨텐츠 관리
	외부 학회 지원	대한환자안전학회, 한국의료질향상학회, 대한환자안전질향상간호사회, ISQua 등 국내외 안전관련학회 참가 지원
위험관리	위험관리체계 관리	위험관리 범주 설정, 위험 요인 분석 및 개선활동, 평가, 분석, 보고 관리

환자안전사건 관리 체계

- 병원의 환자안전 정책은 원내외 상황에 따른 집행진의 강력한 리더십 및 시스템적 관점을 바탕으로 한 접근이 필요
- 반복적으로 발생하는 오류를 예방하고 오류로부터 배운 정보를 공유하여 예방을 위한 시스템적인 접근을 위하여 원내 환자안전 보고체계 수립
- 원내 환자안전 사건과 관련하여 사건을 인지한 후 QPS팀에서는 아래의 절차에 따라 사건 관리

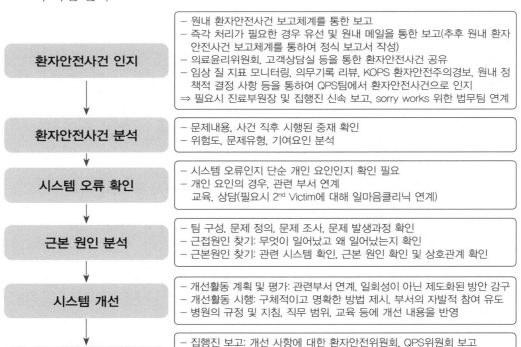

환자안전사건 인지
- 원내 환자안전사건 보고체계를 통한 보고
- 즉각 처리가 필요한 경우 유선 및 원내 메일을 통한 보고(추후 원내 환자안전사건 보고체계를 통하여 정식 보고서 작성)
- 의료윤리위원회, 고객상담실 등을 통한 환자안전사건 공유
- 임상 질 지표 모니터링, 의무기록 리뷰, KOPS 환자안전주의경보, 원내 정책적 결정 사항 등을 통하여 QPS팀에서 환자안전사건으로 인지
⇒ 필요시 진료부원장 및 집행진 신속 보고, sorry works 위한 법무팀 연계

환자안전사건 분석
- 문제내용, 사건 직후 시행된 중재 확인
- 위험도, 문제유형, 기여요인 분석

시스템 오류 확인
- 시스템 오류인지 단순 개인 요인인지 확인 필요
- 개인 요인의 경우, 관련 부서 연계
  교육, 상담(필요시 2nd Victim에 대해 일마음클리닉 연계)

근본 원인 분석
- 팀 구성, 문제 정의, 문제 조사, 문제 발생과정 확인
- 근접원인 찾기: 무엇이 일어났고 왜 일어났는지 확인
- 근본원인 찾기: 관련 시스템 확인, 근본 원인 확인 및 상호관계 확인

시스템 개선
- 개선활동 계획 및 평가: 관련부서 연계, 일회성이 아닌 제도화된 방안 강구
- 개선활동 시행: 구체적이고 명확한 방법 제시, 부서의 자발적 참여 유도
- 병원의 규정 및 지침, 직무 범위, 교육 등에 개선 내용을 반영

개선 결과 환류 및 공유
- 집행진 보고: 개선 사항에 대한 환자안전위원회, QPS위원회 보고
- 추후 모니터링 실시 및 결과 환류
- 해당 직원 및 부서에 대한 포상: 환자안전문화 향상
- 직원 공유: 해당 부서 공문, 메일링, 원내 게시판 공지

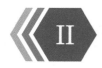

II 환자안전 보고학습 시스템

1. 환자안전사건 분류

원내의 환자안전사건은 실제 적용 여부에 따라 환자안전제안(근접오류)과 위해사건, 낙상으로 구분한다.

가. 환자안전제안(근접오류)

- 보고자 및 환자정보 익명 가능
- 보고자는 문제 유형, 문제 내용, 발생원인 및 개선안을 서술식으로 기술하도록 하며, 필요시 사진 등의 파일 첨부
- 근접오류 보고만이 아닌, 누구라도 환자안전과 관련하여 자유롭게 의견 제시 가능

나. 위해사건 보고서

- 발생 즉시 직속 상급자에게 구두 의무 보고
- 위해정도(Hogan 등, 2008), 시행된 중재, 문제 유형, 필요시 파일 첨부, 발생원인 및 개선안을 서술식으로 기술
- QPS팀: 관련부서, 위험도(발생가능성*결과의 심각도), 문제 유형, 기여 요인 분석

구분	상세설명
환자안전 제안 (근접오류)	오류가 발생하였으나 환자에게 전달되지 않은 사건, 또는 환자안전에 위협이 되는 오류 발생 위험성을 인지한 상황

위해사건	– 사건의 결과로 인한 상해/손상(위해) 여부와 관계 없이 기저질환/잠재적 질병이 아닌, 의료서비스 제공 과정에서 환자에게 전달된 모든 오류 – National Reporting and learning System's harm grading for patient safety incidents(Hogan 등, 2008; Healey 등, 2007)[1,2] 기준에 따라, 없음(No harm), 경미한 손상(Mild harm), 중등도 손상(Moderate harm), 영구적 손상(severe harm), 사망(Death)으로 구분
적신호사건	– 위해 사건 중 환자의 질병이나 기저 질환의 진행과정과 관련되지 않는 예상되지 못한 사망이나 영구적인 기능손상을 초래한 사건 – 입원환자의 자살, 혈액형 부적합에 의한 용혈성 수혈 반응, 다른 사람 또는 다른 신체부위에 시행된 수술, 잘못된 신체부위에 시행되거나 계획량에 비해 25% 이상 과량 조사된 방사선 요법, 수술 및 시술 후 환자의 몸 안에 이물질 잔류, 신생아 고빌리루빈혈증(30mg/dl 이상), 만삭아의 예상되지 않은 사망, 유괴/납치(연령과 무관), 강간 또는 폭행으로 인한 사망이나 영구적 기능 손상

다. 낙상보고서

– 직속상급자에게 공람할 수 있도록 지정 가능
– 발생일시, 보호자 동반 여부, 발견자, 낙상 장소, 당시 상황, 낙상 전후 환자 상태, 낙상 당시 환경 상태, 침상 난간 상태, 시행된 중재 및 낙상으로 인한 결과 클릭 후 구체적인 상황 기술
– QPS팀: 관련 부서, 목격 유무, 낙상 유형, 위해 정도 분석

- 낙상유형(Morse, 2002)[3]

사고로 인한 낙상 (Accidental falls)	의도치 않은 사고 또는 환자의 부주의한 행동에 의한 낙상 예) 장비고장, 서두르다 걸려 넘어짐, 부적절한 신발, 난간을 넘다가 낙상(인지/신체 기능 정상인 경우)

---

1 Healey F, Scobie S, Glampson B, Pryce A, Joule N, Willmott M. Slips, trips and falls in hospital. The third report from the Patient Safety Observatory. London:National Patient Safety Agency. 2007.

2 Hogan H, Olsen S, Scobie S, Chapman E, Sachs R, McKee M, et al. What can we learn about patient safety from information sources within an acute hospital: a step on the ladder integrated risk management? BMJ Quality & Safety in Health Care. 2008; 17(3): 209–215.

3 Janice M. Morse. Enhancing the safety of hospitalization by reducing patient falls. American Journal of Infection Control. 2002; 30(6): 376–380.

예상치 못한 낙상(환자요인) (Unanticipated physiologic falls)	예상 못한 환자 상태로 인한 낙상 예) 경련, 기절, pathologic fracture
예상 가능한 낙상(환자요인) (Anticipated physiologic falls)	낙상위험 사정 결과 위험 요인이 있는 환자 예) 과거 낙상 경험 유, 보행장애, 보행보조(기구/사람) 필요, IV 유, 의식 저하

- 위해정도 Degree of harm(Healey 등, 2007)

사망(Death)	
영구적 손상 (Severe harm)	영구적 손상이 발생한 경우 예) 영구적 뇌손상/장애, 비가역적 기능 손실 등
중등도 손상 (Moderate harm)	계획에 없던 외래/응급실 방문/입원/수술, 재원기간 연장을 초래한 경우 예) 봉합 필요한 열상, 48시간 이상 침상안정 필요한 골절 등
경미한 손상 (Mild harm)	추가 관찰이나 투약 또는 일차적 처치가 필요한 경우 예) 찰과상, 타박상, 통증, 불안
없음(No harm)	환자에게 전달되었으나 손상을 유발하지 않은 경우

2. 환자안전사건 보고절차

- 사건이 발생하면 상황을 안정시키고 즉각 개선 가능한 위험 요소 제거
- 환자안전사건으로 판단된 경우 유선이나 메일로 긴급 보고, 사안에 따라 해당되는 보고서를 선택
- 사건에 대해 알고 있는 직원은 누구나 유선/메일 보고 및 보고서 작성 가능
- 보고서 작성 접근성 도모
  - 원내 의료정보시스템 로그인 첫 화면에서 환자안전 사고보고(스위스치즈 아이콘)를 클릭
  - 환자에게 적용되었는지에 따라 해당 보고서를 선택 클릭
    · 발생한 사건은 낙상보고서와 위해사건보고서를 구분하여 클릭
    · 환자에게 적용되지 않은 경우에는 환자안전제안(근접오류) 보고서 항목을 클릭

🌀 서울대학교병원 HIS 화면 재구성

- 보고방법을 쉽게 알 수 있도록 환자안전사건 보고서 작성 방법에 대해 원내 그룹웨어 공지 및 부서별 게시판에 안내문 부착

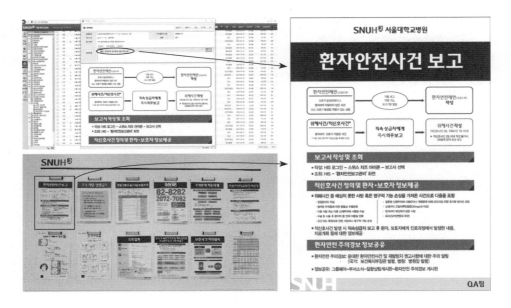

3. 환자안전 보고체계에 대한 교육

가. 전직원 교육

- 인증 필수교육으로 지정, 매년 전 직원을 대상으로 온라인/오프라인 교육 진행

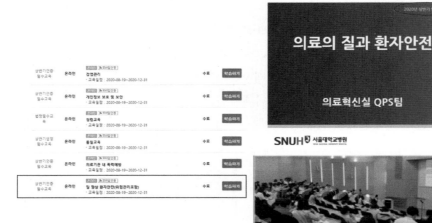

– 매월 부서별, 개인별, 교육 항목별 환류를 통하여 교육 독려

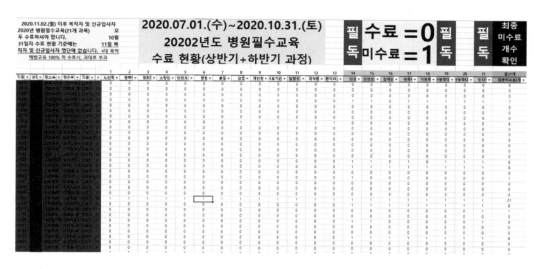

나. 신입 교직원 환자안전 교육

– 신입 직원, 인턴, 전공의, 임상강사 입문 교육 프로그램에 포함

다. 인턴 하계 수련회 환자안전 교육 내용에 포함

4. 환자안전사건 보고 및 개선 절차

- 사건이 발생하면 상황을 안정시키고 즉각 개선 가능한 위험요소 제거
- 사건에 대해 알고 있는 직원은 누구나 보고서 작성 가능

구분	환자안전제안 (근접오류)	위해사건	적신호사건
보고자	익명으로 보고 가능	발생 즉시 직속 상급자에게 구두 의무 보고	
보고기간	자발적 보고서 작성	7일 이내 보고서 작성	2일 이내 보고서 작성

- 발생가능성, 결과의 심각도에 따른 위험도 측정
- 위험도, 문제유형, 기여 요인 분석 후 개선활동 수행
- 적신호사건: 보고 30일 이내에 근본원인분석(RCA) 시행, 개선계획 수립
- 환자안전 개선활동 내용은 QPS위원회에 보고, 관련 부서/직원 공유

5. 보고자에 대한 피드백

- 원내 환자안전 보고체계 프로그램을 이용하여 보고에 대한 감사 인사, 검토 결과 및 진행 상황, 개선 활동 등을 입력, 보고자는 작성 내역 및 결과 조회가능
- 추가 진행사항이 있는 경우, 프로그램에 추가 입력 및 필요시 보고자에게 고지

QPS팀 검토 결과	〈2020-08-05〉 환자안전제안에 소중한 의견을 보내주셔서 감사합니다. 원내 구두처방 프로세스 전반에 대해 점검 및 개선을 검토 중이며, 추후 경과에 대해 안내드리겠습니다. 감사합니다. 〈2020-09-04〉 보고해주신 사례를 포함하여 원내 인턴 오더발행 현황에 대해 확인하여 진료부원장님과 QPS센터에서 개선을 검토하였으나, 전산으로 오더발행의를 제한하는 것은 응급상황 발생, 타 진료과와 오더발행, 당직의 변경 등 원내 다양한 업무 상황을 고려하였을 때 많은 어려움이 있다고 논의되었습니다. 추후 추가 오더발행 시스템을 논의해보는 방향으로 진행하도록 하겠습니다. 감사합니다.

🖎 서울대학교병원 HIS 화면 재구성

6. 비밀 보장 및 보고서 관리

- 직무상 환자안전사건 내용에 대해 알게 된 모든 직원은 이를 다른 사람 혹은 외부에 누설하거나 직무 외 목적으로 사용하여서는 안됨
- 환자안전사건 내용에 대하여 누설하거나, 직무 외의 목적으로 사용한 사람은 인사상 불이익을 받을 수 있음
- 환자안전사건보고서는 환자안전 문제분석 및 개선활동을 위해서만 활용, 개선활동이 완료된 보고서는 삭제

7. 환자안전문화 구축 활동

가. 환자안전제안 보고자, 개선활동 시행 부서 및 기여자에 대한 포상

종류	구분	주기	내용
환자안전 챔피언	환자안전제안 보고자	분기	개선 완료 후 우수한 환자안전제안(근접오류) 보고자
100단위 보고자		발생시	매 100번째 보고자 포상

부서별 포상	개선활동 시행부서	분기	환자안전관련 프로세스 개선 완료 후
베스트리더	환자안전리더	반기	개선활동 진행 우수 리더 1인 선정
환자안전왕	환자안전 기여자/부서	발생시	주요 환자안전 테마 우수직원/부서

나. 원내 그룹웨어 게시판에 환자안전활동(근접오류) 개선 사례 및 포상자 게시

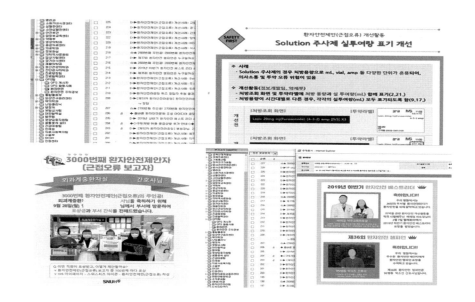

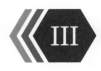

III 환자안전사건 보고 분석 및 개선 활동 사례

원내에서의 안전사건 보고 분석 및 개선 프로세스를 소개하고, The Safety Assessment Code(SAC) Matrix(NPSF, 2015)의 위험도에 따라 사건을 분류, 환자안전사건 발생시 개인이 아닌 시스템과 관련된 요인을 분석하고 개선활동을 진행한 사례를 살펴보고자 한다.

환자안전사건 보고 분석 및 개선 프로세스

1. 사건인지

- 환자안전 보고체계를 통한 자발적 보고
- 임상지표 관리, 민원 사례 등 모니터링 활동을 통한 사건 인지

2. 원인분석

- 의무기록/지침/문헌고찰 검토, 필요시 문제사건 동료 검토 시행
- 환자안전리더, 직속 상급자, 부서원 면담
- 사건유형, 문제 유형, 우선순위, 기여요인 분석

  ☆ 문제 유형

• 의약품: 처방, 조제, 배송, 투약, 기타, 약품명
• 검사, 수혈, 처치/시술, 마취/수술, 의료장비/진료재료/전산, 시설/환경, 자살/자해
• 기타: 식사, 이송, 기타

  🍃 서울대학교병원 HIS 화면 재구성

- 각 항목 선택
- 의약품은 상세 항목 설정
- 추후 안전사건 분석 기본

☆ 우선순위(위험도=발생가능성*심각도)에 따라 RCA 등의 분석 기법 활용[4]

위험도

발생가능성	결과의 심각도			
	적신호 (Catastrophic) 사망, 영구적 기능상실	중대한(Major) 영구적 기능저하	중등도 (Moderate) 재원기간연장, 치료수준증가	경미한(Minor) 재원기간연장, 치료수준증가, 손상 없음
즉시/1년 안에 (Frequent)	3	3	2	1
1~2년 안에 (Occasional)	3	2	1	1
2~5년 안에 (Uncommon)	3	2	1	1
5~30년 안에 (Remote)	3	2	1	1

* 위험도 3 = 고위험(highest risk), 2 = 중등도 위험(intermediate risk), 1 = 저위험(lowest risk)

🍥 서울대학교병원 HIS 화면 재구성

- 심각도와 발생가능성에 따라 위험도 결정
- 위험도에 따라 RCA 여부 결정

☆기여요인

- 기여요인은 중복체크 가능

---

4 National Patient Safety Foundation(2015). RCA2 Improving Root Cause Analyses and actions to prevent harm. https://www.ashp.org/-/media/assets/policy-guidelines/docs/endorsed-documents/endorsed-documents-improving-root-cause-analyses-actions-prevent-harm.ashx. Appendix I. 23-24.

• 각 요인 분석 후 개선활동 계획 수립

---

① 인적요인

업무지침 및 절차 불이행, 업무수행능력 부족, 개인의 부주의/피로/서두름, 기타

② 인적관리 요인

업무량 과다, 부적절한 직원배치수준, 교육 및 오리엔테이션 부족, 관리감독의 부족, 직원의 능력/자격평가 시스템 부재, 기타

③ 의료장비/진료재료/전산 요인

의료장비 고장, 진료재료 불량, 전산 오류, 장비/재료/전산에 대한 교육과 지식 부족, 기타

④ 정보요인

정보의 접근성 부족, 부정확/불완전한 정보, 모호/유사한 정보, 기타

⑤ 물리적 환경 요인

안전, 보안의 위험이 있는 환경, 부적절한 조명, 공간, 기타

⑥ 업무환경 요인

진료의 연속성 부족, 업무 지침 및 절차 부재, 적합한 장비/재료 부재, 기타

⑦ 환자측 요인

환자상태(복잡성과 심각성), 언어문제, 환자와 보호자의 비협조, 환자나 보호자의 경제적 문제, 기타

⑧ 기타 요인

환자안전문화 결여, 의료진간 의사소통 문제, 의료진-환자 간 의사소통 문제, 기타

🐟 서울대학교병원 HIS 화면 재구성

---

3. 개선활동

• 부서 내 환자안전리더 중심의 자발적인 개선, 재발방지 활동 독려
• 다부서 협력, 병원 전체 차원의 개선 필요시 환자안전 전담부서 주도
• 위험도 분석 결과에 따라 (잠재적)적신호/고위험사건 최우선 개선
  (근본원인 분석 및 30일 이내 계선계획 수립)
• 다부서 협력 필요한 사안, 다빈도 유형 우선 개선
• 사안에 따라 TF 또는 실무회의 개최, SPIRIT 과제 연계
  (단순 인적오류: 부서장 피드백, 직원 교육시 사례 고유 등)

위험도	RCA 시행
3	Y
3	Y
3	Y
3	N
3	Y
3	Y
2	N
1	N
1	N
1	N
1	N
1	N

위험도	RCA 시행
3	N
2	N
2	N
2	N
2	N
1	N
1	N
1	N
1	N
1	N
1	N
1	N

▶ 적신호 및 고위험 사건
- 적신호: RCA 시행
- 적신호 외 고위험: 최우선 개선
(필요시 RCA 시행)

▶ 중등도 위험 사건: 사안에 따른 개선(유관 부서 인터뷰 후 개선 등)

▶ 저위험 사건
: 보고자 주의 요청/부서장 환류 등

4. 공유

1) 원내: 집행진 및 관련직원 공유
- 개선 결과 공유 및 전파
- 필요시 SNUH 주의경보 발령하여 유사사례 발생 주의 알림

① 집행진 공유
- 집행진 대상 정규보고(주간), 필요시 긴급 보고
- QPS위원회, 환자안전위원회 보고

② 관련 직원 공유
- 환자안전사건 보고서 회신 기능을 활용하여 보고자에게 개선 결과 직접 환류
- 인트라넷 메일, 게시판 등을 통해 사건 및 개선 결과 공유
- 필요시 SNUH 주의경보 발령

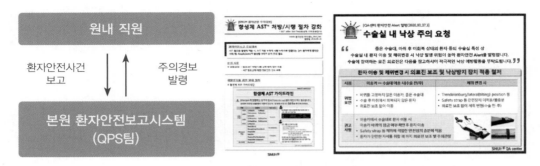

SNUH 환자안전 주의경보 체계 및 예시(병원장 발령)

③ KOPS 환자안전보고학습시스템을 통한 환자안전 주의경보 발령 시 관리 절차
  - KOPS 환자안전 주의경보 발령
    · 환자안전담당자에게 메일/문자 통보
    · KOPS 홈페이지 게시
  - 환자안전 주의경보 상세내용 확인
    · 담당자가 KOPS 홈페이지 확인
  - 집행진 결재 및 공문 발송
    · 주의 경보 상세 내용, 시행 계획(공유, 원내 현황 점검 및 조치, KOPS 등록)
      (안) 결재
    · 관련 부서에 환자안전 주의경보 안내 공문 발송
  - 주의경보와 관련된 원내 현황 점검 및 조치
    · 원내 유사사건 발생 현황 확인
    · 원내 지침 및 규정 확인
    · 원내 프로세스 및 개선활동 필요 여부 점검
    · 필요시 관련 부서 회의 및 개선 활동
  - 관련 직원 공유
    · 그룹웨어 게시
    · 원내 필요한 내용을 환자안전 주의경보로 발령
  - KOPS에 등록
    · 주의경보 관련, 직원 공유 및 자체 점검 · 조치결과 등록
  - 환자안전위원회 보고
    · 주의경보 내용, 점검 · 조치결과, 공유, 인증원 등록 등

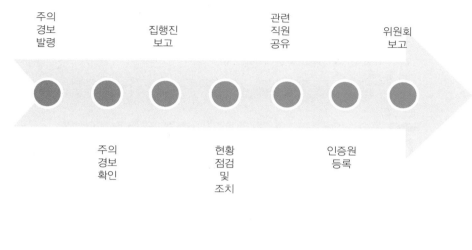

환자안전 주의경보 안내 및 내부 결재

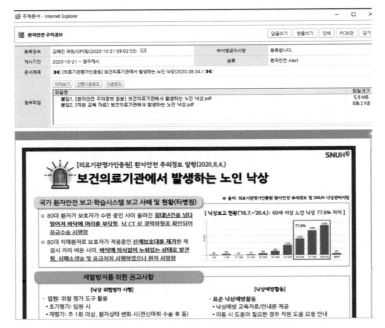

점검 및 조치사항, 권고사항 그룹웨어 게시

2) 국가: 환자안전 보고학습시스템에 보고, 필요시 국가 차원의 개선 제언

① 환자안전포탈(kops.or.kr)에 보고

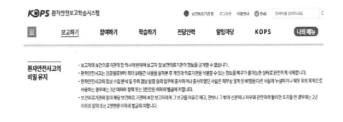

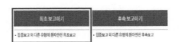

② 타 기관 또는 국가에서 참고 및 환류할 수 있도록 국가/의료기관 수준의 개선방안, 근본
원인분석 자료 함께 보고

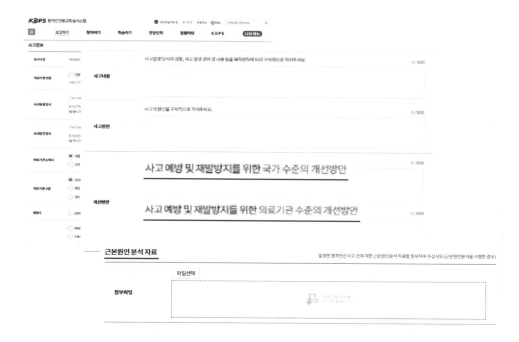

고위험 사례

1. 환자안전 사건 보고 및 유형 · 위험도 분석

1) 사건인지
- 유선 및 환자안전사건 보고체계 통한 보고
- 의무기록 조사, 보고자 및 직속 상급자 면담
- 문제정의: 내원 환자 자살 위험
- 근본원인 분석팀 구성: 해당 unit 수간호사, 해당 진료과 의무장, QPS 파트장, 팀원

2) 사건 유형 및 위험도 분석

사건 유형	위해사건
문제 유형	자살/자해

위험도 분석	발생 가능성 X심각도 → 위험도 3: 고위험				
		결과의 심각도			
	발생가능성	적신호 (Catastrophic) 사망, 영구적 기능상실	중대한(Major) 영구적 기능저하	중등도 (Moderate) 재원기간연장, 치료수준증가	경미한(Minor) 치료기간연장, 치료수준증가, 손상없음
	즉시/1년 안에 (Frequent)	3	3	2	1
	1~2년 안에 (Occasional)	3	2	1	1
	2~5년 안에 (Uncommon)	3	2	1	1
	5~30년 안에 (Remote)	3	2	1	1
	※ 본 사례에서는 환자에게 사망 또는 영구적 손상이 발생한 적신호 사건은 아니었으나, 유사사례 재발 시 발생 가능한 잠재적 위해 정도를 고려하여 고위험으로 평가함				

2. 근본원인 분석

1) 사건의 순서 및 위험 프로세스 확인

- 의무기록 및 면담을 통하여 파악된 사건을 시간순으로 구성
- 해당 사건만이 아닌 사건 전 상황부터 사건 발생 후 대처, 치료 경과까지 기록
- 문제가 될 만한 상황을 모두 표시
- 위험 프로세스 확인

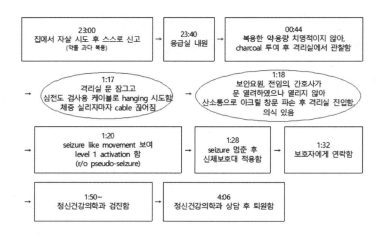

2) 기여요인 분석

• 위험 프로세스 현황 및 기여요인 분석

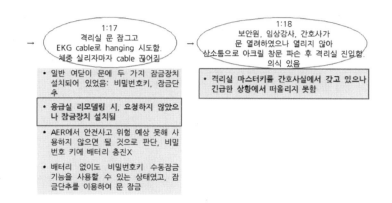

① 인적 요인

　업무지침 및 절차 불이행, 업무수행능력 부족, 개인의 부주의/피로/서두름, 기타

② 인적 관리 요인

　업무량 과다, 부적절한 직원배치수준, 교육 및 오리엔테이션 부족, 관리감독의 부족, 직원의 능력/자격평가 시스템 부재, 기타

③ 의료장비/진료재료/전산 요인

　의료장비 고장, 진료재료 불량, 전산 오류, 장비/재료/전산에 대한 교육과 지식 부족, 기타

④ 정보요인

　정보의 접근성 부족, 부정확/불완전한 정보, 모호/유사한 정보, 기타

⑤ 물리적 환경 요인

　안전, 보안의 위험이 있는 환경, 부적절한 조명, 공간, 기타

⑥ 업무환경 요인

　진료의 연속성 부족, **업무 지침 및 절차 부재**, 적합한 장비/재료 부재, 기타

⑦ 환자측 요인

　환자상태(복잡성과 심각성), 언어문제, 환자와 보호자의 비협조, 환자나 보호자의 경제적 문제, 기타

⑧ 기타 요인

　환자안전문화 결여, 의료진간 의사소통 문제, 의료진-환자 간 의사소통 문제, 기타

🍥 서울대학교병원 HIS 화면 재구성

3) 근본원인 분석

- 5 why 기법 사용
- 문제가 복잡하지 않은 상황에서 사용
- 문제에서 시작해서 'why?'를 지속적으로 반복
- 근본원인 명확해지고 그에 따른 개선 계획 수립

근본원인 분석	[물리적 환경 요인] 문제 1) 환자가 격리실 문을 잠금 ↓ why 1) 격리실 문을 안에서 잠글 수 있음 ↓ why 2) 리모델링 하면서 부서에서 요청하지 않았으나 잠금장치가 설치됨 ↓ why 3) 환자/보호자의 사생활 보호 및 보안사건 대비에 대한 요구가 높아지며 최근 1인실 신설/리모델링 시 일괄 잠금장치 설치해 왔음 ↓ why 4) 건축과 등의 단일 부서에서 사생활 보호 vs 환자안전사건 예방의 우선순위 판단 어려움 ↓ why 5) 잠금장치와 같은 시설물 설치 전 환자안전 측면의 검토 없었음 ↓ why 6) 원내 잠금장치 현황을 아무도 모름 ↓ why 7) 중요성 인식 못함. 실태 파악 및 설치원칙 없음 [인적, 업무 환경적 요인] 문제) 격리실 문을 외부에서 열 수 없었음 why 1) 마스터키를 사용하지 못했음 ↓ why 2) 간호사실에서 마스터키를 가지고 있었으나 떠올리지 못함 ↓ why 3) 평상시 마스터키에 대하여 신경쓰지 않음 ↓ why 4) 마스터키에 대해서 교육이나 공지 부족 ↓ why 5) 교육 필요성 인지 못함 ↓ why 6) 마스터키 관리 및 유사시 대처 절차에 대한 매뉴얼 없음

3. 개선계획 수립

구분	근본원인	논의 사항	개선계획
물리적 환경 요인	• 불필요한 잠금장치가 격리실 내 설치되어 있음	• 병실 잠금장치에 대한 필요성 재검토 – 사생활 보호 vs 환자안전사건 예방의 우선순위 판단 필요 – 원내 현황 파악 필요 – Pilot test 후 회의체 통해 확대 적용/보안방안 검토	• 시범 적용: 격리실 잠금장치 제거 • 해당 부서 개선 후, 전 병동 현황 점검 및 확대 검토 • 현황 및 개선 필요성(효과 등) 검토 결과에 따라 전 병동, 공용화장실 등 개선
인적 관리 요인	• 유사시 격리실 진입 방법에 대한 직원 교육 부족	• 불가피하게 잠금장치 필요시 대처절차 마련 필요	• 환경 개선 시행 후, 불가피하게 잠금장치 필요할 경우 유사시 대처 절차 마련, 교육

4. 개선활동: 병실 등 시건 장치 개선

- 원내 회의체 통해 의사결정
- 해당 부서: 사건 발생 직후 격리실 잠금 장치 제거
- 병원 전체 일반 병실 및 화장실 현황 점검 및 개선

위치	개선 전			개선 후
	외부	내부	특징	
일반 병실			• 내부 잠금 불가 • 외부에서만 열쇠 이용하여 잠금 가능	▶ 개선 불필요
특실 /일부 1인실			• 번호키: 내부 잠금 가능 ① 수동개폐장치 사용: 마스터키로 열 수 있음 ② 강제잠금장치 사용: 외부에서 열 수 없음	▶ 간호사가 비상키(마스터키) 소지 및 인수인계 ▶ 강제잠금장치 사용 불가하도록 조치 완료

| 화장실
(병실,
공용) | | | • 내부 잠금 가능
• 외부에서 일자 형태의 열쇠로 열 수 있음 | ▶ 열쇠 제작 후 병동 및 보안팀에 배포 완료 |
| | | | • 내부 잠금 가능
• 외부에서 열 수 없음 | ▶ 외부에서 개폐 가능한 형태로 교체 |

5. 관련직원 공유 및 주의 알림

• 보고서 통해 분석 및 개선결과를 보고자, 상급자, 환자안전리더와 공유

위해사건 보고서			
상태	처리완료	QPS팀 처리완료 일자	
관리자정보			
직속상급자	공람자	환자안전리더	QPS팀 추가전달자
QPS팀 검토 결과			

갑작스런 상황에 담당 의료진 분들도 많이 놀라셨을 것으로 생각됩니다.
당황스럽고 긴급한 상황에서도 신속하게 대처해주셔서 환자가 무사히 귀가한 것으로 생각됩니다.
근본원인분석 결과 유사사례 재발 방지를 위해 격리실 문의 비밀번호 키 제거, 잠금단추 없는 손잡이로 교체를 시행하였고,
QPS팀에서는 본 사례를 근거고 타부서의 현황 및 잠금장치 유지 여부를 검토하도록 하겠습니다.

안전사건 보고 및 개선활동까지 수행해주셔서 감사드리며, 앞으로도 환자안전에 대한 많은 관심과 참여 부탁드립니다. 감사합니다.

◈ 서울대학교병원 HIS 화면 재구성

• 유관부서장, 관련직원에 메일링
• QPS위원회 및 환자안전위원회 통하여 집행진에 보고

중등도위험 사례 1

1. 환자안전사건보고 및 문제정의

1) 사건인지

- 환자안전사건 보고체계 통한 보고
- 의무기록 조사, 보고자 면담, 유사사례 분석
- 문제정의: 항생제 피부반응검사 안전 체계
- 다학제 팀 구성: 진료, 간호, 약제, 약물안전센터, 정보화실, QPS 팀

2) 사건 유형 및 위험도 분석

사건 유형	위해사건			
문제 유형	의약품: 처방, 투약			
위험도 분석	발생 가능성X심각도 → 위험도 2: 중등도위험			

발생 가능성X심각도 → 위험도 2: 중등도위험

발생가능성	결과의 심각도			
	적신호 (Catastrophic) 사망, 영구적 기능상실	중대한(Major) 영구적 기능저하	중등도 (Moderate) 재원기간연장, 치료수준증가	경미한(Minor) 치료기간연장, 치료수준증가, 손상없음
즉시/1년 안에 (Frequent)	3	3	②	1
1~2년 안에 (Occasional)	3	2	1	1
2~5년 안에 (Uncommon)	3	2	1	1
5~30년 안에 (Remote)	3	2	1	1

※ 본 사례에서는 환자에게 위해가 발생하지 않았으나, 유사사례 재발 시 발생 가능한 위해 정도를 고려하여 중등도 위험으로 평가

2. 문제원인 분석

1) 사건의 순서 및 문제 확인

- Ceftriaxone이 추가 처방된 환자에게 AST 없이 투여 시작함
- 항생제로 인한 약물유해반응 없음

2) 유사보고 사례 및 위험요인 분석

번호	개요	AST 처방	AST 시행
1	- Cefamezin 투약 중이던 환자 - Cefotaxime으로 처방 변경되었으나 AST 없이 투여 시작	X	X
2	- Meropenem 투약 중이던 환자 - Triaxone으로 처방 변경되었으나 AST 없이 투여 시작	X	X
3	- Ceftriaxone 추가 처방되었으나 AST 없이 투여 시작	X	X

▶ 항생제 처방 시 담당의가 AST 항목을 선택해야만 AST 처방 가능
▶ AST 처방 없는 경우가 절대 다수: 간호사의 판단에 따라 AST 시행
▶ AST 처방 누락이 AST 시행 누락으로 이어질 위험성 높음

3. 개선활동

1) 원내 AST 필요 항생제 목록 관리 강화

- 알레르기학회 지침 등 권고사항 참조하여 주기적 업데이트 시행
- 약품마스터 등록 및 관리

2) 항생제 AST 가이드라인 정비

- AST 필요 항생제 목록, AST 방법, 자동처방 시스템 등에 대한 정비
- 검토 책임자 지정
- 가이드라인 공지 및 교육

3) 항생제 처방, 결과 기록 및 조치 전산 시스템 개선

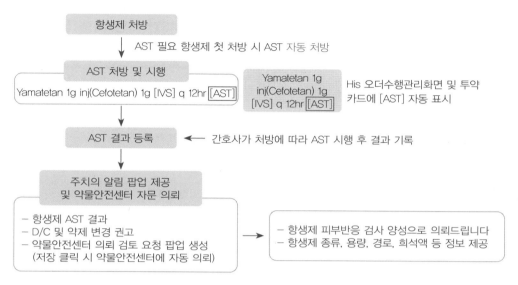

항생제 처방

↓ AST 필요 항생제 첫 처방 시 AST 자동 처방

AST 처방 및 시행

Yamatetan 1g inj(Cefotetan) 1g [IVS] q 12hr [AST]

Yamatetan 1g inj(Cefotetan) 1g [IVS] q 12hr [AST]

His 오더수행관리화면 및 투약 카드에 [AST] 자동 표시

↓

AST 결과 등록 ← 간호사가 처방에 따라 AST 시행 후 결과 기록

↓

주치의 알림 팝업 제공 및 약물안전센터 자문 의뢰

– 항생제 AST 결과
– D/C 및 약제 변경 권고
– 약물안전센터 의뢰 검토 요청 팝업 생성
  (저장 클릭 시 약물안전센터에 자동 의뢰)

→ – 항생제 피부반응 검사 양성으로 의뢰드립니다
– 항생제 종류, 용량, 경로, 희석액 등 정보 제공

🦋 서울대학교병원 HIS 화면 재구성

4. 관련직원 공유 및 주의 알림

- 분석 및 개선결과를 보고자, 상급자, 환자안전리더와 공유
- 위원회 통한 집행진 보고
- 유관부서장 메일링, 인트라넷 게시판 등 활용
- 임상교수 간담회, 의무장 회의, 진료과장 회의 등을 통해서 교육
- 원내 환자안전 주의경보(Alert) 발령
- 환자안전 사례집에 공유

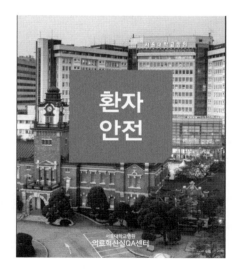

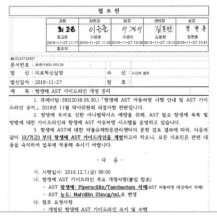

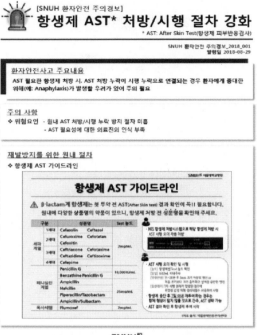

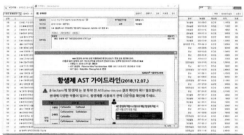

중등도위험 사례 2

1. 환자안전 사건 보고 및 문제정의

1) 사건인지
- 환자안전사건 보고체계 통한 보고
- 의무기록 조사, 보고자 면담, 유사사례 분석
- 문제정의: infusion pump 안전
- 다학제 팀 구성: 간호, 의공학과, QPS 팀

2) 사건 유형 및 위험도 분석

사건 유형	위해사건
문제 유형	의약품: 투약, 의료장비
위험도 분석	발생 가능성X심각도 → 위험도 2: 중등도위험

발생가능성	결과의 심각도			
	적신호 (Catastrophic) 사망 영구적 기능상실	중대한(Major) 영구적 기능저하	중등도 (Moderate) 재원기간연장, 치료수준증가	경미한(Minor) 치료기간연장, 치료수준증가, 손상없음
즉시/1년 안에 (Frequent)	3	3	②	1
1~2년 안에 (Occasional)	3	2	1	1
2~5년 안에 (Uncommon)	3	2	1	1
5~30년 안에 (Remote)	3	2	1	1

※ 본 사례에서는 환자에게 위해가 발생하지 않았으나, 발생가능성 및 재발 시 발생 가능한 위해 정도를 고려하여 중등도 위험으로 평가

2. 문제원인 분석

1) 사건의 순서 및 문제 확인

− 주사제 투여 위해 Infusion pump를 셋팅함
− infusion pump 주입속도 표시부의 소수점을 혼동하여 10배 속도로 주입함

2) 유사보고 사례 및 위험요인 분석

1	주입속도와 주입총량을 바꾸어 설정(10배, 3배 속도로 주입)
2	소수점 혼동하여 10배 속도로 주입
3	병동 내 펌프 중 한 대만 소수점이 없는 것을 알지 못해 10배 속도로 주입

▶ 관련 장비: 동일한 모델의 Infusion pump
▶ Infusion pump의 주입총량 및 주입속도 표시부 디스플레이가 직관적이지 않아 속도 조작 오류의 위험 있음
▶ 부서 자체 내 Infusion pump 소프트웨어(설정)의 위험요소에 대한 검토 필요함

3. 개선활동

- 사용자 의견 취합 후 위험요인이 있는 디스플레이, 인터페이스 항목 규명
- 원내 의공학과 및 해당 제조사 논의 후 디스플레이 및 인터페이스 프로그램 개선

개선 전	개선 후
– 주입총량, 속도 표시부 혼동 위험 – 전원 종료 후 재시작 시 기존 설정값 유지 – 설정한 총 볼륨 주입 완료 시 KVO 유지 – 사용자가 임의로 소수점 설정 가능	– 주입속도 표시부를 음영 처리하여 강조, 소수점 이하 숫자 색상 변경 – 전원 종료 후 재시작 시 설정값 리셋 – 설정한 총 볼륨 주입 완료 시 중단 – 소수점 설정 표준화로 사용자 임의 조정 제한

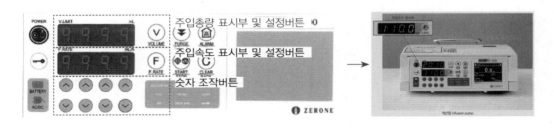

4. 관련직원 공유 및 주의 알림

- 보고서 통해 분석 및 개선결과를 보고자, 상급자, 환자안전리더와 공유
- 위원회 보고, 유관 부서장 메일, 원내 그룹웨어 공지
- 2019. 환자안전사례집 수록, 각 부서 배포

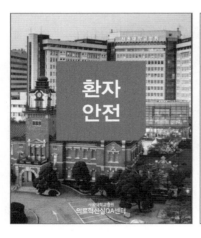
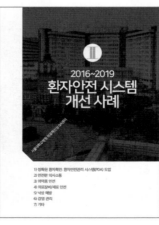
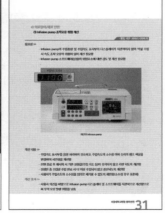

저위험 사례

1. 환자안전 사건 보고 및 문제정의

1) 사건인지

- 환자안전사건 보고체계−환자안전제안(근접오류) 통한 보고
- 보고자 면담, 현장 방문, 원내 상황 점검
- 문제정의: vial 주사제 조제 시 이물질 유입
- 다학제 팀 구성: 간호, 약제, 통합물류팀, QPS 팀

2) 사건 유형 및 위험도 분석

사건 유형	환자안전제안(근접오류)			
문제 유형	의약품: 조제, 투약			
위험도 분석	발생 가능성X심각도 → 위험도 1: 저위험			

발생가능성	결과의 심각도			
	적신호 (Catastrophic) 사망, 영구적 기능상실	중대한(Major) 영구적 기능저하	중등도 (Moderate) 재원기간연장, 치료수준증가	경미한(Minor) 치료기간연장, 치료수준증가, 손상없음
즉시/1년 안에 (Frequent)	3	3	2	1
1~2년 안에 (Occasional)	3	2	1	①
2~5년 안에 (Uncommon)	3	2	1	1
5~30년 안에 (Remote)	3	2	1	1

※ 본 사례에서는 환자에게 적용이 되지 않았으나, 추후 조제시 주의가 필요할 것으로 생각되어 개선활동 진행

2. 문제원인 분석

1) 사건의 순서 및 문제 확인

- 투약을 위해 분말형 vial 주사제에 용해제(주사용수)를 믹스하던 중, vial 안에 검은 점 같은 이물질을 발견함

2) 유사보고 사례 및 위험요인 분석

- 원내 유사사례 보고 없음
- 용해 후 제품에 동봉된 필터를 이용하여 주사기에 준비하기 때문에 이물질 자체가 환자에게 투여될 위험성은 거의 없음
- ▶ 멸균 조제되어야 하는 의약품에 이물질이 유입되는 것 자체가 위해 요소

3. 개선활동

- 의약품 제조사에 원인 분석 및 개선 요청함
- 의약품 제조사 검토 결과 vial puncture 과정에서 고무마개 파편이 이탈되어 유입된 것으로 추정, 조제 시 주의 필요함
- 통합물류팀 분석 결과, 주사기 등에 이상 없음
- 관련 부서에 공지, 직원 교육

4. 공유 및 교육

- 국가 환자안전 보고학습시스템에 보고
- 배포된 관련 교육자료(환자안전 정보제공) 활용하여 원내 공지 및 교육 시행함

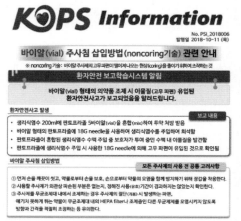
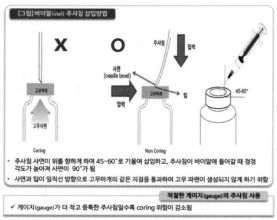

🐚 출처: KOPS(www.kops.or.kr) 환자안전 정보제공

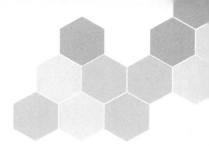

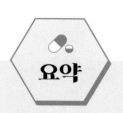

요약

1. 효과적인 환자안전 보고학습 시스템을 위해서는 개인의 잘못이 아닌 시스템 전체에 대한 총체적인 접근이 중요하다.

2. 환자안전 보고학습 시스템은 환자안전사건 분류, 시스템에 대한 공지 및 교육, 환자안전사건 보고 및 개선 절차, 보고자에 대한 피드백, 환자안전문화 구축 활동 등 일련의 체계적인 관리가 필요하다.

3. 환자안전 보고학습 시스템이 효과적이기 위해서는 사건 인지 및 보고, 사건의 원인 분석, 개선활동 시행, 관련 직원 공유 및 재발 방지의 전 과정에서 직원들의 자발적인 참여가 필수적이다.

4. 환자안전을 향상시키기 위해서는 환자안전에 대한 강력한 리더십 및 어느 한 부서의 노력만이 아닌 전 병원 차원에서 공감하고 개선하는 노력이 필요하다.

의료기관
환자안전보고 학습

사례 2. 상급종합병원 2

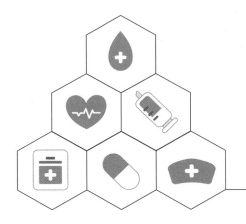

I 환자안전관리를 위한 정책

① 질향상과 환자안전 프로그램
  • 질향상과 환자안전 프로그램 운영 전반에 대한 정책
② 환자안전관리 프로그램
③ 적신호 사건 관리
④ 근접오류 관리
⑤ 위험관리 프로그램
⑥ 안전문화 프로그램
  • 2항 환자안전관리 프로그램 규정에는 병원 차원의 환자안전관리 프로그램에 대한 전반적인 병원정책을 담고 있다. 조직, 보고학습시스템, 개선활동 흐름, 개선 방법, 개선 보고서 작성과 형식, 보직자 보고 및 공유 방법 등이 포함된다.
  • 3항 적신호 사건 관리는 적신호 사건의 정의, 보고 시기, 근본원인분석과 개선, 보고 및 공유에 대한 병원 정책이 포함된다.
  • 4항 근접오류 관리는 보고되는 근접오류의 범위와 종류, 분석 및 FMEA 활동을 포함한 개선활동 방법, 보고 및 공유에 대한 내용이 포함된다.
  • 5항 위험관리 프로그램은 병원 차원의 위험관리 프로그램의 범위, 관리조직, 위험범주와 위험요인의 정의와 규명 방법, 위험 장부 작성과 공유, 우선순위 결정 방법, 분석에 따른 개선활동 방법과 보고의 내용이 포함된다.
  • 6항 안전문화 프로그램은 기관의 안전문화 정의와 범위, 안전문화 측정 방법과 시기, 간격, 분석에 따른 기관 차원의 개선활동, 부서와의 공유 방법 등을 포함한다.

Ⅱ 안전관리 조직과 환자안전정보의 흐름

1. 환자안전관리조직과 환자안전정보의 흐름

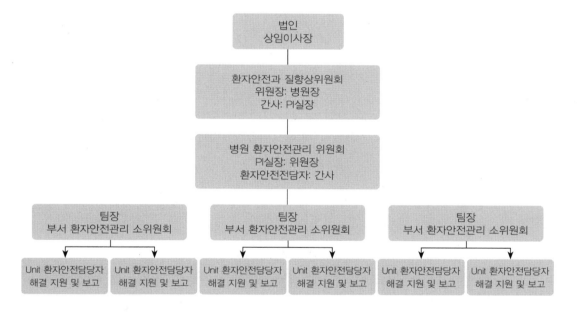

일선 직원: 응급상황 해결/보고

- 일선 부서직원부터 최상위 경영진까지의 보고체계와 각 단위의 책임과 권한에 대해 명확히 정의하는 것이 중요하다.
- 일선 직원은 환자안전사고 발생시 우선 환자에 대한 응급조치를 실시하고 보고학습시스템에 보고한다.
- 직원의 환자안전사고 보고는 기관 내 인트라넷을 활용하므로 기명으로 보고하지만 보고 여부에 대해서 부서장에게 보고할 필요는 없다.

• 본원의 보고시스템은 입력 후 저장 혹은 출력 버튼을 누르면 바로 PI팀으로 전송 되고 PI팀의 환자안전 전담자가 확인 후 관련부서 공유가 필요할 경우 부서장에게 전송할 수 있다.

2. PI팀의 환자안전관리 조직

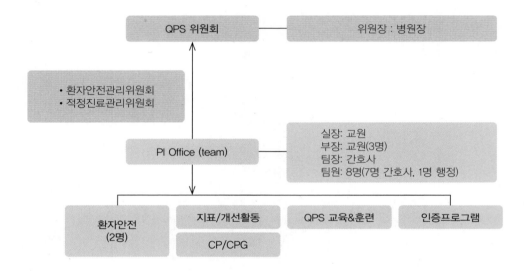

• PI팀 내에 환자안전 전담자 2명이 배치되어 있으며 이는 환자안전법에 따라 배치된 인력으로 환자안전프로그램 운영 업무만 전담한다.
• 1명은 보고학습시스템에 보고되는 환자안전사고의 분류, 분석, 개선활동 지원, 보고 및 공유 업무, 1명은 적신호사건 근본원인분석, 3등급 이상의 환자안전사고의 분석과 즉시 개선, 사망집담회 및 peer review 관리 업무를 시행한다.

안전전담자 직무와 교육

업무 개요	최적의 안전한 의료서비스 제공 과정 및 환경 조성을 통해 환자, 보호자, 방문객 및 직원과 관련된 안전사고를 최소화하고 환자를 안전하게 치료함으로써 궁극적으로 최고의 의료 서비스 제공을 그 목적으로 하며, 1) 원내에서 발생하는 모든 안전사고의 자가보고 활성화, 2) 보고된 사례의 근본원인분석 실시 및 개선활동 실시, 3) 환자안전지표 분석을 통한 예방활동 실시, 4) 국제 환자안전목표 준수를 위한 활동(의료서비스 시행 전 환자확인 과정 강화, 의료진 간의 의사소통 안전성 강화, 고위험 약제의 안전한 관리, 수술환자의 안전성 강화, 병원감염의 최소화, 낙상예방을 주 업무로 한다.

① 자격면허

필수구분	자격면허명	발급기관	비고
필수	간호사	보건복지부	

② 경력

필수구분	경력구분	내용	비고
필수	입사후	상급종합기관에서 임상경력 5년이상	
권장	입사후	중환자실, 응급실 등 특수부서 임상경력, 보험심사부서, 감염관리부서, 간호행정부서 등 1년 이상 근무 경력	

③ 교육훈련

필수구분	교육구분	교육명	비고
필수	직무교육	연간직무교육	연간 1회
필수	기타	한국 의료질향상학회 연수교육/학술대회	해당 업무 신규 담당자(8시간)
권장	기타	한국 의료질향상학회 연수교육/학술대회	관련 업무 강의 개설 시 연 1회
필수	직무교육	환자안전관리 전담자 교육(보수)	환자안전 전담자(연간 12시간: 오프라인 6시간+온라인 6시간)
필수	직무교육	환자안전관리 전담자 교육(신규)	환자안전 전담자(배치 6개월 이내 24시간)
필수	직무교육	PI 핵심인재 교육	연간 4시간
필수	직무교육	QPS 지표 담당자 교육	연간 1시간
필수	기타	부서 내 오리엔테이션	신규 발령자(8시간/연간)
필수	기타	CP/CPG 기본개념과 운영 교육	신규 발령자(8시간/연간)
필수	기타	한국 QI 간호사회 교육과정	환자안전영역, 지표 관리 영역(부서 배치 후 1회)
필수	기타	한국 의료질향상학회 연수교육	환자안전영역, 지표 관리 영역(부서 배치 후 1회)
필수	기타	한국 QI 간호사회 연수교육/학술대회	해당 업무 신규 담당자(8시간)
권장	기타	한국 QI 간호사회 연수교육/학술대회	관련 업무 강의 개설 시 연 1회

• 안전전담자 직무기술서와 교육은 환자안전법을 기초로 본원의 안전프로그램 운영에 기초하여 작성한다

안전전담자의 연간 사업과 성과지표 사례

업무구분	세부 업무 및 책임	성과지표	목표수준
QI기획	1. 연간 환자안전 프로그램 관리(총괄) 2. 연간 환자안전 프로그램 수행을 위한 예산 수립 3. 환자안전과 관련된 병원내규와 지침 검토 및 개발과 보완 4. 진료적정관리위원회 운영 – 위원회 운영내규에 준하여 운영 5. 환자안전사고 국가보고시스템 운영	위해사건 개선율	100%
조사 및 분석	1. 적신호사건에 대한 근본원인분석과 개선활동 　가. 적신호사건 보고 Hot line 운영 　나. Peer review 　다. M&M conference 　라. RCA 2. 병원의 위험요인 파악과 전향적인 개선활동(FMEA) 3. 환자안전 관련 모니터링 지표 관리 4. 환자안전 관련 모니터링·분석 결과에 따른 개선활동 실시 5. 환자안전 관련 트렌드 분석에 따른 프로젝트 진행 6. HWCI 모니터링 　가. 비예측사망 　나. 계획에 없던 재수술 　다. 계획에 없던 재입원	비예측 사망 모니터링 완료율	100%
개선활동	1. 안전문화 강화 활동 　가. 보직자 환자안전 라운딩 　나. 안전문화 저해 사례 개선 　다. 환자안전의 날	보직자안전라운딩 시행율	100%
교육	1. 교직원 교육 자료 2. 환자안전 교원 교육 3. (요청 시) 부서별 교육 4. (요청 시) 외부교육	교원대상 환자안전 교육 실시	연 1회

부서 환자안전관리조직 운영 사례

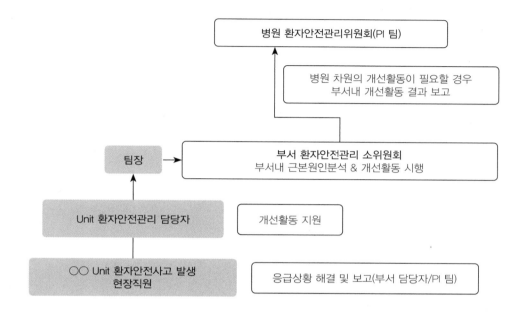

부서 환자안전관리 담당자의 역할

- PI팀 환자안전관리 담당자와 부서간 환자안전 관련 의사소통 통로
- 부서 내 환자안전사고 근본원인분석 및 개선활동 시행
- 환자안전 관련 전달사항 및 교육의 통로
- 병원의 환자안전지침 수행 현장모니터링 시행
- 환자안전관련 부서 내 세부지침 & 매뉴얼 개발

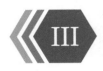

III 보고학습 시스템

1. 보고학습 시스템 개념도

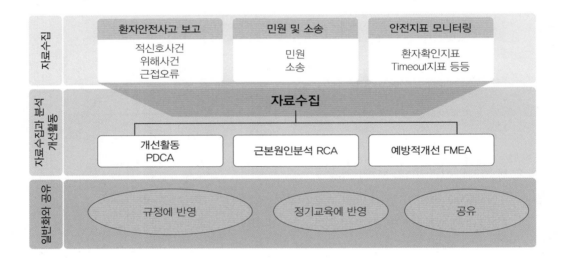

보고학습 시스템이 운영되기 위해서는 위와 같은 개념도를 통하여 자료수집~공유까지 이어지는 활동의 흐름을 파악하는 것이 중요하다.

1. 보고학습 시스템에 보고되거나 규명해야 하는 위해사건의 범위를 명확히 한다.

2. 자료수집과 분석 및 개선활동은 효과가 알려져 있는 방법론을 사용한다.

3. 부서 단위 혹은 다학제 개선활동 후 개선내용 중 병원의 규정으로 채택할 것을 선별하여 반영하고, 정기 교육 프로그램에 반영하여 신입 및 재직 직원의 업무에 실제 적용되도록 하며 공유가 필요한 내용은 기관의 인트라넷을 통하여 회람한다.

2. 환자안전사고 보고프로그램

1) 전산 보고 프로그램
2) 서면 보고서
3) 24시간 HOT line 전화

- 보고방법을 한 가지로 제한하지 않지만 되도록 전산보고프로그램을 사용하도록 교육한다.
- 정규시간 외 발생하는 심각한 위해사건 혹은 적신호사건의 보고를 위해 24시간 유선보고가 가능하다. 위험도 평가에서 red(최고위험수준)에 해당될 경우 야간이어도 보직자에게 바로 보고한다.
- 근접오류 중 보고량이 많은 항목의 경우 표준화된 excel 파일에 입력 후 월 1회 PI팀으로 보고할 수 있다. 부서에서 너무 많은 양의 근접오류를 사례마다 전산보고 하는 데 어려움이 있어 부서 요구에 따라 사용된다.

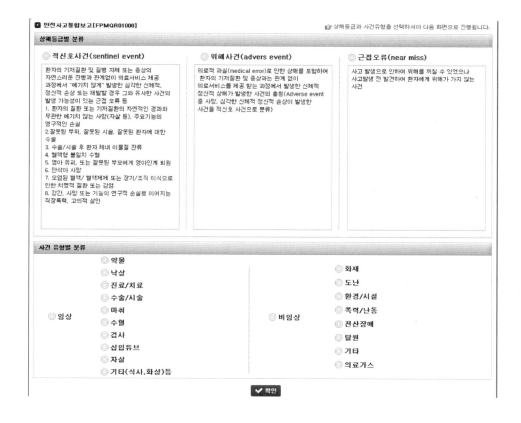

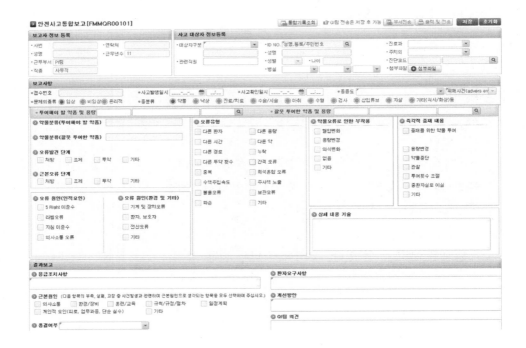

- 적신호사건, 위해사건, 근접오류인지 확인하고 선택한다.
- 적신호사건의 경우 사건 내용을 육하원칙에 따라 서술할 수 있도록 구성하였다.
- 위해사건과 근접오류는 유형 선택 후 각 유형에 따른 화면으로 이동하여 기록하는데 대부분 선택할 수 있도록 구성되어 있다.
- 이렇게 보고된 내용 중 사건과 관련된 부서와 공유가 필요한 사건은 해당 부서장에게 내용을 전송한다.

3. 환자안전사고의 정의와 사례

적신호사건

예기치 않은 사고발생으로 사망이나 심각한 신체적 손상을 초래한 사건이다.
- 환자의 질환 또는 기저질환의 자연적인 경과와 무관한 예기치 않은 사망(자살 등)
- 주요 기능의 영구적인 손실
- 잘못된 부위, 잘못된 시술, 잘못된 환자에 대한 수술
- 수술/시술 후 환자 체내 이물질 잔류
- 혈액형 불일치 수혈

- 영아 유괴, 또는 잘못된 부모에게 영아인계 퇴원
- 만삭아 사망
- 오염된 혈액/혈액제제 또는 장기/조직 이식으로 인한 치명적 질환 또는 감염
- 강간, 사망 또는 기능의 영구적 손실로 이어지는 직장폭력, 고의적 살인

위해사건

환자의 기저질환과 관계없이 의료서비스 제공과정에서 부정적 결과를 초래한 사건이다.

근접오류

문제 발생 전에 발견되어 환자에게 해를 끼치지 않았으나 지속발생시 위해가 될 수 있는 사건들이다.

- 약물의 처방, 조제, 투약 시 다른 환자, 다른 용량, 다른 시간, 다른 약, 다른 경로, 중복, 잘못된 약품식별로 인한 사고발생 전 발견
- 진단/영상/병리/핵의학검사의 처방 및 시행 시 다른 환자, 다른 날짜 및 시간, 잘못된 부위, 잘못된 소견 입력 등으로 인한 사고발생 전 발견
- 다른 환자 수술 시행 전 발견, 수술부위 이물질 잔류되었으나 X-ray 촬영 후 퇴실 전 발견
- ABO 불일치 혈액 불출 후 투여 전 발견, 불출 후 혈액 상태 불량, 유효기간 경과 발견
- 다른 환자, 다른 장소 이송 시행 전 발견
- 다른 환자, 다른 식사 배식 후 환자 식사 전 발견

적신호사건의 범위는 의료기관에서 결정하지만 되도록이면 국제적으로 사용되는 범위를 기관의 정책으로 채택하는 것이 바람직하다.

4. 환자안전사고의 등급 분류

근접오류	near miss	환자에게 위해를 끼칠 수 있었으나, 사고 발생 전 발견되어 환자에게 위해가 가지 않은 건
무해한 위해 사건 (No Ham)	0등급	사고가 발생했으나 환자에게는 상해가 없음
	1등급	사고 발생 후 환자에게 상해는 없으나 환자상태에 대한 평가요구가 증가됨(모니터링, 검사, 수혈 등)
유해한 위해 사건 (Ham)	2등급	사고 발생으로 일시적 상해를 입었으며, 간단한 중재가 필요함 (간단 소독, 봉합, ice pack, 진통제 등)
	3등급	사고 발생으로 일시적 상해를 입었으며, 그로 인해 재원기간이 늘어남 (수술/시술, 타 임상과 협진 치료 등)
적신호사건	4등급	사고 발생으로 영구적 상해를 입었거나 사망함

등급 분류 기준은 서울성모병원에서 사용하는 기준 외에도 몇가지가 더 있다. 가끔 "우리병원의 기준은 좀 다른데 혹시 인증 받을 때 문제가 되지 않을까요?"라는 질문을 받는다. 분류 체계가 다르다고 해서 문제될 것은 없다. 다만 같은 분류체계를 사용한다면 우리병원의 수준을 알기 위해 타 기관과 비교할 때 용이하다.

5. 사건에 따른 분석

적신호사건

사례별 근본원인분석

위해사건

유형별, 원인별, 구역별, 질환별, 안전보장활동 관련, 직군별 등으로 분석

근접오류

위험관리에 따른 위험도 평가와 FMEA
재발시 적신호사건 발생가능성: 즉시 개선

- 적신호사건은 사례별 근본원인분석과 개선계획 수립 후 45일 안에 병원장에게 보고한다.
- 위해사건은 사건의 심각성, 즉시 개선의 필요성, 다학제 개선이 필요한 경우는 환자안전전담자가 주도하는 개선활동을 수립하고 단일부서의 개선활동이 필요할 경

우 부서 환자안전위원회 주관의 개선활동 수립후 결과를 환자안전관리위원회에서 공유하도록 한다.
- 근접오류의 개선활동은 연 1개 고위험프로세스를 선정하여 FMEA 방법을 통한 전향적 개선활동을 시행하고, 수혈, 마약, 항암제 등 고위험약제 투약 근접오류 등은 trend 모니터링 중 의미 있는 변화가 있을 때 즉시 개입 개선활동을 실시한다.

6. 환자안전사고 유형 분류

사고의 중증도		near miss	0등급	1등급	2등급	3등급	4등급	합계	near miss 제외	전분기 합계	전분기 near miss 제외	전년도 동분기 합계	전년도 동분기 near miss 제외
약물	처방												
	조제												
	이송												
	투약												
	약품식별												
	기타												
낙상													
검사	진단검사												
	영상검사												
	병리검사												
	POCT												
	기타												
진료													
수술													
시술													
수혈													
삽입튜브													
감염													
의료장비/기구													
환경/시설													
화상													
식사													
이송													
자살/자해													
폭언/폭행													
임상연구													
기타													
합계													

- 환자안전사고의 유형분류는 의료기관의 진료서비스의 수준과 환자안전사고 분석을 통해 분류체계를 구축할 수 있다.
- 다만 통계마다 기준이 변경될 경우 분석자료의 신뢰도가 저하될 수 있으므로 COPS 에서 발표하는 환자안전사고 분류 등을 참고하여 정의한다면 추후에 비교 자료로 사용할 수 있을 것이다.

7. 원인분석과 개선활동

1) 투약오류

보관	처방	조제/분배	투여	모니터링

오류 원인	처방과정	조제과정	투약과정	기타	합계
다른 환자					
다른 용량					
다른 시간					
다른 약					
다른 경로					
누락					
다른 투약횟수					
간격오류					
중복					
희석혼합오류					
주입속도 조절오류			High		
Extravasation					
불출오류					
보관오류					
파손					
기타					
합 계					

- 병원규정이 적절한가
- 규정대로 시행하였는가
- 규정을 이행하기 위한 도구(서식, 프로그램, 기구 등)가 적절히 공급되고 관리되는가
- 직원교육과 훈련이 적절한가

- 직원 배치가 적절하였는가
- 리더십은 시스템 운영에 대해 주기적으로 보고 받고 개선하는가
- 환의 갈아 입은 후, 주사액 변경 후 재확인 절차 누락 → 업무에 익숙치 않아 업무당 소요시간이 길어 규정 준수 불가
- 신규 간호사 비율이 50% 이상인 병동에서 다발
- 입사 후 1달간 프리셉터 간호사와 함께 업무 종료 후 독립시기에 다발
- Infusion펌프 부족

투약의 단계별 오류의 세부 원인을 분석한 후 개선이 필요한 주제 발굴 → 시스템적 원인 찾기 → 시스템 원인의 세부 원인 규명

① 수액주입속도 조절 지침 준수 모니터링

수액의 종류	☐마약　☐항암제　☐인슐린펌프　☐인슐린혼합정규수액 ☐헤파린수액　☐고농도전해질 혼합수액　☐일반수액
처방된 수액 속도	
수액 투여 방법	☐manual ☐pump ☐Dosi-flow
수액 병 속도 기입 여부 확인	☐기입 ☐기입하지 않음
Pump인 경우 pump 주의사항 표식 여부	☐부착 ☐부착하지 않음
실제 투여되는 속도	☐처방과 일치 ☐일치하지 않음
IV 삽입 부위와 수액 간의 높이	☐50-100cm 사이 또는 pump사용 ☐벗어남
IV line 연결 상태 및 꼬임 여부	☐정상 ☐비정상 사유
IV 삽입 부위 상태	☐정상 ☐비정상 사유

② 폴대 부착 환자알림 카드

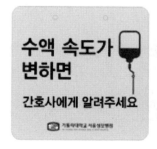 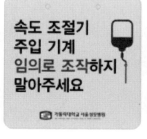 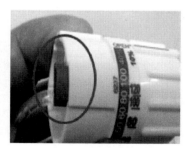

③ Medication school 운영: 3회 이상 유사 투약오류를 발생시킨 간호사를 대상으로 투약 전과정을 프리셉터와 함께 다시 리뷰하는 학습과정 운영, 징벌적 교육이 아닌 함

께 프로세스를 점검하는 과정으로 운영하고 있어 특히 신규간호사의 만족도가 높다.

④ Infusion pump 구입: 속도조절 오류의 근본원인이 infusion pump를 원하는 시간에 사용할 수 없는 경우가 많아 이를 해결하기 위해 매년 수요조사를 실시한다.

2) 낙상

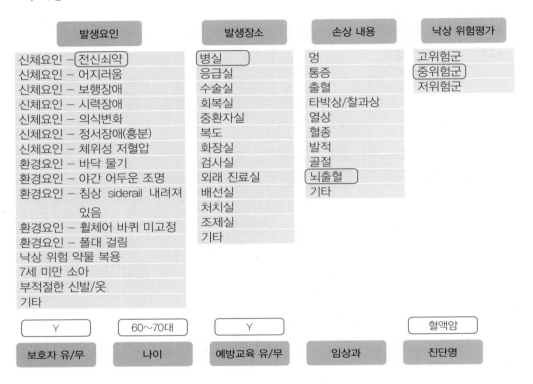

발생요인	발생장소	손상 내용	낙상 위험평가
신체요인 – 전신쇠약	병실	멍	고위험군
신체요인 – 어지러움	응급실	통증	중위험군
신체요인 – 보행장애	수술실	출혈	저위험군
신체요인 – 시력장애	회복실	타박상/찰과상	
신체요인 – 의식변화	중환자실	열상	
신체요인 – 정서장애(흥분)	복도	혈종	
신체요인 – 체위성 저혈압	화장실	발적	
환경요인 – 바닥 물기	검사실	골절	
환경요인 – 야간 어두운 조명	외래 진료실	뇌출혈	
환경요인 – 침상 siderail 내려져 있음	배선실	기타	
환경요인 – 휠체어 바퀴 미고정	처치실		
환경요인 – 폴대 걸림	조제실		
낙상 위험 약물 복용	기타		
7세 미만 소아			
부적절한 신발/옷			
기타			

Y	60~70대	Y		혈액암
보호자 유/무	**나이**	**예방교육 유/무**	**임상과**	**진단명**

다빈도 낙상발생요인을 중심으로 장소, 진단명, 임상과, 나이, 손상 정도 순으로 분석 하기도 하고, 다빈도 발생 질환 혹은 부서를 중심으로 세부 항목을 분석하여 가장 개선이 필요한 상태(situation 혹은 condition)를 규명하여 개선할 주제를 확인한다.

- 암환자의 낙상이 전체 환자의 70% 이상 차지
- 신체손상 3등급 이상 낙상환자의 70%가 혈액내과 환자
- 10pm 이후에 낙상 빈발
  ① 어두워서
  ② 보호자가 자고 있어서
  ③ 멀리 있는 물건을 잡으려고
  ④ 자다 일어나니까 어지러워서
  ⑤ 집인줄 알고

- 혈액내과 환자 이동 시 필수 헬멧적용, 혈액내과 전병동에 비치
- 혈액내과 환자의 오전 검사실 이동 영상촬영 금지(portalble로 할 것)
- 낙상 방송 내용 변경
- 낙상고위험 평가 항목 수정
- 본원의 낙상고위험약제 매년 수정

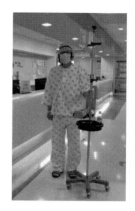

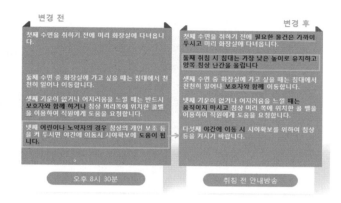

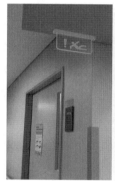

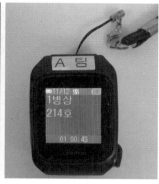

- 낙상환자의 복용 약물 관련성을 분석하여 낙상 유발 약물 목록 매년 발표
- 낙상예방 솔루션 적용, 침상에서 환자 움직임에 따라 알람 발생하여 간호사 스테이션과 복도에 빠르게 인지할 수 있음

8. 개선 활동 프로세스

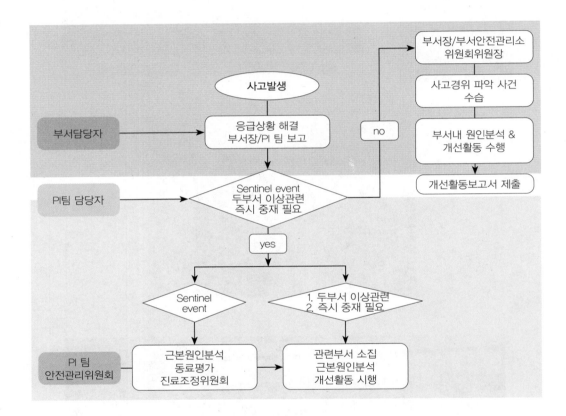

- 적신호사건: 24시간 hotline 보고, 24시간 내 서면보고서 작성
- 위해사건: 발생 후 24시간 내 보고
- 근접오류: 최장 30일 내 보고
- 환자안전사고가 발생하였을 때 현장 직원은 당황하여 적절한 대응이 어렵게 되거나 대응을 외면하게 된다. 이때 문제를 해결하기 위한 우선순위와 어떤 방법을 선택할지에 대한 기준을 미리 잘 정리하여 부서에 게시해 놓는다면 문제 발생 즉시 게시된 지침에 따라 처리할 수 있어 이러한 프로세스 map이 유용하다.

COPS의 주의경보 발령 대응 프로세스

1. 대응 절차

COPS	환자안전 전담자	관련부서	보직자 보고	전직원 공유	인증원 보고
• 주의 경보 발령	• 접수 • 기관의 관련 규정 확인 • 유사 사건 발생 현황 확인	• 개선이 필요한 프로세스 선정 후 관련부서 소집 • 개선활동 실시	• 내부 결제 본원 현황/개선사항/공유 • 내용	• 기관 내 인트라넷 게시 • 전직원 공유 • 부서장 출력 후 게시 요청	• 공유내용과 개선사항

- COPS의 주의경보 발생시마다 동일한 프로세스로 대응한다.
- 이러한 일관된 대응은 경영진과 직원에게 반복적인 학습기회를 제공하고 해당 사례와 관련 있는 기관의 정책을 각인시킬 수 있는 좋은 기회이다.
- 또한 COPS에서 발령한 사례가 본원에서 이미 개선하여 안전한 프로세스일 경우는 그 내용을 적극적으로 공유함으로써 앞서가는 우리기관이라는 인식을 갖게 되고 개선에 대한 동기부여의 효과가 있다.

2. 공유 사례

기관 인트라넷에 공지하고 회람: 회람 내용은 COPS 내용과 본원 현황, 주의할 점을 정리하여 회람한다.

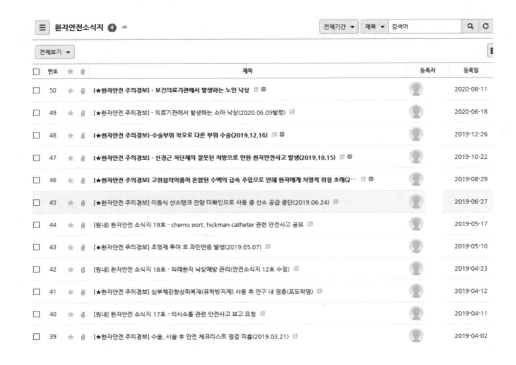

+ 생명을 존중하는 세계적인 첨단 의료 +

[회 람]
수 신 : 전 교직원
제 목 : [PI팀]

    1. 관련근거
        가. 내규 [13.01] 질 향상과 환자안전계획
        나. 내규 [01.03] 고위험 의약품 관리
        라. 의료기관평가인증원 [환자안전 주의경보] 발령(2019.10.15)
    2. 상기 관련근거에 의거 의료기관평가인증원 발령 환자안전 주의경보를 회람하오니 업무 및 부서교육에 활용하여 주십시오.

                        --- 다   음 ---

        가. 목적
            의료기관평가인증원 환자안전보고학습시스템에서 발령된 환자안전 주의경보에
            대해 공유하여 유사사고를 예방하고 환자진료 및 업무에 적용되도록 하기 위함
        나. 환자안전 주의경보 내용 : 어깨 근육통 호소 환자에게 전신마취용 신경근 차단제 처방, 투여하여
            심정지 발생, 사망(해당약제 사용 경험 부족 의사가 '근이완제' 검색하였으나 전신마취용 신경근
            차단제로 잘 못 선택)
        다. 본원 현황 (2018.01.01~2019 현재)
            1) 위와 같은 안전사고 건은 없었음
            2) 2019.07 JCI 본평가 시 마취용 신경근 차단제에 대해 고주의 약물 관리 권고 받은 바 있음
            3) 신경근 차단제 관리에 대해 약제부 검토 중
        라. 요청사항
            1) 신경근 차단제 처방, 조제, 투약 단계에서 약물 사용에 대한 적절성 검토
            2) 부서 보관 중인 마취용 신경근 차단제에 대해 관리 강화

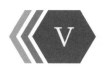

환자안전지표관리

1. 지표 선정 기준

전년도 안전이슈 점검		지표선정
• 의료기관인증 기준 13장 안전지표 • 보고학습시스템 운영에 따른 개선 이슈 • 부서, 타 위원회에서 보고되는 개선 이슈 등	우선순위	• 지표선정 • 지표 모니터링 계획(지표정의시) • 모니터링에 따른 개선사항 확인 • 개선활동 방법론에 따른 개선활동 수행(PDCA, FMEA) • 지속 모니터링

환자안전지표의 선정은 국내외 인증프로그램에서 요구하는 지표, 보고학습시스템 보고에 따른 개선 이슈, 부서, 혹은 관련 위원회의 환자안전 이슈 등을 종합하여 QPS위원회에서 선정한다.

2. 지표 정의서

본원의 표준 지표정의서를 사용하여 지표모니터링 계획을 수립한다. 본 지표정의서는 원내 모든 지표 관리에 사용되는 정의서이다.

지표명	낙상 발생 건수			
구분	☐ 신규 ■ 변경 또는 지속관리		☐ 기본관리지표 ■ KPI 또는 중점관리	
지표 정의	월별 1,000재원일당 낙상발생보고율			
미션/전략과 QPS우선순위연계		법인 경영 방침		가치 경험
	의료원 경영 방침	존중과 배려의 소통문화 정착	서울성모병원 경영 방침	소통으로 완성되는 세계적인 첨단병원
	추진 전략	■ Customer Value ☐ Communication Value ☐ Core-Infra Value ☐ Change-Society value	핵심전략과제	■ 환자안전문화 ☐ 조직문화 혁신 ☐ 경쟁력 강화 ☐ 선진병원 도약 ☐ 첨단 기술 지향
지표 유형1	☐구조지표(시설,인력 등 기본 인프라 지표) ■결과지표 (업무 또는 진료 결과)		☐과정지표 (업무 또는 진료 절차 지표)	
지표 유형2 (질 향상 측면: IOM, PATH)	☐effectiveness(유효성-이점과 장점 등) ☐patient oriented(환자중심) ☐timeliness(시의적절성) ☐Staff oriented(직원 훈련과 교육, 요구도 반영)		■safety(안전성) ☐efficiency(효율성-자원과 프로세스의 효율) ☐equity(형평성-자원 배분) ☐responsive governance(정부시책 및 지역사회공조)	
선정 근거				
분자	낙상 발생 보고 건수 X 1,000 [포함집단] • 모니터링 대상 병동에서 발생한 낙상 • 보호자/간병인이 동반했으나 발생한 낙상 • 동일 환자의 반복 낙상 [제외집단] • 방문객 • 학생 • 내부 직원 • 모니터링 대상 병동 재원환자지만 낙상 발생 장소가 해당 병동이 아닌 경우(예를 들어 1층 로비 등) • 모니터링 대상이 아닌 병동에서 발생한 낙상(소아병동, 산과병동, 호스피스완화의학병동)			
분모	총 재원일수(월간 모든 병동의 환자 재원일수의 합) [제외집단] • 모니터링 대상이 아닌 병동(소아병동, 산과병동, 호스피스완화의학병동 등)			
자료수집원 / 수집방법	자료수집원 : 안전사고보고프로그램 자료수집방법 ☐전향적 (실시간 모니터링 또는 예측지표) ■후향적 (이벤트 발생 이후 모니터링)			
표본집단/표본수 모니터링 영역	표본집단 : 입원 및 외래 환자 표본 수 : 입원환자			
보고 주기	월			
목표치	목표치			
	선정근거			
	목표달성도 평가시 고려사항	입원환자 및 중증도 증가에 따른 안전사고 발생 건수 증가율 고려 필요		
지원 필요 사항	인력	☐신규 ☐기요청		
	공간	☐신규 ☐기요청		
	예산	☐신규 ☐기요청		
PI project 명	낙상감소활동			
산출부서/담당자	PI팀/간호부/안전관리위원회			
협조(공유) 부서	PI팀, 간호부			
협조(공유) 방법	간호부 안전관리위원회, 커뮤니티 및 게시판			
보고 절차	※ 해당 지표의 추이와 정보 보고 체계, 경영진 보고여부 체크 ■ UM/JM/부서장 ☐ 협조부서( ) ☐ 경영진( ) ☐기타(외부기관 등)			

3. 지표 게시

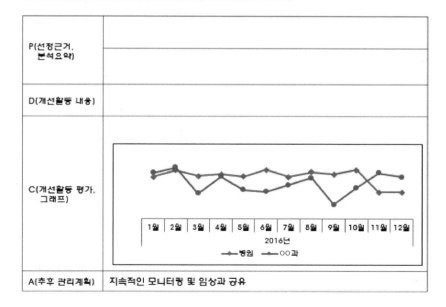

 지표 모니터링과 개선활동은 관련 교직원과 공유하는데 위와 같은 서식을 전 부서가
사용하고 있다.

환자안전과 질향상 교육

1. 전 직원 기본교육 범위

교육 프로그램	대상자	임상 영역			비임상영역
		의사직	간호직	기타보건직	행정직
질 향상과 환자안전	PI 방법론	●	●	●	●
	CQI 활동	●	●	●	●
	Critical pathway	●	▲	▲	▲
	환자 안전	●	●	●	●
	인증 기준 & 시행 계획	●	●	●	●
환자와 가족의 권리		●	●	●	●
고객 만족	고객응대 및 친절교육	●	●	●	●
감염 관리	감염관리-보호구착용 등	●	●	●	●
	격리/역격리 절차	●	●	●	●
시설 환경 안전	시설 안전 및 보안	●	●	●	●
	위해 물질 관리	●	●	●	●
	시설 안전 응급 관리	●	●	●	●
	화재 안전	●	●	●	●
	의료 기기	●	●	●	●
	설비 시스템	●	●	●	●
인증/평가 대비 교육		●	●	●	●

● 필수 ▲ 선택

- 각 직군별 필수교육의 기본 틀을 제공하여 매년 신규 및 재직직원이 이수해야 할 범위를 인식하도록 한다.
- 각 직군은 업무에 따라 약간의 차이는 있으나 기관의 직원으로서 이수해야 할 기본 항목은 동일하다.
- 특히 행정직이 감염관리 교육을 이수할 때 보호구 착용 혹은 격리-역격리에 대해서도 교육해야 하는지 의구심이 생길 수 있으나 재난 상황에서 직종과 관계없이 할 수 있는 업무 범위이고 본인을 보호하기 위한 방안이기도 하므로 필요하다.

- 교육이수 후 직원은 인사관리 시스템에 등록되고 교원의 경우 의사전문업무평가에, 전공의 경우 수련평가에 등록된다.

2. 직원대상 QPS 프로그램 심화교육

구분	교육내용	필수 이수 대상	연간 주기
CI	QPS지표 관리체계 자료수집과 자료검증 지표 모니터링과 개선활동	부서 QPS 지표 담당자	1시간
RM	환자안전체계 주요 환자안전관련 이슈와 유형 등	부서 안전 관리 담당자	1시간
CP/CPG	CP개요 및 개발과정 CP등록과 사용법 CP 모니터링과 개선활동	CP/CPG 사용자	1시간
PI활동	PI방법론, CQI활동	부서 PI 프로젝트 담당자	4시간
경영진	QPS프로그램 이해와 리더십의 역할, QPS관련 이슈 등	리더십	1시간

- 매년 부서의 환자안전과 질향상 프로그램 담당자를 대상으로 당해년도 계획과 진행방법에 대한 교육을 실시하고 특성화교육으로 이수관리한다.
- 경영진 교육은 한국의료의질학회의 연수교육 중 의사 section에 참여하도록 하여 당해년도의 QPS trends와 전략으로 교육받도록 하고, 참여가 불가능할 경우 QPS 주제의 원내 콘퍼런스를 개최하기도 한다.

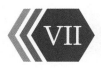

경영진 보고와 공유

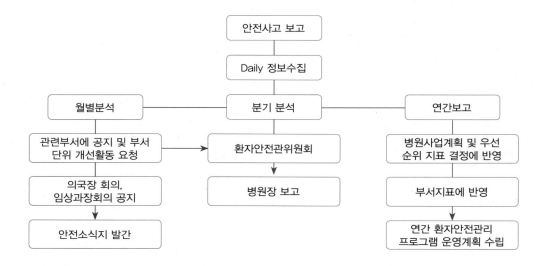

- 경영진 보고: 분기 1회 개최되는 환자안전관리위원회 자료를 중심으로 연간 계획에 다른 이행 수준을 보고한다.
- 연 1회 환자안전과 질향상프로그램 운영 결과 및 새해 운용계획을 수립하여 보고한다.
- 적신호사건은 매 사건별 구두보고하고 45일 내에 근본원인과 개선계획을 서면으로 보고한다.
- 임상과는 임상과장회의, 의국장회의를 통해 비예측사망, 비예측 수술, 적신호사건, 등급이 높은 위해사건, 심각한 근접오류 사례를 발표한다.

연간보고서 사례(1)

2019년도 환자안전사고 분석 및 2020년 개선계획 보고서

I. 안전사고 분석

1. 환자안전사고

지표명	지표수준	분석			개선활동
적신호 사건	O건	유형	수술 후 이물질 잔류	O 건(O 등급)	· · · · ·
위해 사건	O건	상해 등급	신체적 손상 없음(0~1 등급)	O 건(O%)	·
			경미한 신체손상(2 등급)		
			영구적 신체손상(3 등급)		
			사망(4 등급)		
		유형	약물		
			낙상		
			진료/치료		
			수술		
			검사(진단/병리/영상/임상연구)		
			기타		
근접 오류	O건	유형	약물	O 건(O%)	
			진료/치료		
			수술		
			검사(진단/병리/영상/임상연구)		
			기타		
합계	O건				

요약: 전체 환자안전사고 보고 건수는 전년 대비 O% 증가/감소하였다.............

II. 환자안전 프로그램 운영 성과

분류	내용		운영 결과
안전사고 보고	안전사고 통합보고		
	법무 unit 자료 공유		
	서면 보고		
	근접오류 자료 취합		
안전사고 공유	안전조직 자료 공유		매월 6개 부서
	원내-환자안전소식지 발간		4건
	국가-환자안전 주의경보 점검 및 공유		8건
	정기 회의체 통한 사례 및 개선활동 공유		월 5회 이상
위원회	환자안전 및 의료사고예방 실무위원회		4회
	진료적정관리위원회		해당 사례 없음
IPSG 모니터링	IPSG.1 환자확인	중앙 & 부서 모니터링	4회
		안전사고 모니터링	매월
	IPSG.2 안전한 의사소통	CVR 모니터링	매월
		안전사고 모니터링	매월
	IPSG.3 고위험 약물 관리	안전사고 모니터링	매월
	IPSG.4 안전한 수술	(time out) 중앙 & 부서 모니터링	4회
		안전사고 모니터링	매월

- 연간 환자안전관리 사업을 정리하고 평가하는 연간보고서 발간은 매우 어려운 작업이다.
- 매년 1년간의 환자안전사업을 정리하고 분석하여 우리기관의 환자안전수준과 사업성과, 개선점을 확인하여 차기년도 사업 계획수립에 반영한다.
- 연간보고서는 그림과 같은 서식을 기본 틀로 사용하고 있지만 본 서식도 매년 평가하여 개선한다.

연간 보고서 사례(2)

2020년도 환자안전관리 계획

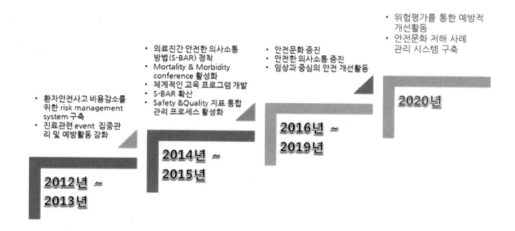

1. **위험평가를 통한 체계적인 보고와 개선활동 강화**
    1) 병원 전 영역의 Risk 평가 tool 개선
    2) risk 평가에 따른 선제적 개선활동 강화
2. **정규 환자안전 프로그램 운영**
    1) **위원회 운영:** 환자안전 및 의료사고예방 실무위원회, 진료적정관리 위원회
    2) **환자안전사고 분석과 개선활동**
        (1) 환자안전사고 보고 및 분석, 그에 따른 개선활동
            - 안전사고 보고 프로그램 개선: 보고 프로그램 upgrade, 통계 전산화 등
            - 근접오류 보고 활성화: 부서별 근접오류 보고 전산화
            - 직원 공유 활성화 방안 검토
        (2) HWCI 모니터링
            - 비예측 사망: 전수 모니터링
            - 계획에 없던 재입원/재수술: 우선순위 임상과 중심으로 모니터링 시행
            - 신규지표 개발: 중환자실 재입실율, 응급실 재방문율

　의료기관의 환자안전관리사업은 중장기 전략을 수립하여 직원들과 공유함으로써 우리기관의 환자안전사업이 나갈 방향을 분명히 하는 것이 중요하다. 이는 경영진 의지의 표명으로 직원들의 동기부여에 중요하다.

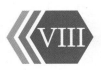

안전문화 구축

① 안전문화 설문지 tool: Safety Attitude Questionnaire, SAQ(Johns Hopkins survey tool)

  • 목표: 긍정 응답율 75%

② 안전문화 수준 측정 시작: 2012년 처음 시작

③ 대상: 교원, 전공의를 포함한 전 직원

④ 참여율: 전 직원의 50% 이상 참여해야 통계적 의의가 있음, 매년40~60% 참여

⑤ 조사영역: 6개 영역 43개 문항

  ① 팀워크

  ② 안전 수준

  ③ 업무 만족도

  ④ 스트레스 인지도

  ⑤ 직원이 생각하는 관리자의 안전 인식

  ⑥ 근무환경

안전문화설문지tool:
Safety Attitude Questionnaire, SAQ(Johns Hopkins survey tool)

연번	문항 내용	매우 그렇다	약간 그렇다	보통 이다	약간 그렇지 않다	전혀 그렇지 않다	해당 없음
1	이 근무구역에서는 간호사의 의견이 잘 받아들여진다.	①	②	③	④	⑤	⑥
2	이 근무구역에서는 내가 환자의 치료와 관련하여 문제를 감지했을 때 이야기를 꺼내기가 힘들다.	①	②	③	④	⑤	⑥
3	이 근무구역에서 발생하는 의견의 불일치는 적절하게 해결된다.	①	②	③	④	⑤	⑥
4	나는 다른 직원들로부터 환자를 돌보는데 필요한 지원(서포트)을 받는다.	①	②	③	④	⑤	⑥
5	이 곳의 직원들은 이해하지 못하는 것이 있을 때 쉽게 질문할 수 있다.	①	②	③	④	⑤	⑥
6	이 곳의 의사들과 간호사들은 하나의 잘 조직된 팀으로써 함께 일한다.	①	②	③	④	⑤	⑥
7	내가 이 곳의 환자라면 이 곳에서 치료받는 것에 대해 안전하다고 느낄 것이다.	①	②	③	④	⑤	⑥
8	이 근무 구역에서는 의료오류(medical errors)들이 적절하게 처리된다.	①	②	③	④	⑤	⑥
9	나는 이 근무 구역에서 환자안전에 관한 질문을 할 수 있는 적절한 창구를 알고 있다.	①	②	③	④	⑤	⑥
10	나는 나의 일 처리에 대해 적절한 피드백을 받는다.	①	②	③	④	⑤	⑥
11	이 근무구역에서는 오류(errors)에 대해 논하기가 어렵다.	①	②	③	④	⑤	⑥
12	나의 동료들은 내가 만약 환자안전에 대해 근심(걱정)하는 게 있다면 무엇이든 보고하라고 격려한다.	①	②	③	④	⑤	⑥
13	이 근무 구역의 조직문화에서는 다른 이들의 오류(errors)로부터 교훈을 얻는 것이 쉽다.	①	②	③	④	⑤	⑥
14	내가 안전에 관해 관리자에게 제안을 한다면 그 제안은 실행에 옮겨질 것이다.	①	②	③	④	⑤	⑥
15	나는 내 일이 좋다.	①	②	③	④	⑤	⑥
16	이 곳에서 일하는 것은 마치 대가족의 일원이 된 것처럼 느껴진다.	①	②	③	④	⑤	⑥
17	이 곳은 일하기 좋은 곳이다.	①	②	③	④	⑤	⑥
18	나는 이 근무 구역에서 일하는 것이 자랑스럽다.	①	②	③	④	⑤	⑥
19	이 근무 구역의 직원들은 사기가 높다.	①	②	③	④	⑤	⑥
20	해야 할 일의 양이 지나치게 많아지는 상황은 나의 일 처리에 장애를 준다.	①	②	③	④	⑤	⑥
21	나는 피로할 때 일터에서 덜 능률적이다.	①	②	③	④	⑤	⑥

22	나는 긴장감이 돌거나 어려운 상황에서 오류(errors)를 범할 가능성이 더 크다.	①	②	③	④	⑤	⑥
23	피로는 응급상황(예: 응급소생술, 발작)에서 나의 일 처리에 장애를 준다.	①	②	③	④	⑤	⑥
24	근무구역의 관리직은 내가 하는 매일매일의 노력을 지지(서포트)한다.	①	②	③	④	⑤	⑥
25	근무구역의 관리직이 환자안전을 위태롭게 만드는 일을 알았다면 하지 않는다.	①	②	③	④	⑤	⑥
26	근무구역의 관리직은 일을 잘 한다.	①	②	③	④	⑤	⑥
27	근무구역의 관리직은 문제가 있는 직원이 있을 때 건설적으로 해결한다.	①	②	③	④	⑤	⑥
28	나는 근무구역의 관리직으로부터 내 업무에 영향을 미칠 수 있는 사안들에 대해 적합하고 시기 적절한 정보를 받는다.	①	②	③	④	⑤	⑥
29	병원 관리직은 내가 하는 매일매일의 노력을 지지(서포트)한다.	①	②	③	④	⑤	⑥
30	병원 관리직이 환자안전을 위태롭게 만드는 일을 알았다면 하지 않는다.	①	②	③	④	⑤	⑥
31	병원 관리직은 일을 잘 한다.	①	②	③	④	⑤	⑥
32	병원 관리직은 문제가 있는 직원이 있을 때 건설적으로 해결한다.	①	②	③	④	⑤	⑥
33	나는 병원 관리직으로부터 내 업무에 영향을 미칠 수 있는 사안들에 대해 적합하고 시기적절한 정보를 받는다.	①	②	③	④	⑤	⑥
34	이 근무 구역에서 일하는 인원은 환자의 수를 감당하기에 충분하다.	①	②	③	④	⑤	⑥
35	이 병원은 새로운 직원을 잘 트레이닝 시킨다.	①	②	③	④	⑤	⑥
36	나는 진단과 치료에 관한 결정을 내리는 데 필요한 모든 정보를 일상적으로 구할 수 있다.	①	②	③	④	⑤	⑥
37	내가 일하는 직군에서 훈련을 받는 수련생들은 적절하게 감독 받는다.	①	②	③	④	⑤	⑥
38	나는 이 근무 구역에서, 간호사들과 잘 협동한다.	①	②	③	④	⑤	⑥
39	나는 이 근무 구역에서, staff의사(주치의)들과 잘 협동한다.	①	②	③	④	⑤	⑥
40	나는 이 근무 구역에서, 약사들과 잘 협동한다.	①	②	③	④	⑤	⑥
41	치료의 지연을 가져오는 커뮤니케이션 장애가 흔하다.	①	②	③	④	⑤	⑥

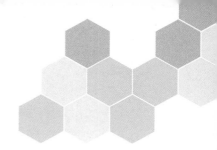

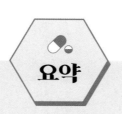

요약

1. 환자안전관리는 의료기관의 진료범위에 맞는 정책(policy) 수립, 운영에 필요한 필수 인력 확보, 보고학습시스템을 구축하는 것에서 시작한다.
2. 환자안전관리의 성공은 리더십의 경영전략의 우선순위를 환자안전과 의료의 질에 둘 때 가능하다.
3. 보고학습시스템의 활성화를 위해 [보고→개선→공유→정책/교육 반영→평가]의 과정을 꾸준히 유지한다.
4. 환자안전전담자가 소신과 전문성을 갖추고 일할수 있도록 교육기회, 조직 내 의사결정 참여 기회를 부여한다.
5. 환자안전사고를 숨기기보다는 직원들과 공유하고 함께 개선함으로써 환자안전문화를 향상시킨다.

의료기관
환자안전보고 학습

사례 3. 중소병원

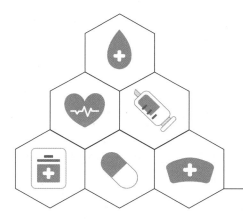

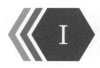

Ⅰ 환자안전 관리 정책

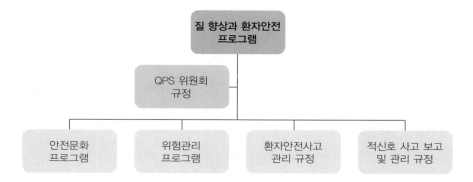

- 기관의 지속적 질 향상과 환자안전을 위한 전반적인 운영 체계는 [질 향상과 환자 안전 프로그램]으로 정책화하여 관리한다.
- 기관의 질 향상과 환자안전을 기획, 통합, 조정, 지원하기 위한 QPS 위원회 활동 을 수행한다.
- 기관의 미션과 비전에 기반하여 의료서비스 전 부문에 걸쳐 위험요인을 감소시키 고 안전한 병원환경에서 최상의 의료서비스를 제공하는 병원 문화를 수립하기 위 해 관리한다.
- 기관에 영향을 미칠 수 있는 전략적, 운영적, 재정적, 법규 준수 및 명성과 관련된 잠재적 위험을 파악하고 우선순위에 따라 환자, 직원에게 발생할 수 있는 예기치 않은 위해 사건을 저감하기 위해 관리한다.
- 환자의 진료, 치료, 서비스 향상을 위하여 환자에게 발생하는 적신호사고를 정의하 고 보고체계와 개선활동을 규정화한다.

환자안전 사고 관리 규정

목적: 환자안전사고에 대한 보고시스템을 구축하여 자료수집, 원인분석 후 개선활동을 수행하여 환자안전 사고의 감소, 예방 및 근절을 위함이다.

🔍 관련 자료 및 법규: 환자안전법 12~13조, 규칙 10~15조, 14조, 규칙 16조 의료기관평가 인증 기준: 7.3

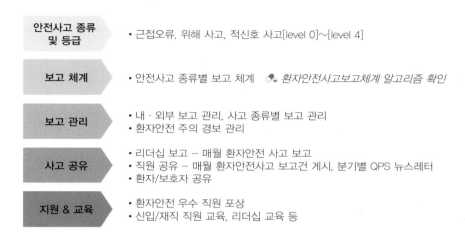

안전사고 종류 및 등급	• 근접오류, 위해 사고, 적신호 사고[level 0]~[level 4]
보고 체계	• 안전사고 종류별 보고 체계 🔍 *환자안전사고보고체계 알고리즘 확인*
보고 관리	• 내·외부 보고 관리, 사고 종류별 보고 관리 • 환자안전 주의 경보 관리
사고 공유	• 리더십 보고 – 매월 환자안전 사고 보고 • 직원 공유 – 매월 환자안전사고 보고건 게시, 분기별 QPS 뉴스레터 • 환자/보호자 공유
지원 & 교육	• 환자안전 우수 직원 포상 • 신입/재직 직원 교육, 리더십 교육 등

안전 관리 조직

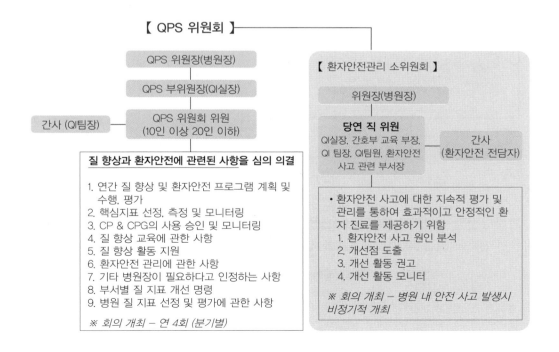

【 QPS 위원회 】

QPS 위원장(병원장)

QPS 부위원장(QI실장)

간사 (QI팀장) — QPS 위원회 위원 (10인 이상 20인 이하)

질 향상과 환자안전에 관련된 사항을 심의 의결

1. 연간 질 향상 및 환자안전 프로그램 계획 및 수행, 평가
2. 핵심지표 선정, 측정 및 모니터링
3. CP & CPG의 사용 승인 및 모니터링
4. 질 향상 교육에 관한 사항
5. 질 향상 활동 지원
6. 환자안전 관리에 관한 사항
7. 기타 병원장이 필요하다고 인정하는 사항
8. 부서별 질 지표 개선 명령
9. 병원 질 지표 선정 및 평가에 관한 사항

※ 회의 개최 – 연 4회 (분기별)

【 환자안전관리 소위원회 】

위원장(병원장)

당연 직 위원
QI실장, 간호부 교육 부장, QI 팀장, QI팀원, 환자안전 사고 관련 부서장

간사 (환자안전 전담자)

• 환자안전 사고에 대한 지속적 평가 및 관리를 통하여 효과적이고 안정적인 환자 진료를 제공하기 위함
1. 환자안전 사고 원인 분석
2. 개선점 도출
3. 개선 활동 권고
4. 개선 활동 모니터

※ 회의 개최 – 병원 내 안전 사고 발생시 비정기적 개최

기관의 질 향상과 환자안전에 대한 계획을 수립하고 최고 책임자 및 각 부서/서비스 책임자로부터 임상 및 관리활동을 이끌어 환자와 직원의 안전과 건강을 보장하는 것을 목적으로 위원회를 구성하여 활동한다.

환자안전과 관련된 주요한 사안에 대해서는 필요 시 환자안전관리 소위원회를 개최하여 사고의 원인 분석을 통한 개선안을 마련하고 사고 재발 및 예방을 하기 위한 활동이다.

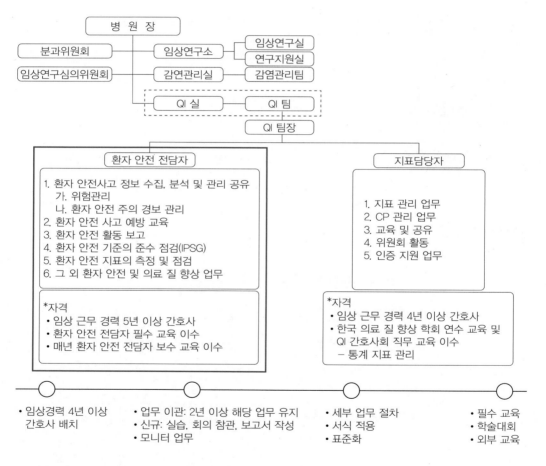

기관병원장 직속으로 QI실– QI팀을 조직하고 있으며, [환자안전법]에 의거하여 환자안전 전담 인력을 배치하고 환자안전 활동 및 환자안전 활동을 위한 교육을 이수한다.

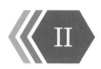

II 환자안전 교육

교육 계획 & 활동

🔖 관리 근거: 의료기관 평가 인증 기준 7.1 ME 4. 질 향상과 환자안전 교육계획을 수립한다.

- 매년 리더십 및 전 직원 대상으로 질 향상과 환자안전 인식 고취 및 관리 활동에 대한 교육활동을 계획한다.
- 계획에 따라 교육 활동을 수행하며, 교육 활동 결과를 분석한다.

PLAN

사업명	교육 과정명	목표	교육 대상자	'19.1	2	3	4	5	6	7	8	9	10	11	12	필요 시	비고
교육	질 향상과 환자안전	경영진 및 직원들의 환자 안전과 질향상에 대한 이해도 향상	경영진										○				
			신규 직원	○	○	○	○	○	○	○	○	○	○	○			
			재직 직원(공통)										○			○	
			부서 컨퍼런스			○(중환자실)			○(간호2부)			○					
	지표 관리 교육	QI 활동 이해를 통한 병원 및 부서의 질 향상을 위해 적극 참여할 수 있다.	부서 지표 담당자		○						○						
			부서별 방문 교육			○				○			○				
		PDSA 도구활용 및 데이터 분석 방법에 대해 이해하여 부서의 핵심지표를 관리할 수 있다.	KPI 관리자		○						○						
			부서별 방문 교육			○				○					○		
	CP 교육	CP 관리 필요성 이해 및 적용 방법 습득을 통해 부서에서 적용되고 있는 CP를 관리할 수 있다.	진료부		○												
			해당 부서				○									○	
	인증 교육	CCPC 인증에 대해 이해할 수 있다.	전 직원			○						○					

DO

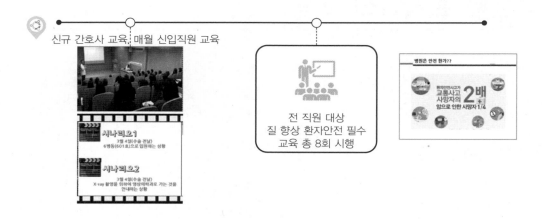

신규 간호사 교육, 매월 신입직원 교육

전 직원 대상
질 향상 환자안전 필수
교육 총 8회 시행

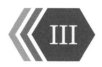

III 환자안전 문화

환자안전 문화 설문

1. **목적:** 안전문화와 관련하여 임직원의 인식을 조사함으로써 안전문화 수립을 위한 기초자료로 활용하고 안전문화 증진 전략의 효과를 평가하기 위함이다.

2. **조사 방법**

　가. 조사 주기: 1회/연

　나. 조사 대상: 전 직원

　다. 조사 도구: 미국보건 질 관리기구(AHRQ)에서 개발한

　　　　Hospital survey on patient safety culture 설문 번역본

　　　　(Cronbach's α = .83)

　라. 조사 방법: 전자 설문

　마. 조사 영역: 3개 하부 차원, <u>**12개 하부 영역**</u>

　　　　부서 내 팀워크, 상사의 바람 및 환자안전 증진 활동, 조직 학습, 지속적인 개선, 환자안전에 대한 경영지원 오류에 대한 피드백 및 의사소통, 부서간 팀워크, 직원 배치, 인수인계, 오류에 대한 비처벌적 대응

환자안전 문화 설문 절차

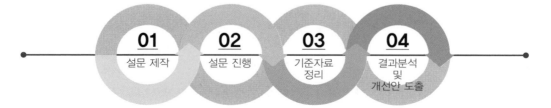

01	02	03	04
설문 제작	설문 진행	기준자료 정리	결과분석 및 개선안 도출

분석 사례

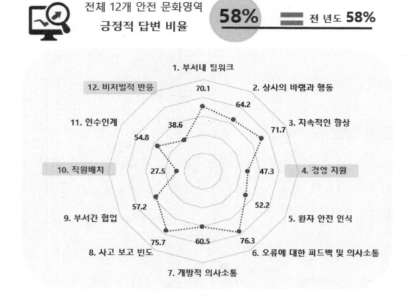

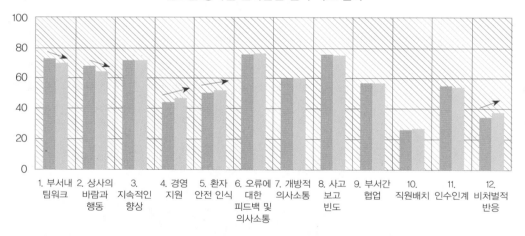

연도별 항목별 환자안전 인식 비교 결과

• **개선안**

긍정의 답변 하위영역을 확인하여 각 영역을 개선 집중영역으로 개선안 마련

⇒ 개선 계획에 따른 개선활동을 수행하여 전 직원의 환자안전에 대한 인식을 고취
　　시키고자 활동한다.

개선 집중 영역	개선 요구 세부 사항	개선안
환자안전에 대한 경영 지원	1. 환자안전 도모 기회 마련 2. 환자안전이 최우선임을 보여줌 3. 사건 발생 전에도 환자안전에 관심 갖기	*리더십 안전 문화 라운딩 – 직원과의 환자안전에 대한 대화(목적) – 환자안전에 대한 집행진의 관심과 의지 전달 – 개선활동을 적극 격려 – 긍정적이고 개방적인 환자 안전 문화 조성
직원배치	1. 충분한 인력 2. 초과 근무 감소	• 업무의 효율성 향상 – 인력유지 정책(인재양성): 교육 강화 직무 교육, 배치 전 교육 • 준법근로 준수 – 업무 몰입도 향상 – System적 초과업무 감소 전략 마련
오류에 대한 처벌적 대응	1. 실수에 대한 비난 자제하기 2. 사람보다 사건에 초점 맞추기 3. 실수가 인사기록에 올려지는 것에 대한 걱정하지 않게 함	1. "good catch" 개념 확대 – 환자안전 주간행사 시 good catch 챔피언 시상 2. 사고 관련 직원(2차 피해자)에 대한 후속 조치 프로세스 마련 3. 부서 내 문화(안전문화, 근무 환경) 개선 계획 마련
환자안전에 대한 전반적인 인식	1. 부서에 심각한 사고가 생기지 않는 것에 대한 긍정적 사고 2. 안전사고 예방을 위한 절차와 시스템적 보완	1. 환자안전사고 발생 후 개선 계획 및 활동에 대한 직원 공유 확대 2. 부서 교육에 환자안전에 대한 교육 추가 (conference 등) 3. 각 부서와 QI팀 Collaboration 향상

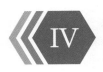

환자안전 보고체계

환자안전사고 보고 관리 업무

환자안전사고 보고 관리 세부업무절차

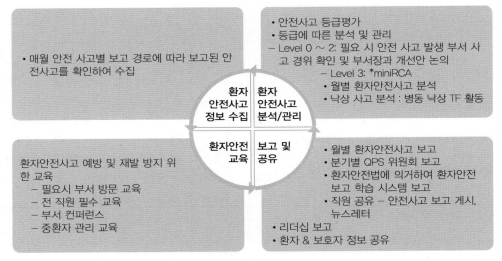

환자 안전사고 정보 수집
환자 안전사고 분석/관리
환자안전 교육
보고 및 공유

- 매월 안전 사고별 보고 경로에 따라 보고된 안전사고를 확인하여 수집

- 안전사고 등급평가
- 등급에 따른 분석 및 관리
- Level 0 ~ 2: 필요 시 안전 사고 발생 부서 사고 경위 확인 및 부서장과 개선안 논의
  - Level 3: *miniRCA
- 월별 환자안전사고 분석
- 낙상 사고 분석 : 병동 낙상 TF 활동

환자안전사고 예방 및 재발 방지 위한 교육
  - 필요시 부서 방문 교육
  - 전 직원 필수 교육
  - 부서 컨퍼런스
  - 중환자 관리 교육

- 월별 환자안전사고 보고
- 분기별 QPS 위원회 보고
- 환자안전법에 의거하여 환자안전 보고 학습 시스템 보고
- 직원 공유 – 안전사고 보고 게시. 뉴스레터
- 리더십 보고
- 환자 & 보호자 정보 공유

✎ mini-RCA: Level 3 환자안전사고에 대해 근본원인 분석을 통한 개선안 도출(RCA와 차이점: 관련 직원 인터뷰 및 심층 정보 수집 제외)

환자안전사고 유형 및 등급

🔖 내규-환자안전 사고 관리 규정(QPS-08-01)

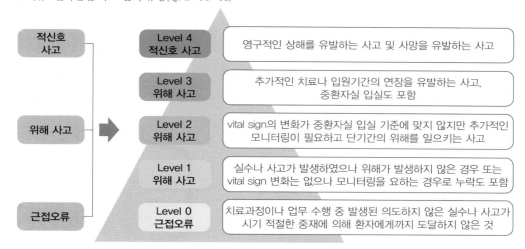

환자안전사고 보고/관리 절차

🔖 내규- 환자안전사고 관리 규정(QPS-08-01)

- 모든 직원은 환자안전사고를 인지한 즉시 보고할 의무가 있다.
- 환자안전사고 보고자의 개인정보(소속부서, 이름, 사번)는 보호되고, QI실은 보고자의 정보를 공개하지 않는다. 기명보고 시 병원은 보고자에게 부정적인 조치(임상 및 행정적)를 절대 취하지 않는다.

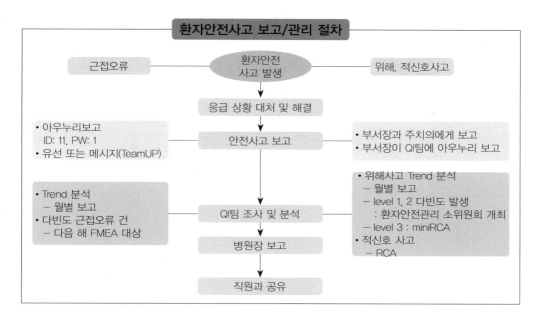

처리 및 분석 절차: 정보 수집

매일 환자안전사고별 보고 경로에 따라 보고된 안전 사고를 확인하여 수집한다.
- 근접오류는 전산 프로그램_안전사고 통합보고 시스템 또는 TeamUp, 문자 및 유선 보고하며 이를 통해 정보를 수집.
- 위해사고 및 적신호사고는 전산 프로그램_안전사고 통합보고 시스템에 보고하며 이를 통해 정보를 수집.

▶ **안전사고 통합보고 시스템을 통한 안전사고 보고**

- 근접오류
- 위해 사고
- 적신호 사고

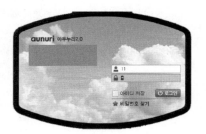

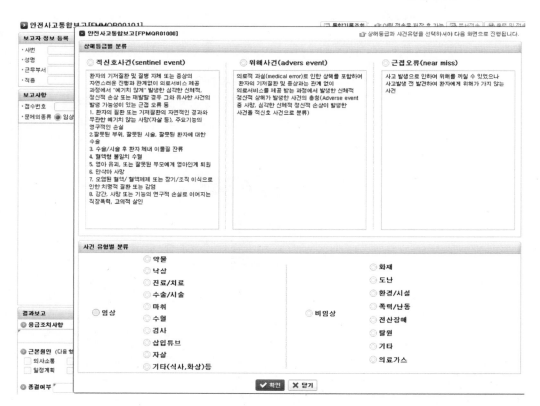

▶ **TeamUp, 유선을 통한 안전사고 보고**

- 근접오류

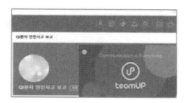

☙ TeamUp에 QI 환자안전사고 보고 창 마련

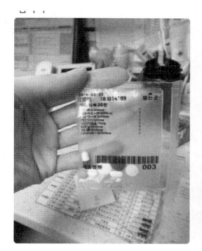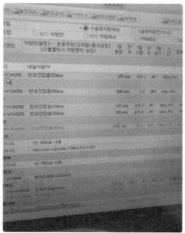

TeamUP을 통해 보고한 사례: 사진 촬영하여 보고

처리 및 분석 절차: 정보 정리

- 수집된 환자안전사고는 안전사고 유형별, 등급별, 종류별, 발생장소별 등을 구분하여 정리한다.(※ 환자안전사고 정리 tool 사용 – 엑셀 sheet)
- 보고된 환자안전사고 확인을 통해 추가적 정보 수집 및 원인 분석을 위해 필요 시 부서를 방문한다.

상태분류 안전사고 등급별	문제의 중분류	IPSG 분류	약물오 류 유 형	오류유형 (조제/처방)	오류단계 (처방-부적절한약 처방)	진료과	진단명	상세내용기술	발생부서/ 낙상장소	세부사항/ 낙상 시 장소상태
근접오류 Level 0	투약	-	처방	금기사항처방	병용금기	심장내과	협심증 NOS	[금기]스토가, 란스톤 병용 -> PPI와 H2RA 병용	3A병동Unit	2020/08/10 [HOLD] Stogar tab,10mg (Lafutidine) 2T #2 x1days[금]
근접오류 Level 0	기타	IPSG.1	-			심장내과	기타 일반 검사	심전도검사 접수하러 오신분으로 영수증+CD를 가지고 오셔서 성명생년월일 확인 하는 도중 성함, 주민등록번호 다름것을 확인 함. (산분으로도 확인함)일치 성함은 유월()님(19861504) 시며, 내 산 중하는 유월()님(19801 3006)으로 확인되어 외래접수시 잘 못 접수된 것 확인 함.	진료혈액센터	2020/08/16 14:00 상초환자 진료의뢰서 가지고 전료혈액센터방문 -> 접수과정에서 진료의뢰서 내용를 기재된 유혈심으로 등록 -> 선교사를 위해 심건도실 방문 -> 환자 확인 성 유월으로도 확인 -> 진료의뢰센터에 모시고가 다시 접수 -> 진료혈액센터에서 유혈심 잘못 기재된 진료의뢰서 내용으로 만 접수진행, 주민등록후 환자 후 환자확인 미시행 -> 낙상 발생 시 동반인(보조자) 유/무 -> 부서 멀정에게 사고내용 전달 후 교육
근접오류 Level 0	투약	-	조제	다른약/다른환자		중환자의학 과	Dyspnea	SICU 김철운 환자(Unit No : 203008725) KCl 이 올라와야 하는데, NaCl이 올라왔습니다.	약제팀	
근접오류 Level 0	투약	-	조제	다른약/다른환자		신경외과	Pontine infarction	설로스틴대산 --)클란지처방로 올라옴 약국전화해서 약교정함(6/16 처방 투약번호 :110)	약제팀	
근접오류 Level 0	투약	-	처방	투작결합약처방	동효능/동일성분	심장내과	Paroxysmal atrial fibrillation	[PPI계열] 정규 11번엔 덱실란트,DR60mg,넥시움정20mg PPI계열 약물 중 복처방	5B병동Unit	2020/08/19 [HOLD] Dexilant DR cap. 60mg (Dexlansoprazole) 1C #1 x1days[금]

처리 및 분석 절차: 분석

- 월별 환자안전사고를 유형별, 등급별, 종류별로 분석한다.
- IPSG(국제환자안전목표) 6가지 부문 안전사고 발생률을 분석한다.
- 약제팀과 함께 투약오류 분석을 위한 회의를 진행한다.
- 입원환자 낙상사고 분석을 위해 병동 낙상 TF 활동한다.

· 분석 사례

유형별

2019년	2018년 12월	1월	2월	3월	4월	5월	6월	7월	8월	9월
근접오류	27	31	33	35	39	27	21	22	16	30
위해사고	13	14	4	13	10	14	7	12	6	8
적신호사고	0	0	0	0	0	0	0	1	0	0
합계(건)	40	45	37	48	49	41	28	35	22	38
전월比		5	−8	11	1	−8	−13	7	−13	16

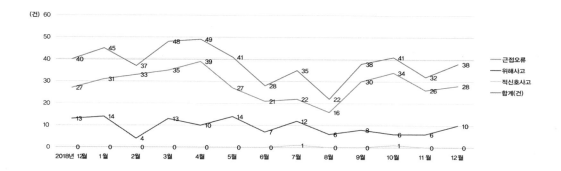

등급별

2019년	2018년 12월	1월	2월	3월	4월	5월	6월	7월	8월	9월
Level 0	27	31	33	35	39	27	21	22	16	30
Level 1	9	12	1	10	6	9	4	12	3	4
Level 2	4	2	3	3	4	2	1	0	2	4
Level 3	0	0	0	0	0	3	2	1	1	0
Level 4	0	0	0	0	0	0	0	1	0	0
합계(건)	40	45	37	48	49	41	28	36	22	38
전월비		5	−8	11	1	−8	−13	8	−14	16

종류별

2019년	2018년 12월	1월	2월	3월	4월	5월	6월	7월	8월	9월
낙상	6	1	2	4	2	5	4	1	4	5
검사/검체	1	0	4	1	18	3	2	4	0	1
투약	31	43	31	38	26	33	22	25	17	31
치료	0	0	0	0	0	0	0	1	0	0
기타	2	1	0	5	3	0	0	4	1	1
합계(건)	40	45	37	48	49	41	28	35	22	38

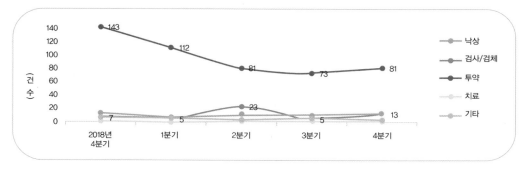

▶ **월별 *IPSG 6 (국제 환자안전 목표) 부문환자안전 사고 보고 건수 확인**

IPSG 유형 분류 안전사고 2019년		2018년 12월	1월	2월	3월	4월	5월	6월	7월	8월	9월	10월	11월	12월	합계(건)
IPSG 1	근접	2	2	2	2	1	3	2	1	1	0				14
	위해	2	3	1			1								5
	적신호														0
	합계	4	5	3	2	1	4	2	1	1	0	0	0	0	19
IPSG 2	근접														0
	위해						1				1				2
	적신호														0
	합계	0	0	0	0	0	1	0	0	0	1	0	0	0	2
IPSG 4	근접								1						1
	위해								1						1
	적신호														0
	합계	0	0	0	0	0	0	0	2	0	0	0	0	0	2
IPSG 5	근접														0
	위해														0
	적신호														0
	합계	0	0	0	0	0	0	0	0	0	0	0	0	0	0
IPSG 6	근접														0
	위해	4	1	5	2	5	3	5	3	5	6				35
	적신호														0
	합계	4	1	5	2	5	3	5	3	5	6	0	0	0	35
합계		8	6	8	4	6	8	7	6	6	7	0	0	0	81

🔹 IPSG 1. 정확한 환자 확인   IPSG 2. 정확한 의사소통   IPSG 3. 고 위험 약물 안전 관리
IPSG 4. 수술/시술환자안전보장 IPSG 6. 낙상위험감소

▶ 월별 투약오류 분석 회의 – 약제팀 & QI 팀

매월 보고된 투약 오류 건에 대해 약제팀 & QI팀이 함께 분석하여 개선안을 마련한다.

환자안전사고 - 투약 7월 회의

회의 일시	2020년 8월 10일 15시00분 ~ 15시30분(소요시간: 30분)	회의 장소	1 회의실
회의 구분	□주간 ■ 월간 □ 분기 □ 연간 □ 필요 시		
참 석 자			
안 건	1. 2020년 7월 환자안전사고 투약 부문 공유 및 논의 2. 처방오류 개선을 위한 데이터 분석 내용 논의 3. 기타 논의 사항		

회의 내용

1. 2020년 7월 환자안전사고 투약 부문
   가. 사고내용 공유
2. 처방 오류율 개선을 위한 데이터 분석 내용 논의사항
   가. 분석내용: 진료과별 처방오류 건 수 및 오류 내용
   1) 진료과별 처방오류 건수

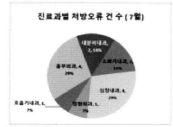

   나. 논의사항
   1) 환자안전사고 논의 내용
     가) 처방 오류유형을 보면 6월보다 동효능/동일성분 0건, 용량 4건, 금기사항 1건으로 감소
         용법 2건, 중복처방 7건으로 증가 함
         -> 중복처방 5월, 6월 감소하였으나 7월에 증가 함.
         -> 지속적으로 진료과장/전공의에 Team Up을 통해 진료과장에게 피드백하고 8월에 지켜보기로 함
     나) 환자안전사고 투약부문에서 조제오류 4건
         → 잘못된 병동 불출 3건 → 약 칸에 병동이 잘 보일 수 있도록 다시 병동표시 함
         → 관련직원 자체 교육실시
   2) 조제오류 중 불출오류 건(5B병동 약이 5A병동으로 잘못 올라옴)
     → 99번 약은 정규약이라 병동 칸에 넣는 약이 아니라 정규바구니에 들어가는 약임.
        5A병동 정규약과 5B정규약을 한 명의 약사가 동시에 검수하는 일은 불가능하므로
        정규PO약이 다른 병동으로 가는 일은 가능성이 거의 없어서 조제오류에서 제외 함
3. 기타 논의
   가. 권장일수 초과 금기 맥페란(5일), 돔필정(7일)
      외래 : 처방 일수 제한을 위한 팝업 적용 중
      입원 : 먼저 공지 후 팝업 적용하도록 진행 예정
   나. 병동 고주의 약을 약국에 일주일 한번 내리던 것을 하루 한번 내리도록 하는 것은 약국이 안정화되면 시행 예정
   다. 내년에 고위험 약물에 대해 관리 예정

▶ **월별 낙상 발생 건수 및 발생률 (‰) 분석**

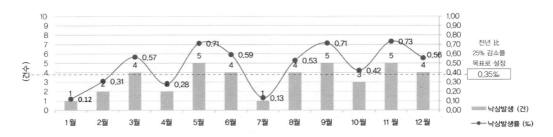

▶ **낙상 사고에 대한 환자안전사고 등급별 분석**

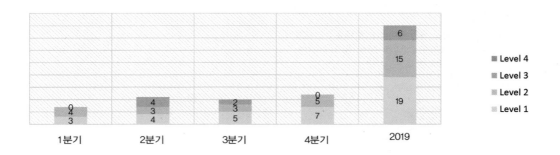

처리 및 분석 절차: 분석결과에 따른 개선안 도출

▣ **심각한 위해 사고(level 3 이상) 발생률**

▶ level 3 이상 환자안전사고 분석

2019년 안전사고 level 3

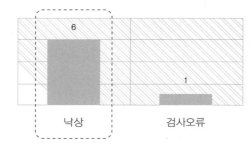

분석 결과 낙상 발생률이 높음
⇒ 2020년
  병동간호부 & QI팀
  낙상 TF 활동

▶ 분기별 비교 분석

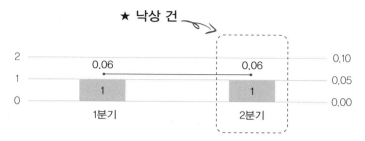

▶ 매월 낙상 TF 활동 – 매월 낙상 건 공유 & 필요시 개선안 마련

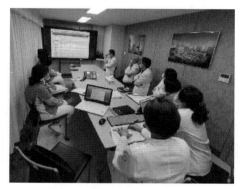

인지장애 환자의 낙상 사고 증가

문제확인 및 원인분석	ACTION PLAN			개선활동
	what	who	when	■ 집중 관찰실 입실 대상 우선순위

문제확인 및 원인분석	what	who	when	개선활동
• 인지장애, 치매, 고령의 고위험 환자가 많음 - 모든 환자에 대한 집중 모니터 어려움 - 중증도가 높은 환자에 집중 관찰 필요한 환자로 보호자나 간병인이 필요하나 포괄간호로 상주할 수 없음 - 집중 관찰실 운영 필요	집중 관찰실 운영에 필요한 방안 마련	병동간호부장 외 병동UM	현재 진행 중	**■ 집중 관찰실 입실 대상 우선순위** 우선순위 | 내용 기준 | 낙상위험 사정구분에서 인지장애 + 보행장애부문 고득점자 기준+1순위 | 3개월이내 낙상의 경험 기준+2순위 | 낙상고위험점수 고득점 기준+3순위 | 고령자
	급성기 치료 이후 퇴원, 필요→진료부 협조 요청	QI실장님	현재 진행 중	**■ 논의** → 각 병동 마다 스테이션 앞 6인실로 남, 여 환자 병실 운영 안 마련 • 병실 운영 안
• 재원일수가 길어짐 - 급성기 치료 이후 퇴원/전원 필요	급성기 치료 이후 전원 필요→진료협 력센터 협조 요청	병동 TF팀	현재 진행 중	1안 | 출별운영 | 3B(355호) 5A(510호) 총 2실 12병상 운영 | 필요 인력: 5명*2병동=10명 2안 | 병동별운영 | 3B(355호) 5A(510호) 5B(555호) 총 4실 24병상 운영 | 필요 인력: 5명*4병동=20명
• 환자 별이 아닌 일괄된 낙상예방 전략 시행 - 환자 별 예방전략이 없음	환자 별 상황에 맞는 예방전략 마련 논의	병동TF팀 QI팀	병동낙상 TF 회의 시 논의	▶ 낙상 고위험의 수요는 부서마다 집중관찰실 운영이 필요한 2안 원하지만 수익분석 결과 1안을 선택 운영 후 추후 재논의 필요

개선 관리 절차

수집한 환자안전사고는 안전 사고 등급별로 구분되며, 등급별 관리 지침에 따라 개선안 도출 및 개선활동을 수행한다.

• **환자안전 사고 Level 에 따른 관리 지침**

　🔊 환자안전사고 보고관리 세부업무 절차서

1. Level 0~2: 환자 기본 정보를 기준으로 위험 요인 확인하여 개선안 도출 필요 시 안전사고 발생 부서 방문하여 사고 경위 확인 및 부서원들과 개선안 논의

2. Level 3: 환자안전 관리 소위원회 개최하여 miniRCA 진행
   – 환자 기본 정보 및 치료 프로세스 내 위험요인 확인, 근본원인 분석을 통한 개선안 도출
   ※ mini-RCA: Level 3 환자안전사고에 대해 근본원인 분석을 통한 개선안 도출 (RCA와 차이점: 관련 직원 인터뷰 및 심층 정보 수집 제외)

3. Level 4: RCA–사건과 관련된 직원 인터뷰, 의무기록 및 문헌고찰을 통해 정보 수집하고 치료 프로세스 내 위험요인을 확인하여 개선안 도출

개선 관리 사례

Level 0~2: 근접 오류 사례

약제팀의 조제 오류(불출 오류) 건 지속 보고됨

• 사례: A병동으로 불출되어야 하는 약이 B병동으로 불출됨. 약제팀에 연락하여 해당 약제 내림

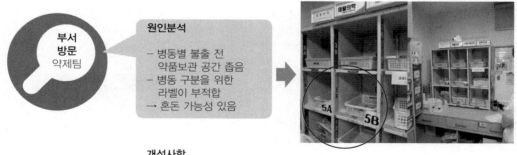

부서
방문
약제팀

원인분석
– 병동별 불출 전 약품보관 공간 좁음
– 병동 구분을 위한 라벨이 부적합
→ 혼돈 가능성 있음

개선사항
– 공간적 문제: 추후 개선 계획
– 인지적 문제: 약 칸 옆 사이드와 앞에 병동 표시를 크게 하여 인지 향상

관련직원 자체 교육실시

Level 3: 노인 환자 낙상 사고 발생 건

사례: 심전도 찍으려고 침대에 환자가 앉아 있는 상태에서 검사자 측 사이드레일 올리지 않고 수액세트를 걸고 있는 사이 바닥으로 엉덩방아 찧으며 주저앉음 → 왼쪽 9번째 갈비뼈 골절

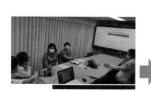

환자안전관리 소위원회 & mini RCA
- 특수검사실내 낙상

근본원인분석 / 개선안도출 / 개선계획

근본원인		개선 안
1. 신규직원 안전에 대한 주의 부족		신규직원 낙상 안전 주의에 대한 시뮬레이션 교육이 필요
2. 폴대가 없고 벽에 걸이 이용 불편한 위치		폴대 설치 필요
3. 도와주는 사람 필요		도움요청 기준 필요
4. 환자상태에 맞지 않는 이동수단		병동에서 환자파악 후 상태에 맞는 휠체어 또는 침대로 이동해야 한다

ACTION PLAN				
	What		Who	When
사고/위험요인	개선활동			
신규직원 안전에 대한 부주의로 낙상위험	신규직원 낙상 안전 주의에 대한 시뮬레이션 교육을 진행한다		특수검사팀	7월 24일
적절하지 않은 걸이 이용으로 수액세트 줄에 걸려 낙상 위험	폴대 구매 후 설치를 한다		특수검사팀	즉시
기력 없고 거동 불편한 환자를 검사자 혼자 검사침대로 이동 시 낙상위험	도움요청을 위한 기준을 마련한다		특수검사팀	즉시
환자상태에 맞지 않는 이동수단으로 인한 낙상위험	병동낙상 TF 회의 시 환자상태에 맞는 이동수단 논의		QI 팀	7월 28일

Level 4: 응급실 내원 환자 사망 건(진단오류)

사례: 두통으로 응급실 내원함. 응급의학과 문진 후 진통제 투약하였으나 두통이 지속되어 Brain CT 검사 추가 시행 후 검사결과 정상으로 듣고 퇴원함. 다음날 새벽에 집에서 환자 사망한 상태로 발견되어 경찰조사 후 부검 시행함(부검 가결과: 뇌출혈로 인한 사망)

※ 적신호사고: 사건 발생 또는 인지 후 45일 이내 근본원인분석을 완료한다.(내규)

환자 안전관리 소위원회 개최
- 사건 상세 리뷰
- 환자 보호자 정보공개 진행 절차 논의

RCA 개최
- 팀구성
- 정보 수집
- 원인요소 및 근본 원인 확인

개선안 도출 및 개선 활동
- Action plan 도출
- 실행계획
- 검토 및 결과 보고

**환자안전 관리
소위원회 개최**

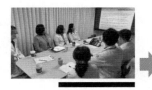

**[환자안전관리소위원회]
응급실 내원 환자 사망 건**

환자보호자 - 관련 정보공개와 진행절차 논의

QPS-08-01 환자안전 사고 관리 규정
4. 환자 안전 사고 공유

<별첨 2> 환자 및 보호자 위해사고 공유 절차

나. 환자와 보호자 공유
1) 안전사고 level 3이상의 경우 환자와 보호자에게 아래의 위해 사고 전달 체계에 따라
정보를 전달한다.
가) 주치의와 QI팀의 환자 안전 전담자가 위해 사고임을 확인한다.
나) QI실은 환자 안전관리 소위원회를 개최하여 아래의 사항을 확인 및 결정 한다.
(1) 환자 및 보호자에게 전달할 사고 관련 정보
(2) 환자 및 보호자가 이해할 수 있는 용어로 요약
(3) 환자 및 보호자와의 만남 일시 및 장소
다) 주치의는 환자 및 보호자에게 사고 정보를 제공한다.
라) 주치의는 관련 사항을 전자 의무기록에 기록한다.
마) 만일, 의료 분쟁이 예상되는 경우 의료사고 예방 위원회에 상정하여 논의한다.

RCA 개최

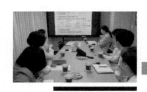

**[환자안전관리소위원회]
응급실 내원 환자 사망 건 RCA**

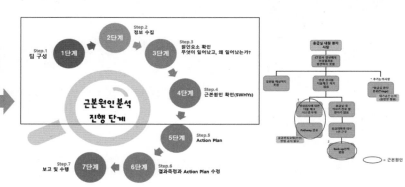

근본원인에 대한 개선안 도출

| 근본원인 – | 1. 응급실 처방 영상검사에 대한 Double check System 부재 |
| | 2. 응급의학과 인력부족 |

개선활동의 요약 : 응급실에서의 영상검사 처방부터 판독, Critical한 결과에 대한 알림을 아우르는 Pathway를 마련하고 응급의학과의 인력부족 상태를 리더십과 논의하여 효과적으로 Back up 할 수 있도록 한다. 추가적으로 응급실 내 대기환자가 많은 경우 대기공간에 대한 논의를 진행한다.

실행 책임자: ○○○   모니터/결과보고 책임자: ○○○

수행 단계 (What)	책임자 (Who)	기한 (When)	comment
영상검사 처방 시 '응급판독' 체크된 경우 영상의학과 접수 화면 표시 확인	영상의학팀 팀장	즉시	완료
영상검사 처방 시 '응급판독' 체크 방법 공유 (대상: 응급의학과, 응급실unit)	응급실장 응급실UM	즉시	완료
응급실 처방 영상검사 Pathway 마련 (처방 ~ 판독 ~ 결과 알림)	응급실장 영상의학과 과장	11월 22일 → 12월 21일	진행 중
응급의학과 인력 논의	질향상환자안전본부장	11월 말 → 12월 31일	진행 중
* 추가: 응급실 환자 대기공간 논의	응급실장 응급실UM 질향상환자안전본부장 QI팀	11월 15일	음압방 활용 가능여부 완료 (법적으로 활용불가능)

RCA 종료 보고(사건 발생 → 개선활동)

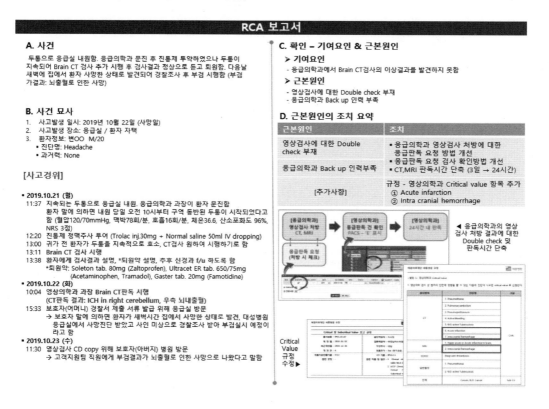

근본원인분석을 통한 개선안은 WWW chart를 이용하여 개선활동을 계획하여 수행하고 개선활동결과에 대해 종료 보고서를 작성하여 리더십 보고 및 관련 부서와 공유한다.

보고 및 공유

- 매월 환자안전사고를 분석하여 리더십에 보고한다.
- 분기별 QPS 위원회를 개최하여 환자안전사고관리 활동을 보고한다.
- 환자안전법에 의거하여 환자안전사고 보고학습 시스템에 원내발생환자안전사고를 보고한다.
- 월별 환자안전사고 발생건수를 QPS게시판에 게시하여 직원과 공유한다.
- 분기별 QPS Newsletter를 발간하여 원내 환자안전 이슈에 대해 직원과 공유한다.

▣ 매월 환자안전 사고 보고: 리더십 보고 사례

문서번호	A340001-2020-000146		계장/QI팀장	과장/QI실장	질향상환자안 전본부장 겸 감 염병센터장	병원장
작성일자	2020-08-12 오후 4:16:29	결 재				
작성부서	QI팀					
작성자			08-13	08-13	08-13	08-14
보존기간	영구					
보안등급		합 의				
우선순위	보통					

첨부파일	2020년 7월 안전사고 보고(1).xlsx (4153.3Kb)	선택저장 / 전체저장 / 선택열기 / 웹폴더저장

제 목	2020년 7월 환자안전사고 보고 건

2020년 7월 환자안전사고에 대한 보고를 하오니 재가하여 주시기 바랍니다.

붙 임 1. 2020년 7월 안전사고 보고. 끝.

월별 통계 자료 보고

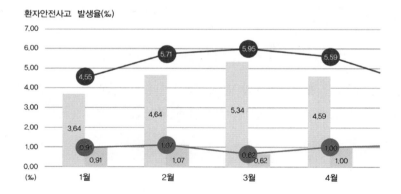

환자안전사고 발생율(‰)

주요 사건에 대한 내용, 원인 분석 및 개선사항 보고

■ 주요사건 보고서

월	주요 안전 사고	사건 내용	문제점	개선사항
	1. IPSG 1 - 근접오류 1건	1. 서 OO (F/82) 2020-07-08 2020/07/08 14:00 신규간호사가 환자확인 오류로 같은 병실 나병순환자에게 채혈하게 되어 검사취소 요청서 접수 됨	- 채혈단계에서 환자확인 미시행	->부서 팀장에게 사고내용 전달 후 교육
	2. IPSG 4 - 근접오류 1건	1. 김 OO (F/96) 2020-07-28 2020-07-28 12:45 환자 수술실로 이송요원과 함께 스트레처카로 내려감 v/s:95/70-93-18-36.5 98% 동의서 확인함, 의식변화없음, 금식확인함, 제노세프 1g prep함 혈전방지스타킹 같이 수술실로 보냄, 유치도뇨관 삽관중으로 고정 및 개방성확인함, 수액요법 적용중임, 주사부위 부종 및 발적없음, 보호자와 함께 내려감	- 동의서 확인 미 시행	->부서팀장에게 사고내용 전달, IPSG-04-01 '안전한 수술 및 시술 보장 규정' 부서원 교육,부서공유
	3. IPSG 4 - 위해사고 1건	1. 김 OO (F/72) 2020-07-27 2020-07-27 15:00 영상의학과 PICC검사내려감(우측팔시술예정) 2020-07-27 16:00 스트레처카로 투석실 오심 2020-07-27 16:05 청형외과 고영우 과장님께서 투석실 오셔서 PICC 제거 함 2020-07-27 16:11 동정맥루부위 발적,부종,동통 없음 확인함	- 협진의뢰 확인 부분 미비 - 담당 방사선기사 다른 검사로 1년차 방사선기사가 검사 진행 - 시술부위 전화로 확인 - Time out 미시행	->부서팀장에게 사고내용 전달 후 교육 ->영상의학과 시술전 프로세스 절차 확인 후 모니터링
		3. 최 OO (M/61) 2020-07-14 2020-07-14 15:10 1. 위치 및 자세변경 2. 을동 3. 도움필요 4. 보조기 사용 무 5. 낙상발생시 동반인 무 6. 2020-07-14 15:10 환자 침대에서 내려오다가 발이 꼬여서 낙상함 활력징후 : 130/70-82-20-36.8-98% 측정됨 왼쪽 머리 냉장고에 부딪혔으나 불편한 호소 없음 과장님, 팀장님 보고함 지속적 관찰중임 2020-07-15 08:20 과장님 회진함 새벽화장실 이벤트 보고함 과장님 환자분 어티반 투약후 자고깨면 슬먹은것처럼 똑바로 걷기 어렵고,힘이없을수있어 넘어질 위험성에크기때문에 콜벨누르르시도록 환자분께 설명함 환자분 혼자이동하지않고 콜벨누르시겠다함	- 침대에서 내려오다가 발이 꼬여서 낙상	->콜벨 사용법 재교육후 꼭 누르도록 인지시킴 아티반 투약환자로 휠체어 사용하기로 함

▣ 분기별 QPS 위원회 보고: 리더십 보고 사례

* QPS 위원회 보고 예시: 보고 건수, 분석내용, 개선 활동 등

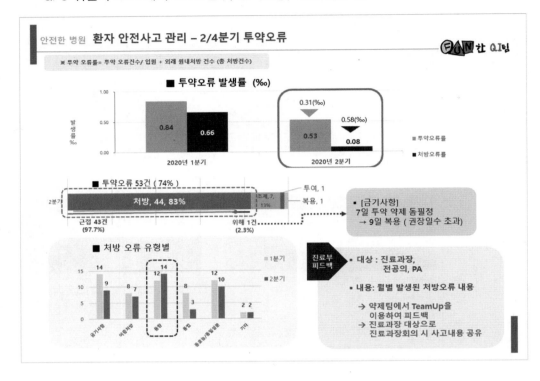

▣ 직원 공유 사례

◎ 직원 식당 내 게시판에 매월 게시   ◎ 분기별 QPS Newsletter 발간

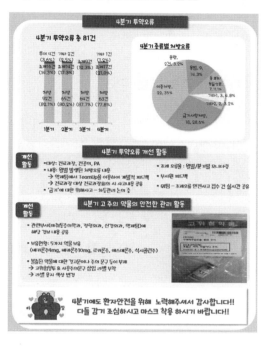

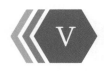

V 환자안전사고 예방활동

환자안전 주의경보 관리

환자안전 주의경보란 환자에게 중대한 위해가 발생할 우려가 있는 사고에 대한 유사 사고 재발, 새로운 유형의 사고, 긴급한 사건의 예방을 위해 *환자안전보고 학습 시스템(KOPS)에서 각 의료기관에 발령되는 주의 경보이다.

• KOPS(환자안전보고 학습 시스템)에서 발령한 환자안전 주의경보에 대해 원내 처리 절차에 따라 관리한다.

환자안전 주의경보 발령에 대한 원내 PROCESS

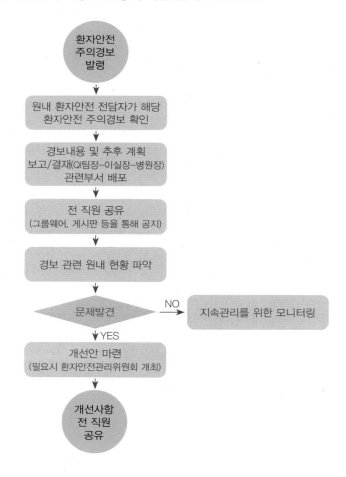

주의경보 공유

환자안전 주의경보 발령 즉시 리더십에 보고하고 인트라넷을 이용하여 전 직원에게 관련 사고에 대한 주의를 요할 것을 공지한다.

◎ 사내통신을 통한 전 직원 공유

KOPS에서 발령된 환자안전 주의경보(2019년 4차)를 아래와 같이 긴급 공지 합니다.

각 부서에서는 모든 직원들과 경보 내용을 공유하여 주시고 관련 부서에서는 주의사항을 숙지하여 조영제 업무 시 주의하여 주시기 바랍니다.

QI팀에서는 경보와 관련된 원내 현황을 파악 후 문제 발견 시 Action Plan 을 통한 개선안을 마련하여 재공지 하겠습니다.

■ 환자안전 주의경보 란?

환자에게 중대한 위해가 발생할 우려가 있는 사고에 대한 유사사고 재발, 새로운 유형의 사고, 긴급한 사건의 예방 을 위해 **환자안전보고학습 시스템 (KOPS)*** 에서 각 의료기관에 발령되는 주의경보

*KOrea Patient Safety reporting & learning system(KOPS)
: 환자안전법 제16조에 의거하여 각 의료기관에서 자율 보고된 환자안전사고 관련 정보 및 수집된 자료 조사의 연구, 공유를 위해 구축되어 보건복지부 산하 의료기관평가인증원에서 운영하는 환자안전사고 보고 학습시스템

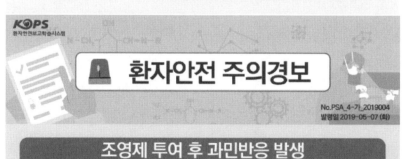

현황파악 및 개선안

QI팀은 주의경보 발령된 안전사고 관련부서와 환자안전관리소위원회를 개최하여 원
내 현황 파악 및 개선안을 마련한다.

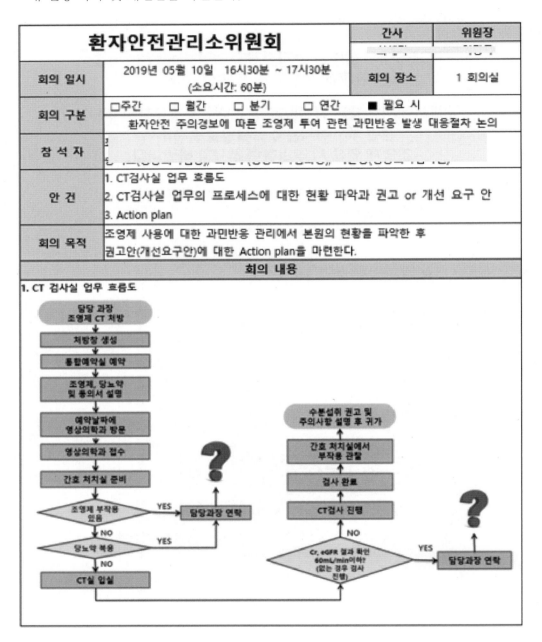

2. CT 검사실 업무의 프로세스에 대한 현황 파악과 권고 or 개선 요구 안

process	현황 파악	권고 or 개선 요구 안
검사 전	신장 기능 결과 확인 없이 조영제 사용 CT 및 MRI 검사 처방	처방 시 최근 신장 기능 확인 후 검사 처방 *신기능 저하 시 전 처방 수행
	당뇨약 중단여부 확인 및 검사 후 주의사항(재복용)에 설명에 대한 내용 확인이 어려움	영상의학과에서 정보 공유 필요
검사 중 또는 후	중한 부작용(아나필락시스)에 대한 처치 - 응급실로 바로 이송하여 처치 함	도움 요청과 함께 에피네프린 근육주사 시행(Process 추가 필요)

3. Action plan

확인된 문제	개선 요구 안	Action plan		
		What	Who	when
신장 기능 결과 확인 없이 조영제 사용 CT 및 MRI 검사 처방	처방 시 최근 신장 기능 확인 후 검사 처방 *신기능 저하 시 전 처방 수행	처방 Process 변경사항 논의 필요 (진료부, 메디플렉스와 함께 진행 예정) <논의가 필요한 사항> 1) 조영제 사용 검사 처방 시 신장기능검사 결과 확인 과정 2) 신장기능검사 없을 시 처방 추가 과정 2) 신장기능검사 결과 및 인정 기간 논의 3) 전산구현 가능 여부 확인 4) 논의 후 진료부 공지	QI 팀, 진료부, 영상의학과, 전산팀, 메디플렉스	6월 초
당뇨약 중단여부 확인 및 검사 후 주의사항(재복용)에 설명에 대한 내용 확인이 어려움	영상의학과에서 정보 공유 필요	외래, 통합예약실과 당뇨약 복용에 대한 정보공유 방법 마련	영상의학과, QI 팀, 전산팀	5월 말
검사 중/후 중한 부작용(아나필락시스)에 대한 처치 - 응급실로 바로 이송하여 처치 함	응급상황 시 에피네프린 주사 프로세스 추가	에피네프린 사용 기준 마련	영상의학과, QI, 전산팀	5월 말
		에피네프린 알고리즘 제작		
		CT처방 시 에피네프린을 PRN으로 묶음처방 전산 셋팅		6월 초

개선 사항 및 결과보고

- 원내 환자안전사고 예방을 위한 Process 변경 및 관련 부서 및 전 직원과 공유한다.
- 현황파악 및 개선 활동에 대해 보고한다.

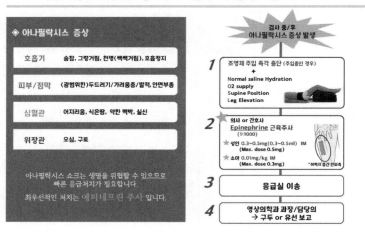

[검사실] 조영제 사용 시 아나필락시스 증상 대응 Process

제 목	[환자안전 주의경보 - 개선사항 보고] 조영제 투여 후 과민반응 발생

2019년 5월 7일 발령되었던 '조영제 투여 후 과민반응 발생' 건에 대한 개선사항을 아래와 같이 보고하오니 재가하여 주시기 바랍니다.

- 아 래 -

1. 전직원 공유
   가. 그룹웨어 內 '공지사항 - 전직원 공지 게시판'을 통하여 경보내용 공지 (2019.05.07)

2. 현황파악 및 문제점에 대한 개선사항
   가. 환자안전관리 소위원회 개최(2019.05.10)
      1) 현황
         가) 영상의학과에서의 조영제를 사용하는 검사에서 검사 중/후 아나필락시스 증상
            발생 시 에피네프린 투여과정 없이 응급실로 바로 이동
            -> 응급실까지의 이동거리가 짧아 이동하는 것 자체는 문제가 없으나 에피네프린
               투여가 부재함. 현재는 응급실에서 투여됨
      2) 개선사항
         가) 조영제 사용하는 검사 중/후 아나필락시스 증상 대응 Process 마련
      3) 추후 계획
         가) 그룹웨어 內 '공지사항 - 전직원 공지 게시판'을 통하여 개선사항 공유
         나) 영상의학과 직원 교육 (7월 中 부서자체 시행) 및 검사실 내 게시
         다) 야간/주말 동안 영상의학과 간호사 부재 시 환자상태 모니터링 및 에피네프린
            투여 업무를 관련 부서에 협조 공지
            - 내용: 조영제 사용하는 검사의 경우 환자를 이송하는 부서의 간호사가 해당
               환자의 검사 시작 ~ 종료 시점까지 조정실에서 환자를 모니터링, 아나필락시스
               증상 발생 시 에피네프린 투여 할 수 있도록 협조 요청, 자료공유 (7월 中)

붙 임 1. [검사실] 조영제 사용 시 아나필락시스 증상 대응 Process.pdf 1부. 끝.

FMEA(고장유형과 효과분석)

위험관리프로그램은 환자와 직원에 대한 예기치 않은 위해 사건과 안전위험을 파악하고 사전에 저감시키기 위함이다.

- FMEA 활동 목적－고 위험으로 선정된 프로세스에서 안전사고를 야기할 수 있는 Process를 찾아 개선함으로써 안전사고 발생을 예방하기 위해 활동한다.
- FMEA 주제－환자안전사고 중 다빈도 고 위험, 다빈도 저 위험, 저빈도 고 위험 안전사고 새로운 의료 서비스 등이다.

→ 위험도 평가 결과로 선정된 고 위험 프로세스에 대하여 최소 연 1회 진행한다.

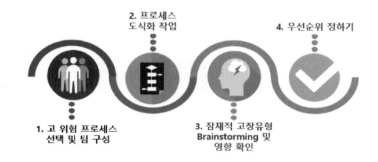

FMEA 절차

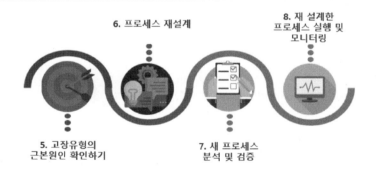

■ **주제 선정－다빈도 환자안전사고 건에 대한 위험성 평가 통해 주제 선정: 산제약 투약 오류 건**

FMEA 종료 보고서

A. 고위험 프로세스 선택 및 팀구성

- 고위험 프로세스: 산제약 투약과정에서 환자안전 문제요인 발견(산제약 투여 준비 과정이 복잡, 한 명이 모든 산제약을 준비/투약)
- 팀구성: 3B병동, 약제팀, 진료부, QI팀

B. 프로세스 도식화

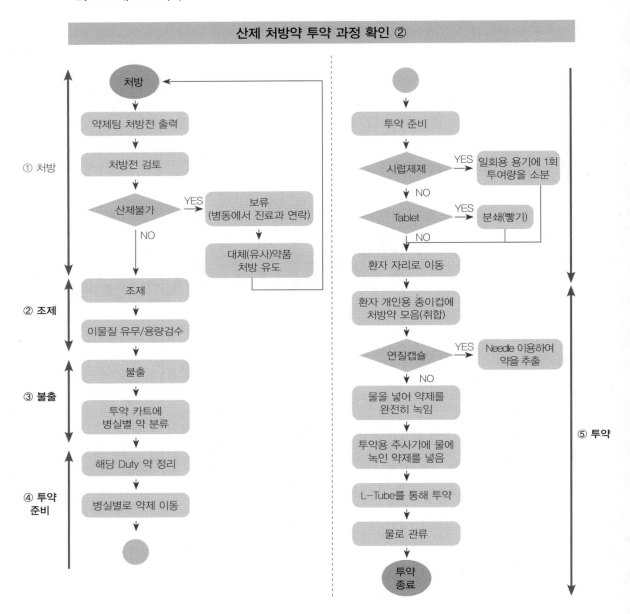

산제 처방약 투약 과정 확인 ②

① 처방
- 처방
- 약제팀 처방전 출력
- 처방전 검토
- 산제불가 → YES → 보류 (병동에서 진료과 연락) → 대체(유사)약품 처방 유도
- NO

② 조제
- 조제
- 이물질 유무/용량검수

③ 불출
- 불출
- 투약 카트에 병실별 약 분류

④ 투약 준비
- 해당 Duty 약 정리
- 병실별로 약제 이동

⑤ 투약
- 투약 준비
- 시럽제제 → YES → 일회용 용기에 1회 투여량을 소분
- NO
- Tablet → YES → 분쇄(빻기)
- NO
- 환자 자리로 이동
- 환자 개인용 종이컵에 처방약 모음(취합)
- 연질캡슐 → YES → Needle 이용하여 약을 추출
- NO
- 물을 넣어 약제를 완전히 녹임
- 투약용 주사기에 물에 녹인 약제를 넣음
- L-Tube를 통해 투약
- 물로 관류
- 투약 종료

C. 고장유형의 근본원인 프로그램 재설계
 - 투약준비단계: 칸 공간이 적은 투약판 → 칸 공간이 넓은 투약판 교체

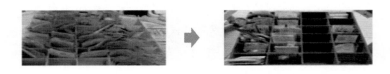

– 산제처방 불가약품/대체처방약품 List 마련 → 그룹웨어 공지 (*첨부파일 참조)
– 산제약 녹일 물 부재 → 산제약 투약용 생수구매요청
– 산제투약 중임을 알리는 알림판 제작

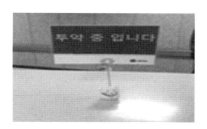

D. 재설계한 프로세스 실행 및 재평가

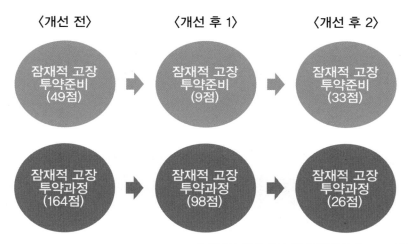

<개선 전>   <개선 후 1>   <개선 후 2>

잠재적 고장
투약준비
(49점)
→
잠재적 고장
투약준비
(9점)
→
잠재적 고장
투약준비
(33점)

잠재적 고장
투약과정
(164점)
→
잠재적 고장
투약과정
(98점)
→
잠재적 고장
투약과정
(26점)

☙ FMEA 활동 종료 보고내용으로 Process 일부분 생략됨

DMB(Daily Management Board)–부서 환자안전관리 도구

DMB(Daily Management Board)는 부서의 환자안전 및 질 향상 지표관리, 기타 주요 업무에·대한 일일 현황을 시각적으로 쉽게 알아볼 수 있도록 도와주는 의사소통 도구이다.

Good Catch는 환자안전사고 발생 가능한 순간을 포착하여 문제를 즉시 개선하므로 사고 발생을 예방하는 행위(근접오류 개선)이다.

• 사용 목적–부서에서 관리하고 있는 환자안전 사고 관리 및 환자안전/질 향상에 관한 주요 지표 등을 매일 관리하고 공유함으로써 신속하게 문제를 확인하고 분석 및 개선하기 위함이다.

- 전 부서에 비치하여 환자 안전과 질 관리 부문에 대한 의사소통 도구로 사용한다.
- DMB 구성 영역 – SAFETY 영역
  - SAFETY CROSS: 부서의 환자안전 정도를 확인할 수 있다.
    Daily 부서에서 발생한 환자안전사고 건수에 대한 평가 및 부서원 공유

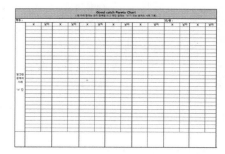

🖉 기준에 따라 신호등색을 부여하여 부서의 환자안전 정도를 쉽게 인지 할 수 있게 함

⬤ 안전사고 발생 없음
⬤ 근접오류 1건 이상
⬤ 근접오류 10건 이상, 위해 사 건, 적신호사건 1건 이상

  - Good catch: 부서원이 업무수행과정에서 발견한 근접오류를 파레토 차트(기관 제작 양식)에 직접 표기하여 부서의 근접오류 발생 정도를 그래프 로 확인한다.

🖉 가로축–부서별 Good catch 영역 선정 세로축–세부 내용 및 발견자, 날짜 기록

DMB 사용 및 관리 사례

- 부서별 담당자는 매월 Good catch 사항을 QI팀과 공유한다.
  ※ 업무의 효율화를 위해 QR 코드를 각 부서 DMB에 게시하고 이를 이용하여 전산으로 QI팀으로 데이터를 전송.

- QI팀에서는 부서별 데이터를 수집하여 병원 전체 환자안전 경향을 파악한다.
- 매월 분석한 자료는 부서별로 피드백하고, 분기별 QPS 위원회에서 보고한다.

▶ 부서별 게시 및 사용 현황

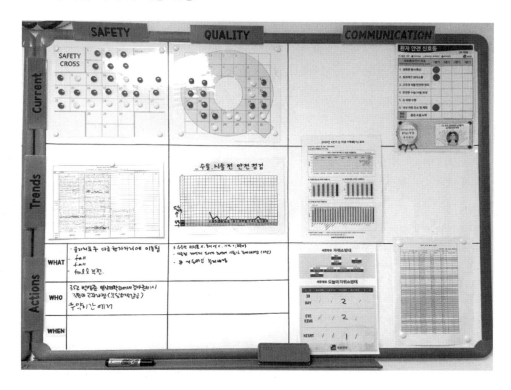

▶ 분기별 분석 자료

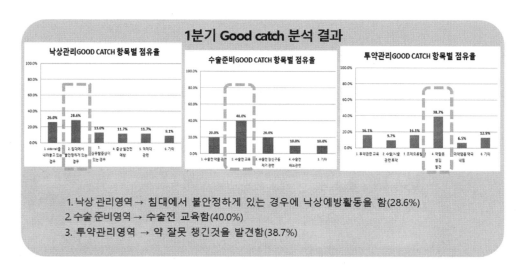

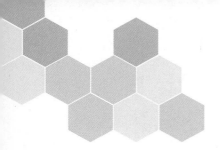

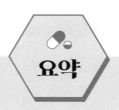

요약

　　환자안전사고 보고 학습체계는 직원들의 안전사고 보고를 활성화하고 사고 발생을 예방하기 위한 효율적 관리 활동이다. 보고 학습 체계를 통해 수집된 정보들은 유형별, 등급별 등으로 나누어 분석을 하고 분석결과를 통해 환자안전사고 예방을 위한 개선안 도출 및 개선 활동을 한다. 중대한 위해사고 및 적신호 사고는 먼저 환자 및 보호자에게 관련 정보를 제공하고, 근본원인 분석을 통한 개선안 도출, 개선활동을 수행하여 동일한 안전사고의 재발을 방지하기 위해 노력하고 있다. 또한 환자안전사고 발생 전 업무 절차 내 고위험 프로세스를 발견하여 사전에 안전사고를 예방하기 위한 활동을 하고 있으며 인증원에서 운영하는 환자안전보고학습시스템(KOPS)에서 발령하는 환자안전주의 경보건에 대해서도 직원들과 공유를 하고 의료기관의 현황파악을 통한 예방활동을 하고 있다.

　　환자안전은 의료기관의 최우선적인 원칙이다. 환자안전을 위해 리더십을 포함한 모든 구성원은 환자안전의 중요성 및 지켜야할 수칙에 대해 교육이 되어야 하고, 안전한 병원환경 조성을 위한 문화적 인식들이 정착화 되어야 한다. 이를 위해 정기적인 교육과 환자안전문화 인식을 측정하고 있으며 의료기관의 안전을 위해 지속적으로 노력하고 있다.

의료기관
환자안전보고 학습

사례 4. 요양병원

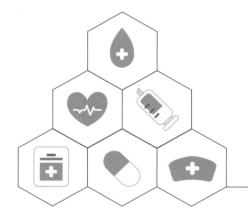

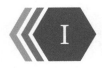

환자안전사고 보고 및 현황

1. 환자안전사고 보고 및 재발방지를 위한 보고학습 관리운영에 있어 상급종합병원과는 달리 인력적인 인프라 구축 및 돌봄 제공 주축이 간병사로 이루어져 있어 환자안전사고 및 보고에 취약한 상황이다.

2. 신속한 보고 및 이차적인 손상을 예방하기 위한 환자안전 보고 학습시스템 구축의 중요성을 강조하고, 노력해도 환자안전사고 보고의 문제점은 항상 대두되고 있는 게 현실이다.

3. 요양병원의 환자 특성상 인지기능저하 및 일상생활수행능력(Activities of Daily Living, ADL)의 문제로 환자안전사고 발생시 심각한 손상을 초래하기에 환자안전보고학습체계를 통한 개선활동이 중요하다.

4. 환자안전사고가 발생하면 병원측에서는 진료비 및 의료소송으로 인한 비용의 부담이 증가하게 되므로 환자안전을 위한 안정적인 진료환경을 위해 경영진과 환자안전전담자를 비롯한 직원들의 구체적인 노력이 필요하리라 생각된다.

5. 요양병원에서 많은 빈도를 차지하는 낙상과 투약오류 안전사고 사례를 살펴보면, 낙상은 재활의학과 환자로써 일부 거동이 가능하고 걸으려는 의지가 강한 분들의 낙상발생(68%)이 가장 많은 것을 알 수 있다.

6. 투약 유형별 오류 사례를 살펴보면 다른 약(21%), 투약누락(19%), 다른 용량(17%), 수액주입속도 오류(10%), 조제오류(9%), 기타(20%)로 보고되었다.

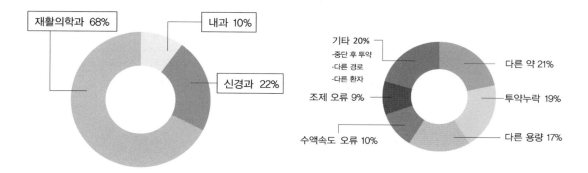

2019년 낙상 진료과별 현황

2019년 투약 유형별 오류현황

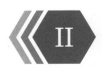

II 환자안전사고 보고 프로그램 및 보고 절차

1. 낙상은 월별 보고된 자료를 분석하고 유형별 관리를 시행한다.
2. 낙상 및 기타 환자안전사고 보고는 전산(EMR)을 통해 환자안전사고를 목격하거나 보고받은 직원이 정해진 양식에 준하여 보고한다.
3. 보고된 보고서는 환자안전 전담자에게 즉시 보고되며 담당 주치의 및 해당 부서장에게는 열람할 수 있는 권한이 주어진다.
4. 보고된 보고서를 환자안전 전담자는 내용을 검토 후 수정 및 보완이 필요한 경우에 반송할 수 있으며, 모든 사건의 분석 및 개선을 위한 자료로 취합한다.
5. 안전사고 통계는 사고 종류별로 자동 분석되도록 구성되어 있으며, 분석된 자료를 기반으로 개선활동 및 보고자료로 활용한다.

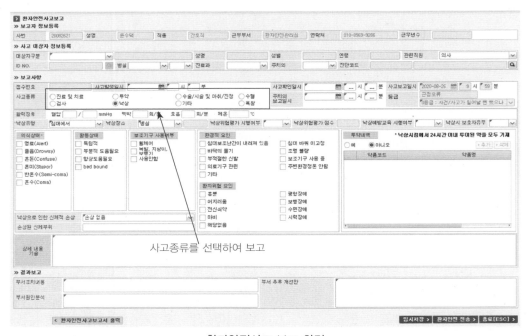

환자안전사고 보고 화면

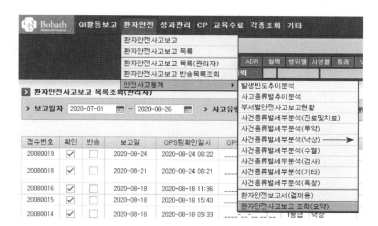

접수번호	확인	반송	보고일	QPS팀확인일시	QPS팀반송일시	등급	사고유형	보고부서	ID	진료과	진단명	상태
20080019	✓		2020-08-24	2020-08-24 08:22		1등급	투약	5A병동	000142774	내과	상세불명의 피부 압	전송
20080019	✓		2020-08-21	2020-06-24 08:21		1등급	낙상	4B병동	000133541	재활의학과	기저동맥의 상세불명 폐색 또는 협착에 의한 뇌경색증	전송
20080016	✓		2020-08-18	2020-08-18 11:36		0등급	투약	약제과	000140104	내과	폐암, 오른쪽	전송
20080015	✓		2020-08-18	2020-08-18 15:40		0등급	투약	2A병동	000059278	신경과	파킨슨병	전송
20080014	✓		2020-08-18	2020-08-18 09:33		1등급	낙상	5A병동	000142606	내과	상세불명의 유방의 암, 오른쪽	전송
20080013	✓		2020-08-13	2020-08-14 08:15		1등급	낙상	재활치료부	000141077	신경과	저산소성 뇌손상	전송
20080012	✓		2020-08-12	2020-08-13 09:07		1등급	낙상	5A병동	000142606	내과	상세불명의 유방의 암, 오른쪽	전송
20080010	✓		2020-08-11	2020-08-13 09:07		1등급	낙상	재활치료부	000107781	신경과	열린 두개내상처가 없는 외상성 경막하출혈	전송
20080006	✓		2020-08-11	2020-08-13 09:07		1등급	투약	2A병동	000140574	내과	만성 폐쇄성 폐질환, 상세불명	전송
20080009	✓		2020-08-10	2020-08-13 09:07		1등급	낙상	4B병동	000138273	재활의학과	교내외 뇌출혈	전송
20080007	✓		2020-08-10	2020-08-10 11:28		1등급	투약	5A병동	000133785	내과	췌장 두부의 암	전송
20080004	✓		2020-08-10	2020-08-10 11:27		1등급	투약	5A병동	000142427	내과	간내담관 암종	전송
20080008	✓		2020-08-09	2020-08-10 08:20		1등급	낙상	3B병동	000140347	재활의학과	상세불명의 편마비	전송
20080003	✓		2020-08-04	2020-08-05 08:20		1등급	낙상	재활치료부	000132860	재활의학과	기타 지주막하출혈	전송
20080002	✓		2020-08-03	2020-08-03 08:15		2등급	낙상	3B병동	000137717	재활의학과	자발적 지주막하 출혈	전송
20080001	✓		2020-08-03	2020-08-03 10:09		1등급	낙상	환화병동	000142221	내과	상세불명의 간의 악성신생물	전송
20070027	✓		2020-07-31	2020-08-03 08:14		1등급	낙상	국제1병동	000140520	내과	혀추의 압박골절(비외상성), 흉요추부	전송
20070026	✓		2020-07-29	2020-08-03 08:13		1등급	낙상	재활치료부	000138273	재활의학과	교내외 뇌내출혈	전송
20070025	✓		2020-07-28	2020-07-28 15:57		1등급	투약	3A병동	000110180	내과	상세불명의 뇌경색증	전송
20070024	✓		2020-07-28	2020-07-28 15:51		1등급	투약	3A병동	000140104	내과	폐암, 오른쪽	전송

관리자 화면

▶ 사건 종류별 세부 분석 (낙상)

> 조회기간 2020-08-01 ~ 2020-08-26   🔍 조회

발생율/부상률	**부상내용/발생장소별 보고건수**	발생원인분석(근접오류)	발생원인분석(위해사건)	발생원인분석(적신호사건)	연령별 낙상건수

» 낙상 부상내용

구분	1월	2월	3월	4월	5월	6월	7월	8월	9월	10월	11월	12월	합계
Abrasion	0	0	0	0	0	0	0	1	0	0	0	0	1
Contusion	0	0	0	0	0	0	0	1	0	0	0	0	1
Laceration	0	0	0	0	0	0	0	0	0	0	0	0	0
사망	0	0	0	0	0	0	0	0	0	0	0	0	0
Swelling	0	0	0	0	0	0	0	1	0	0	0	0	1
기타	0	0	0	0	0	0	0	0	0	0	0	0	0
Fracture	0	0	0	0	0	0	0	0	0	0	0	0	0
합계	0	0	0	0	0	0	0	3	0	0	0	0	3

» 낙상발생 시간에 따른 발생장소별 보고 건수 (조회기간동안 전체 합계)

구분	08:00~22:00(주)	22:01~07:59(야)
병실	3	2
복도	1	0
화장실	1	1
휴게실	0	0
목욕실	0	0
재활치료실	3	0
기타	0	0
합계	8	3

» 낙상발생 시간에 따른 발생유형별 보고 건수 (조회기간동안 전체 합계)

구분	08:00~22:00(주)	22:01~07:59(야)
침대에서	3	0
휠체어에서	0	0
의자에서	0	0
보행시	3	2
의료장비에서	0	0
기타	2	1
합계	8	3

예시) 낙상분석 자료인 경우 등급별 분류 및 낙상발생 장소별, 유형별 등 조회가능

1. 환자안전사고 내부보고 절차로는 환자안전사고 발견자가 환자안전사고보고서를 작성하여 EMR을 통해 환자안전전담자(환자안전관리실)에게 보고한다.
   외부 환자안전보고는 환자안전전담자가 보고된 환자안전사고보고서를 가지고 환자안전실무위원회 회의를 통해 외부환자보고가 필요하다고 판단되면 위원장에게 보고 후 의료기관 평가 인증원 KOPS를 통해 보고한다.
2. 국가에서 발령하는(KOPS) 환자안전 주의경보는 그룹웨어를 통해 전 직원이 공유하며, 실무부서에는 서면으로 누락되는 일이 없도록 추가 관리한다.

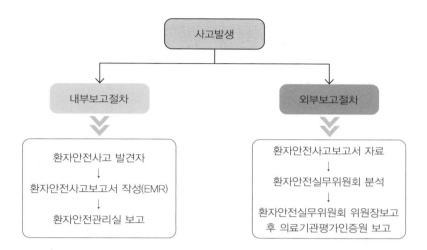

사고발생	
내부보고절차	**외부보고절차**
환자안전사고 발견자 ↓ 환자안전사고보고서 작성(EMR) ↓ 환자안전관리실 보고	환자안전사고보고서 자료 ↓ 환자안전실무위원회 분석 ↓ 환자안전실무위원회 위원장보고 후 의료기관평가인증원 보고

환자안전 주의경보 발령 시 직원공유(그룹웨어 및 서면공유)

III 안전사고 유형별 관리

1. 보고된 환자안전보고서 중 적신호사건에 대해서는 근본원인분석(RCA)을 실시하고 적신호사건이 없는 경우 위해사건 분석을 통해 적신호발생 가능성이 높은 사건을 바탕으로 근본원인분석(RCA)을 시행한다.
2. 근접오류로 보고된 사건은 현황파악 및 분석을 통해 환자안전사건 재발방지 및 예방을 위해 고장유형영향분석(FMEA)을 연 1회 실시한다.
3. 위해사건인 경우 사건파악을 통해 사안에 따라 즉시 개선을 시행하며, 그 외에는 보고된 사건들에 대해서는 유형분석을 통해 원인분석을 진행 후 개선활동을 시행하고 경영진 보고 및 직원 간 공유를 진행한다.

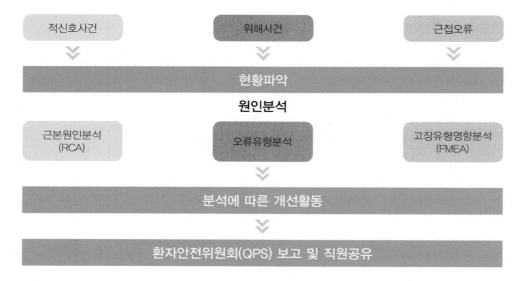

적신호사건 분석(근본원인분석 Root Cause Analysis, RCA 진행)

1. 적신호사건이 발생되면 직원은 즉시 부서장에게 구두보고를 시행하며, 해당 부서장은 병원장, 환자안전 전담자에게 보고한다. 보고서는 3일 이내로 작성한다.
2. 환자안전 전담자는 사고에 대한 분석을 통해 근본원인분석(RCA)팀을 구성하여 근본원인분석을 시행한다.
3. 30일 이내에 분석결과 및 개선방안계획을 QPS위원회에 보고 후 의사결정을 반영한다.
4. 개선방안의 내용에 따라 규정 및 지침을 수정하고 교육 및 홍보, 캠페인을 통해 직원과 공유한다.

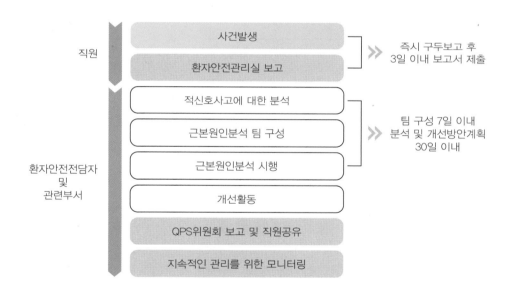

근접오류 분석[고장유형영향분석(Failure Mode Effective Analysis, FMEA) 진행]

1. 근접오류 발생 시 7일 이내에 환자안전사고보고서를 제출하며 환자안전실무위원회에서 분기별로 분석 후 QPS위원회에 보고한다.
2. 보고된 근접오류의 유형분석은 우선순위에 따라 고위험프로세스 선택 후 주제를 선정하여 1년에 1회 고장유형영향분석(FMEA)을 실시한다.
3. 주제선정과 관련된 부서와 팀 구성을 통해 고장유형영향분석을 시행한다.

4. 고장유형분석 결과에 따라 프로세스를 수정·보완하여 환자안전사고 예방을 위해 교육 및 개선전략을 수립한다.

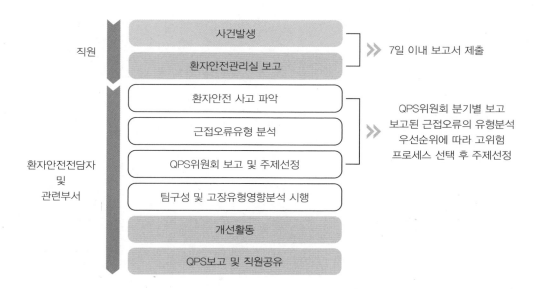

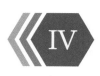

안전사고 예방을 위한 개선사례(낙상 및 투약)

환자안전사고 분석(낙상)

1. 최근 2년간 환자안전낙상보고서 자료를 분석하여 문제점을 검토하였다.
2. 낙상과 관련된 장소별 요인으로는 환자의 이동이 많은 병실(31%)에서의 낙상이 가장 많았으며 그 다음으로는 재활치료실(15%)에서 순으로 보고되었으며, 그 외 화장실과 샤워실(12%) 이용 중 낙상과 데이룸/휴게실(12%) 이용시의 낙상 순으로 보고되었다.

   기타로는 외출 및 외박시의 낙상과 광장(건물 외부)에서의 자가 보행운동 중 발생으로 보고되었다.

낙상안전사고 보고

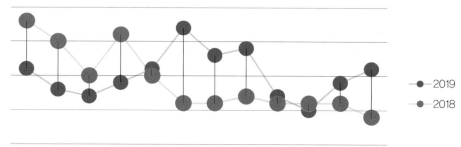

낙상장소

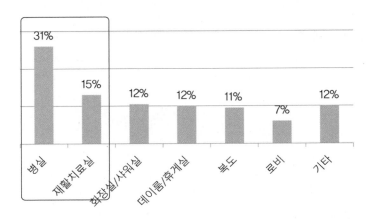

31%

15%

12%

12%

11%

7%

12%

병실　재활치료실　화장실/샤워실　데이룸/휴게실　복도　로비　기타

🍃 의료기관 환자안전사고 정보로 인해 숫자는 삭제함

낙상안전사고 예방을 위한 개선사례

1. 낙상안전사고 분석결과 병실에서의 낙상발생이 31%로 가장 많은 비중을 차지하였다. 그에 따라 본원에서 발생된 병실에서의 낙상사고 유형을 분석 후 동영상 제작을 하였다.
2. 동영상 제작 시 직원이 참여하도록 하여 현실감 있게 구성하였다.
3. 구성은 낙상개요 및 본원 낙상통계를 시작으로 구성하였다.
    - 침대에서의 낙상 7가지 사례 및 예방수칙
    - 보행 중 낙상 4가지 사례 및 예방수칙
    - 휠체어로 인한 낙상 4가지 사례 및 예방수칙
    - 야간 낙상의 2가지 사례 및 예방수칙
    - 화장실에서의 낙상사례 및 예방수칙

    위의 5가지 상황에 대한 시나리오 작성 후 촬영하였다.
4. 제작된 동영상은 병원 로비 멀티비전과 엘리베이터 모니터를 통해 직원 및 간병보조인력들이 수시로 보고 환자안전사고예방에 대해 인식할 수 있도록 하였으며, 낙상발생 시 보호자 교육자료로도 활용하였다.
5. 그 외 '휠체어 낙상예방지침' 및 병실에서의 '낙상예방을 위한 안내문'을 제작하여 부착하였다.
6. 침상에서의 낙상예방을 위해 취침 전 침대 보조난간을 꼭 설치하도록 하였다.
7. 환자이동 시의 낙상 및 안전사고 예방을 위해 병동마다 이동용 리프트를 지급하여

안전하게 이동할 수 있도록 하였다.

8. 낙상사고 발생 시 찾아가는 교육실시−상황파악 후 1:1교육 실시

9. 환자안전 라운딩을 통한 시설안전 점검을 분기별로 실시한다.

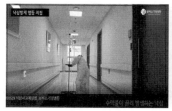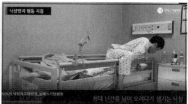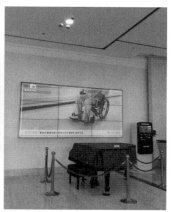

환자안전사고 교육용 동영상

휠체어 및 병상부착 스티커

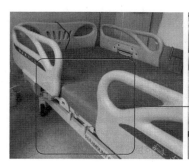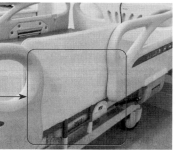

침상 보조난간

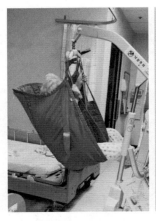
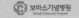
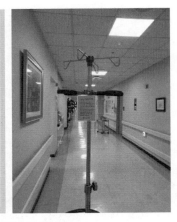

환자이동용 리프트   수액걸이 낙상주의

10. 수액요법 중인 환자들의 경우 혼자 폴대를 끌고 이동하다가 어지러움이나 턱에 바퀴가 걸려 넘어지는 경우가 있어 '수액걸이 낙상주의'를 제작하여 부착하였다.

11. 재활치료실에서의 낙상 중 수치료실에서의 낙상이 빈번하게 발생되어 상세 내용으로 예방수칙을 제작하여 부착하고 수치료실을 이용하는 환자 및 간병인력이 숙지하도록 하였다.

12. 병원로비 자가 운동 중 교차충돌로 인한 안전사고를 예방하기 위해 '충돌주의' 안내 스티커를 제작하여 부착하였다.

13. 건물 밖 경사로에서의 안전사고를 줄이기 위해 운동금지에 대한 현수막을 제작하여 부착하였다.

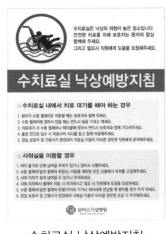
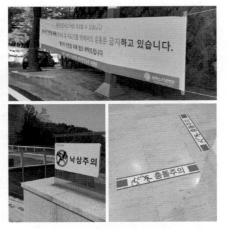

수치료실 낙상예방지침   외부 및 충돌주의 안내표지

14. 간호부에서는 병동 연간 계획으로 '낙상제로 캠페인'을 실시하였다.

15. 주차장에서 발생되는 낙상예방을 위해 안전사고 예방안내문을 부착하였다.

16. 건강증진센터 계단에서의 낙상 위험이 있어 낙상주의 게시판을 부착하였다.

17. 환자 이동 시 운반카로 인한 안전사고 예방을 위해 낙상예방지침 제작 후 부착하였다.

18. 분기별 환자안전사고 내용을 보호자 및 환자들도 볼 수 있도록 병동 내 게시판 및 엘리베이터 게시판에 부착하여 보호자 부재로 인한 낙상의 위험에 대해 인지할 수 있도록 하였다.

19. '환자안전 개선요청서' 접수를 통한 개선활동을 진행하였다.

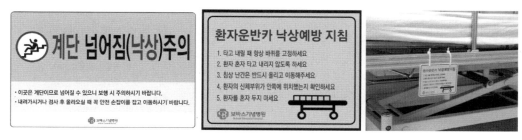

환자안전 사고 발생 위험지역 및 이동수단에 대한 안내문

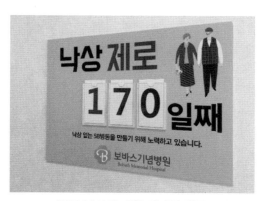

병동 낙상에 대한 캠페인 활동

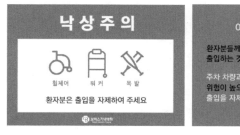
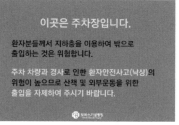

주차장 출입 안전사고 예방 안내문

분기별 환자안전사고 분석 후 보호자 게시판 공유

투약 안전사고 예방을 위한 개선사례

1. 최근 2년간 환자안전 투약오류보고서 자료를 분석하여 문제점을 검토하였다.
2. 유형별 투약오류 유형을 살펴보면 다른 약을 투약한 경우가 22%로 가장 많았으며, 20%가 투약을 누락하였고, 다른 용량을 투약한 경우가 18%, 수액세트주입속도로 인한 오류가 11%였다.
3. 상반기에는 투약오류 건수가 감소하다가 하반기 인력 불안정으로 인해 증가추세를 보였다.

투약안전사고 보고

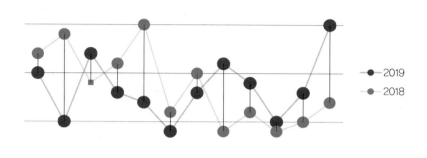

유형별 투약오류

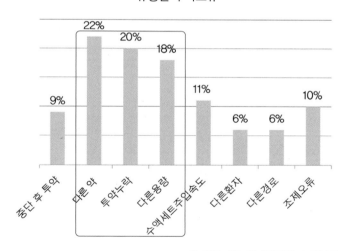

🍃 의료기관 환자안전사고 정보로 인해 숫자는 삭제함

투약오류 예방을 위한 개선사례

1. 투약오류 보고 중 가장 많은 오류 유형으로 다른 약(22%) 투여 및 투약누락(20%)에 대해서는 간호부 QI를 통해 안전한 실무주사와 함께 집중 교육을 실시하였다.

2. 다른 용량을 투약(18%)한 경우 인슐린의 용량에 대한 부분이 많이 보고되었고 위해 및 적신호사건으로 진행될 수 있는 부분으로 판단되어 고장유형영향분석(FMEA)을 실시하였다.

3. 수액세트주입속도로 인한 오류(11%)의 개선활동으로는 '수액주입속도 확인에 대한 스티커'를 제작하여 매 근무 시마다 라운딩을 통해 재확인하도록 하였다.

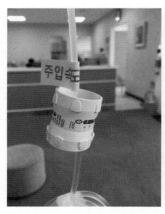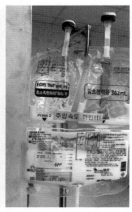

수액주입속도 확인에 대한 스티커 부착

병동 안전주사관리 라운딩 체크리스트

점검일 : 2019년   년   월   일   간호질향상위원회

번호	점 검 사 항	1AH	2A	3A	3H	3B	4A	4B	5A	5B	1I	2I	3I
1	모든 투약 행위전 손위생을 수행한다												
2	모든 약품은 준비전 유효기간을 확인한다												
3	모든 약품을 준비하기전 투약준비대는 알코올솜으로 닦는다												
4	일회용 주사기, 수액세트, 투약할 수액은 미리 겉 포장을 벗겨 놓지 않는다												
5	약물은 환자에게 투여하기 적전에 준비한다(늦어도 1시간 이내 투여한다)												
6	바이알 고무마개는 알콜솜으로 닦고 건조 시킨다												
7	같은 바늘과 주사기를 여러 개의 다회용량 바이알에 사용하지 않는다												
8	절단할 앰풀의 목주위를 알콜솜으로 닦고 자연건조시킨다												
9	인슐린과 리도카인은 한 환자당 한 바이알을 사용한다												
10	20CC 생리식염수와 증류수는 사용 후 즉시 잔량은 폐기한다												
11	한 개의 카테터로 한번만 시도한다												
12	종이테이프를 침대 난간이나 시트, 환의 위, 상두대 등에 잘라두지 않으며 트레이 테두리에 잘라둔다												
13	환자의 IV 수액세트는 72시간마다 교체하고 있으며 교체일을 테이프에 기록하여 수액세트에 부착한다												
14	환자의 영양제 IV 수액세트는 24시간마다 교체하고 있다 (영양제 예 : 뉴트리, 폼즈 등등)												
15	사용한 주사침은 절대로 다시 뚜껑을 씌우지 않는다 부득이할 경우 one-hand scoop technique 사용한다												

안전주사 체크리스트

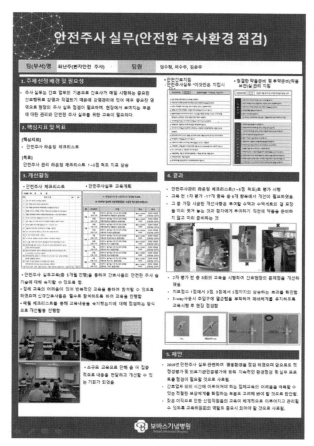

간호부 QI

4. 투약오류와 관련된 교육은 간호사 3교대 근무로 인한 집체 교육이 쉽지 않아 4월~8월까지 월 1회 같은 시간에 계속적인 반복 강의를 진행하였다. 입사하는 직원들은 필수로 이수하도록 관리하였다.

5. 인슐린으로 인한 투약오류 예방을 위해 주사기의 눈금을 확인하는 방법을 비롯한 기본교육부터 실시하였으며, 진료부 처방(부등호식 처방)의 해석에 대한 견해의 차이도 있어 진료부와도 FMEA를 통한 개선방안을 마련하였다.

6. 병동 라운딩 체크리스트를 만들어 병동 팀장이 일차적으로 관리하고 최종 간호부에서 확인하는 예방활동을 진행하였다.

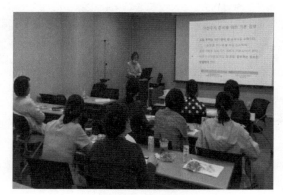

간호부 실무교육

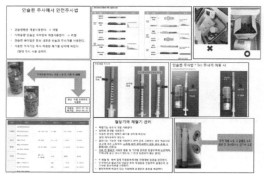

인슐린 투약 교육 내용

간호부 교육 스케줄

7. 투약오류 유형 중 조제오류(10%)에 대한 개선활동으로는 약제과에서 조제오류 내용을 공유하고 개선안에 대한 논의를 위해 정기회의를 진행하였다.

8. 예방활동으로 정확한 조제검수 및 게시물 부착, 약사들의 단톡방을 통해 공유하도록 하였다.

9. 약제과의 오류내용에 대해서는 업무 공지사항(유사코드 주위, ATC카세트 조제주의 등)으로 모든 약사들이 내용을 공유하고 숙지하도록 하였다.

10. 정확한 조제검수를 위해 조제확인(약품명, 약품코드, 약품용량, 1회량, 용법, 횟수) 및 약품처방전, 약품봉투, 약포지 확인에 대해 꼼꼼하게 검수를 실시하였다.

11. 약국에서의 조제오류는 근접오류로 환자에게 위해가 없는 경우였지만 철저한 개선활동으로 오류 건수가 하반기에는 많이 감소하였다.

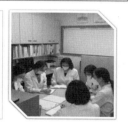

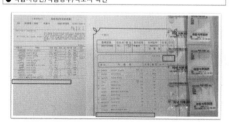

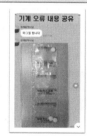

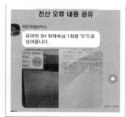

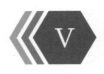

RCA 및 FMEA분석 사례

근접오류 분석[고장유형영향분석(Failure Mode Effective Analysis, FMEA) 진행] 개선사례

1. 근접오류(Near-misses) 중 고위험 프로세스를 선정하기 위해 1년간 근접오류 데이터 분석을 통해 위험요소를 파악(Risk identification)하였다.
2. 요양병원에서 많이 발생되는 낙상 및 투약(인슐린), 정확한 환자확인 부주의로 인해 발생되는 근접오류 및 욕창예방에 대해 QPS논의 후 근접오류 분석 주제선정을 하였다.
3. 선정된 주제(인슐린 투약오류)에 따라 팀 구성을 진행하였다.
   Team Member: 진료센터장(내과) – 환자안전실무위원회 위원장
   실무부서인 간호부 팀장 2인 및 부팀장 1인
   간호부 과장 1인
   환자안전전담자(간사)

Proactive Risk Assessment Selection guidelines(예시)

FMEA주제	안전성(Safety)	비용(Cost)	평가요구	발생빈도(Volume)	종합
낙상 예방	5	3	5	5	375
욕창 예방	5	3	3	3	135
정확한 환자확인	5	3	5	1	75
투약오류 (인슐린 투약오류)	5	3	5	5	375

◕ JCI Consultant Recommendation

1. 1차적으로 팀 구성원들 대상으로 팀원들이 해야 할 임무에 대해 이해하도록 하였으며 방법에 대해 FMEA 교육을 진행하였다.

2. 교육 후 향후 일정에 대한 계획을 수립하였다.

3. FMEA 2단계인 프로세스를 검토하고 도식화 작업을 진행하기 위해 실무부서 위원들과 회의를 진행하였다.

구분	2019년										
	2월	3월	4월	5월	6월	7월	8월	9월	10월	11월	12월
고위험 프로세스 선정	■										
활동계획 수립 및 팀 구성	■										
프로세스 도식화		■									
잠재적 고장유형 및 영향분석		■	■								
고장유형 우선 순위화			■	■							
고장유형 근본원인 규명				■	■	■					
Process 재설계						■	■	■			
새로운 Process 분석과 검증								■	■		
재설계된 프로세스 적용과 모니터링									■	■	
결과정리 및 보고서 작성										■	
경영진보고 및 직원공유											■

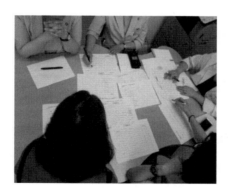

4. 도식화 작업을 위해 프로세스 세부과정의 구성요소를 이해하고 관련된 매 단계를 확인하는 과정을 진행하였다.

5. 프로세스 단계별 활동과 결정지점에 대해 브레인스토밍(brainstorming)을 진행하였고, 관련된 사람들이 모두 참여하여 진행하였다.

6. 시간을 충분히 배정하고 세부과정 전체를 검토하여 도식화 작업을 진행하였다.

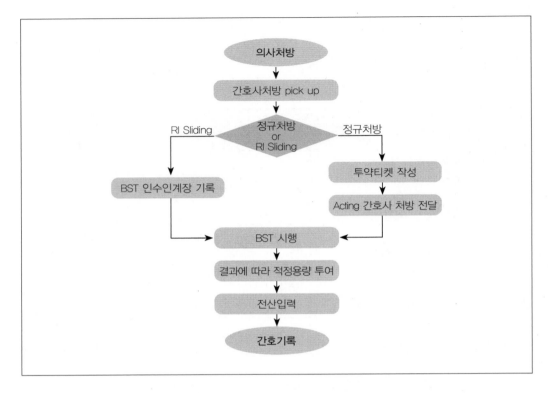

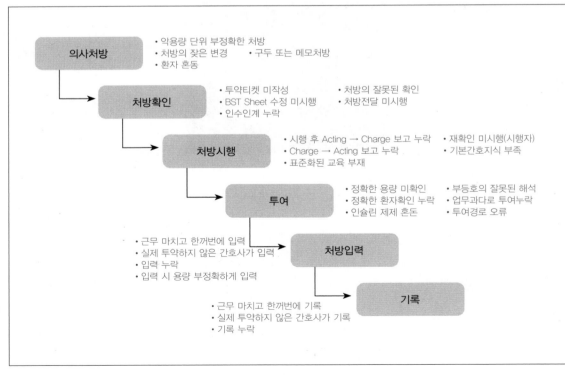

7. 잠재적 고장유형 및 영향확인을 위해 모든 단계에서 발생할 수 있는 상황을 브레인스토밍(brainstorming) 방법을 사용하여 문제를 도출하였으며, 프로세스 내 위험인자(Risk point)를 찾는 작업을 진행하였다.

8. 고장유형에 대한 영향 확인을 위해 고장유형이 실제로 일으킬 수 있는 문제는 무엇인지, 고장유형에 미치는 영향은 무엇인지 고민하였다.

9. 업무의 구성요소 분석을 통한 의사처방, 처방확인, 처방시행, 투여, 처방입력, 기록 등에서의 취약지점을 찾아 정리하였다.

Step	가능한 고장유형	가능한 고장원인	사건의 잠재적인 영향
의사처방	약 용량 단위 부정확한 처방	의사의 부주의	재처방으로 인한 중복 업무 의료인의 업무량 증가 환자의 컨디션 변화
	구두 또는 메모처방	인증규정 숙지 미흡	투약오류 증가
	환자 혼동	의사의 환자파악 미비	환자에게 추가적 치료 필요
	처방의 잦은 변경	의사의 처방 시스템	간호제공자의 업무 로딩 투약오류 증가
처방확인	인수인계 누락	Charge간호사의 부주의	투약오류 증가 간호 업무 지연 재확인으로 중복 업무 환자에게 부정확한 투약시행 동료와의 의사소통 갈등초래 다음 duty번 업무량 증가
	처방의 잘못된 확인		
	투약티켓 미작성	표준 업무 프로세스 미시행	
	BST Sheet수정 미시행		
	처방전달 미시행	중간에 다른 업무 수행	
처방시행	Charge→Acting 전달 누락	업무 시스템의 복잡함	투약누락으로 인한 증상 호전 악화
	재확인 미시행(시행자)	근무시의 집중력 저하	투약오류 증가
	시행 후 Acting→Charge 보고 누락	업무 시스템의 복잡함	다음 duty 전달 누락
	기본 간호지식 부족	자기개발 부족	환자안전사고 증가
	표준화된 교육 부재	표준화된 지침 없음	

Step	가능한 고장유형	가능한 고장원인	사건의 잠재적인 영향
의사처방	약 용량 단위 부정확한 처방	의사의 부주의	재처방으로 인한 중복 업무 의료인의 업무량 증가 환자의 컨디션 변화
	구두 또는 메모처방	인증규정 숙지 미흡	투약오류 증가
	환자 혼동	의사의 환자파악 미비	환자에게 추가적 치료 필요
	처방의 작은 변경	의사의 처방 시스템	간호제공자의 업무 로딩 투약오류 증가
처방확인	인수인계 누락	Charge간호사의 부주의	투약오류 증가 간호 업무 지연 재확인으로 중복 업무 환자에게 부정확한 투약시행 동료와의 의사소통 갈등초래 다음 duty번 업무량 증가
	처방의 잘못된 확인		
	투약티켓 미작성	표준 업무 프로세스 미시행	
	BST Sheet수정 미시행		
	처방전달 미시행	중간에 다른 업무 수행	
처방시행	Charge→Acting 전달 누락	업무 시스템의 복잡함	투약누락으로 인한 증상 호전 악화
	재확인 미시행(시행 기여요인(근접원인)	집중력 저하	투약오류 증가
	시행 후 Acting→Charge 보고 누락	업무 시스템의 복잡함	다음 duty 전달 누락
	기본 간호지식 부족	자기개발 부족	환자안전사고 증가
	표준화된 교육 부재	표준화된 지침 없음	

10. 고장유형의 우선순위를 정하기 위해 고장유형의 발생가능성(Occurrence), 심각도(Severity), 발견가능성(Detection)에 준하여 고장유형의 우선순위를 정하였다.
11. 각 점수에 대한 팀원들의 합의과정에 많은 토의가 필요했으며, 동의되지 않는 부분은 팀장의 추가 의견을 반영하였다.

Step	가능한 고장유형	심각성	발생 가능성	발견 가능성	RPN	CI	순위
의사처방	약 용량 단위 부정확한 처방	10	2	5	100	350	4
	구두 또는 메모처방	5	7	5	175		
	환자 혼동	10	1	1	10		
	처방의 잦은 변경	5	5	3	75		
처방확인	인수인계 누락	8	5	5	200	596	1
	처방의 잘못된 확인	10	5	2	100		
	투약티켓 미작성	8	5	5	200		
	BST Sheet수정 미시행	6	5	2	60		
	처방전달 미시행	6	3	2	36		
처방시행	Charge→Acting 전달 누락	6	3	2	36	460	3
	재확인 미시행(시행자)	5	5	2	50		
	시행 후 Acting→Charge 보고 누락	6	3	3	54		
	기본 간호지식 부족	5	7	2	70		
	표준화된 교육 부재	5	10	5	250		
투여	정확한 용량 미확인	8	7	3	168	545	2
	정확한 환자확인 누락	10	5	3	150		
	인슐린 제제 혼돈	8	3	3	72		
	부등호의 잘못된 해석	6	5	2	60		
	업무과다로 투여 누락	5	5	3	75		
	투여경로 오류	10	1	2	20		

- 위험도 우선순위[Risk Priority Number(RPN)]
  = Occurrence×Severity×Detection
- 오류유형의 치명도 지표 Σ RPN
  = Criticality Index(CI)

Step	가능한 고장유형	가능한 고장원인	근본원인 분류
의사처방	약 용량 단위 부정확한 처방	1. 의사의 부주의	인적요인
	구두 또는 메모처방	2. 인증규정 숙지 미흡	인적요인
	환자 혼동	3. 의사의 환자파악 미비	인적요인
	처방의 잦은 변경	4. 의사의 처방 시스템	시스템
처방확인	인수인계 누락	5. Charge간호사의 부주의	인적요인
	처방의 잘못된 확인		
	투약티켓 미작성	6. 표준 업무 프로세스 미시행	인적요인
	BST Sheet수정 미시행		
	처방전달 미시행	7. 중간에 다른 업무 수행	인적요인

12. 고장유형의 근본원인 규명을 위해 가능한 원인으로부터 근본원인을 도출하였으며, 5-Why와 인과관계도(Fishbone)를 통해 진행하였다.
13. 근본원인 범주로는 의사소통, 인적자원, 교육, 시스템적 요인으로 분류하여 진행하였다.
14. 모든 결과물을 바탕으로 우선순위에서 1순위였던 처방확인과, 2순위 투여부분을 우선 순위로 새로운 프로세스의 성공적인 실행을 위해 무엇을, 언제, 어떻게, 누가, 어디서 시행할 것인지 구체적인 계획을 하고 실행하였다.

인과관계도(Fish bone diagram) 그리기

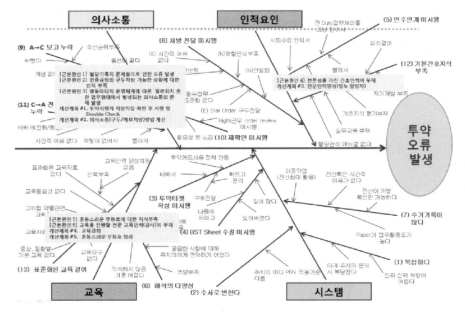

단계	가능한 고장유형	잠재적 영향	근본 원인	프로세스 재설계	실행방법 및 구체적 내용	완료 기한	담당 부서 책임자	소요 비용

근본원인 범주	관련 시스템	개선활동 연계
의사 소통	혈당기록지 문제점으로 인한 오류 발생	#1
	인증규정의 구두처방 가능한 상황에 대한 인지 부족	#2
	병동마다의 운영체계에 따른 일관되지 못한 업무형태에서 발생되는 의사소통의 문제 발생	#1
인적 요인	전문성을 가진 간호인력이 부재	#3
교육	혼동스러운 부등호에 대한 지식부족	#5
	교육을 진행할 전문 교육인력(강사)이 부재	#4

15. 1순위 처방확인부분에 대한 대표적인 개선활동 중 하나는 부등호의 해석으로 인해 처방 받는 간호사마다의 혼란을 해결하였다.

① 진료부의 협조를 받아 처방 시 부등호 대신 명확하게 내용을 글로 풀어서 처방하도록 하였다.

[예시) BST 80mg/dl보다 낮을 경우, 300mg/dl보다 높을 경우 보고]

② 간호사 BST check list 기록지에도 부등호를 제한하고 한글로 풀어 기록하도록 모든 병동 교육을 진행하였으며, 간호부에서는 지속적으로 관리되는지 여부에 대해 모니터링을 실시하였다.

③ 의사의 구두처방은 인증규정에 준하여 허용하였으며, 메모처방은 꼭 필요시만 사용하고 자제하도록 권고하였다.

④ 약 용량단위의 부정확한 처방에 대해 진료부에 내용을 전달 후 개선하도록 협조의뢰하였다.

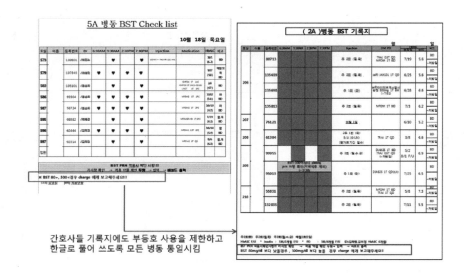

간호사들 기록지에도 부등호 사용을 제한하고
한글로 풀어 쓰도록 모든 병동 통일시킴

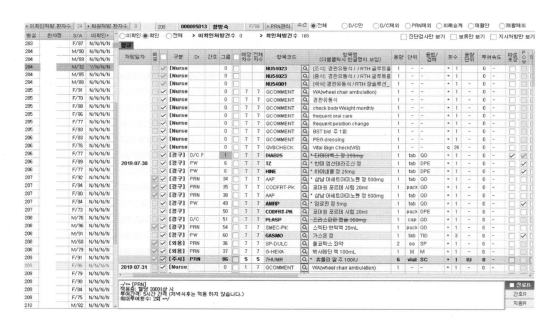

기존의 부등호 해석에 따라 결과가 달라지는 혼란을
예방하기 위해 부등호 대신 글로 풀어서 처방했다.

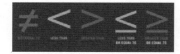

16. 2순위 투여부분에 대해서는 교육을 강화하였다.
    ① 주사술기에 대한 교육
    ② 인슐린 주사기 눈금 및 사용상의 문제점
    ③ 정확한 환자확인에 대한 교육 및 모니터링
    ④ 인슐린 제제에 대한 교육으로 혼돈되지 않도록 함

17. 프로세스 개선 후 개선활동을 적극적으로 실행한 부분은 낮아짐을 보였으며, 그렇지 못한 부분은 RPN점수가 개선 전보다 높아진 경우가 발생되어 프로세스를 재점검하고 그 원인을 규명하여 위험도를 낮추기 위한 개선활동을 추가로 실시하였다.

18. 꾸준히 새로운 프로세스를 유지·관리하고, 성공적인 부분에 대한 홍보를 통해 구성원 및 직원공유를 통해 지속적으로 유지·관리하고 있다.

		개선 전				개선 후			
Step	가능한 고장유형	심각성	발생 가능성	발견 가능성	RPN	심각성	발생 가능성	발견 가능성	RPN
의사 처방	약 용량 단위 부정확한 처방	10	2	5	100	5	3	2	30
	구두 또는 메모처방	5	7	5	175	2	4	3	24
	환자 혼동	10	1	1	10	10	1	1	10
	처방의 잦은 변경	5	5	3	75	6	7	3	126
처방 확인	인수인계 누락	8	5	5	200	7	5	5	175
	처방의 잘못된 확인	10	5	2	100	9	4	2	72
	투약티켓 미 작성	8	5	5	200	6	4	5	120
	BST Sheet수정 미 시행	6	5	2	60	4	5	3	60
	처방전달 미 시행	6	3	2	36	4	3	3	36
처방 시행	Charge →Acting 전달 누락	6	3	2	36	4	3	2	24
	재확인 미 시행(시행자)	5	5	2	50	4	5	2	40
	시행 후 Acting→Charge 보고 누락	6	3	3	54	4	2	2	16
	기본 간호지식 부족	5	7	2	70	5	6	2	60
	표준화된 교육 부재	5	10	5	250	5	8	5	200
투여	정확한 용량 미확인	8	7	3	168	8	7	3	168
	정확한 환자확인 누락	10	5	3	150	10	4	2	80
	인슐린 제제 혼돈	8	3	3	72	5	3	2	30
	부등호의 잘못된 해석	6	5	2	60	2	5	2	20
	업무과다로 투여 누락	5	5	3	75	4	3	3	36
	투여경로 오류	10	1	2	20	10	1	1	10

적신호사건 분석[근본원인분석(Root Cause Analysis, RCA) 진행] 개선사례

1. 원내에 발생된 적신호사건은 보고된 보고서가 없어 적신호사건 가능성이 있는 사례를 분석하여 오류가 어떻게 발생하고, 어떻게 예방할 수 있는지에 대해 근본원인 분석을 하였다.
2. 주제선정은 보고된 위해 사건 중 유형별로 분석했을 때 낙상(77%)이 가장 많았으나 기타 사건 중 질식(Asphyxia)으로 인한 위해 사건이 적신호사건 위험도가 높다는 환자안전실무위원회 의견에 따라 주제선정을 하여 진행하였다.

위해사건 월별비교

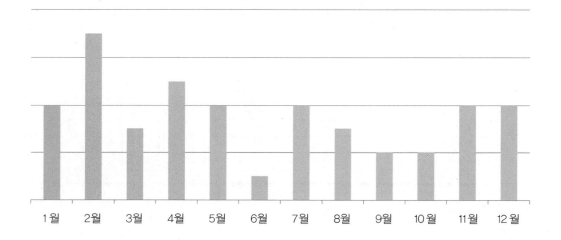

위해사건 유형별 분류

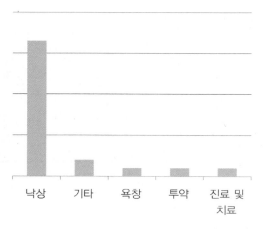

🖋 의료기관 환자안전사고 정보로 인해 숫자는 삭제함

1. 주제선정에 따른 팀구성을 진행하였다(팀장 외 6인).

   주치의 및 간병업체, 해당병동, 간호부 인력으로 구성하였다.
2. 발생된 문제에 대한 정의(질식사로 기도막힘) 및 조사(보고서 및 의무기록, 면담) 를 실시하였다.
3. 직원면담(인터뷰) 시에는 근본원인분석의 목적을 충분히 설명하고 진행하였다.
4. 근접원인을 찾기 위해 순서도(Flow chart)를 이용하여 사건의 순서(무엇이 발생 하였는가?)를 확인하였다.
5. 사건의 절차 및 기타 기여요인을 규명하기 위한 방법으로는 브레인스토밍과 순서 도를 이용하였다.
6. 기여요인을 확인하기 위한 범주의 요인으로 인적요인, 인적요인 중 교육, 시스템 요인으로 진행하였다.

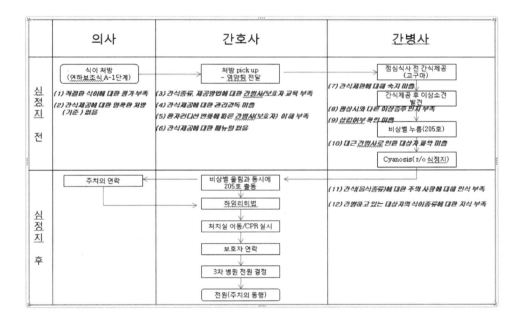

7. 순서도에서 근접(직접)원인을 파악 후 절차적 기여요인에 대한 목록을 정리하였다.
8. 절차적 기여요인으로 12가지 목록이 나왔으며, 근접원인 분류에서 인적요인이 6 가지로 많았고 인적요인 중 교육부족이 4가지, 시스템 요인 2가지로 분류되었다.
9. 근접원인과 근본원인에 대한 데이터를 수집하고 근접원인 개선에 대한 임시적인 계획을 세웠다.

절차적 기여요인 목록	분류	근본원인
(1) 적절한 식이에 대한 평가 부족	인적요인	N
(2) 간식제공에 대한 명확한 처방(기준) 없음	시스템	N
(3) 간식종류, 제공방법에 대한 간병사/보호자 교육 부족	인적요인(교육)	N
(4) 간식제공에 대한 관리감독 미흡	인적요인	N
(5) 환자컨디션 변화에 따른 간병사(보호자) 이해 부족	인적요인	N
(6) 간식제공에 대한 매뉴얼 없음	시스템	N
(7) 간식제한에 대한 숙지 미흡	인적요인(교육)	N
(8) 평상시와 다른 이상증후 인지 부족	인적요인(교육)	N
(9) 삼킴 여부 확인 미흡	인적요인	N
(10) 대근 간병사로 인한 대상자 평가 미흡	인적요인	N
(11) 간식(음식종류)에 대한 주의사항에 대한 인식 부족	인적요인	N
(12) 간병하고 있는 대상자의 식이종류에 대한 지식 부족	인적요인(교육)	N

근접원인 분류	조사결과
인적 요인	(1) 적절한 식이에 대한 평가 부족
	(4) 간식제공에 대한 관리감독 미흡
	(5) 환자컨디션 변화에 따른 간병인(보호자) 이해 부족
	(9) 삼킴 여부 확인 미흡
	(10) 대근 간병사로 인한 대상자 평가 미흡
	(11) 간식(음식종류)에 대한 주의사항에 대한 인식 부족
인적 요인 (교육)	(3) 간식종류, 제공방법에 대한 간병사/보호자 교육 부족
	(7) 간식제한에 대한 숙지 미흡
	(8) 평상시와 다른 이상증후 인지부족
	(12) 간병하고 있는 대상자의 식이종류에 대한 지식 부족
시스템	(2) 간식제공에 대한 명확한 처방(기준) 없음
	(6) 간식제공에 대한 매뉴얼 없음

10. 근본원인과 관련된 시스템 파악을 위해 인과관계도(Fish bone diagram)를 활용하여 시스템 원인분류를 팀원들과 진행하였다.

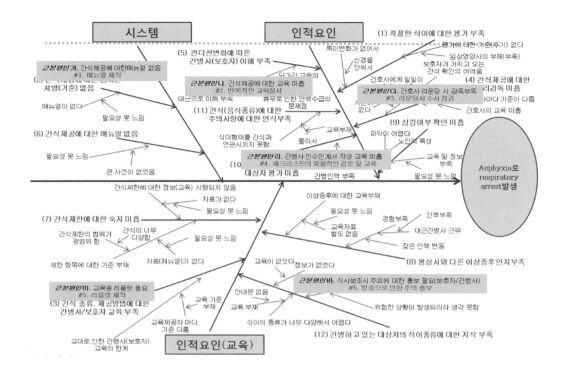

11. 재발 및 발생 방지의 성공가능성, 경영자 및 직원들의 수용성, 비용 효율성에 따라 개선활동 우선순위를 결정하였다.

12. 1순위는 방송으로 인한 주의 홍보, 2순위는 반복적인 교육실시였다. 진료 및 간호부에서 일관된 지침을 가지고 돌봄제공자 교육 및 감독이 필요하였다.

13. 3순위로는 간병사들의 체크리스트를 활용하는 방안에 대한 논의가 이루어졌다.

	개선계획(Action Plan)		개선계획(Action Plan) 평가				
NO	개선전략	위험감소전략	(재발or발생 방지의) 성공가능성	(경영자/ 직원) 수용성	(직원/시간/ 자본의) 비용효율성	점수	순위
#1	매뉴얼 제작	1. 진료부 및 영양사와 협조하여 간식 제공에 대한 가이드라인 결정	3	4	3	36	6

#2	반복적인 교육실시	1. 진료 및 간호부에서 일관된 지침을 가지고 환자보호자 및 간병사 교육 및 감독 실시 2. 주기적인 환자안전교육 실시 3. 대근 간병사 관리도 함께 점검하는 부분 필요	5	5	3	75	2
#3	라운딩 시 수시 점검	1. 부서장은 라운딩을 통해 대상자의 간식 여부 점검 및 간병사의 인식(간식가능 여부) 개선 여부 파악	4	5	3	60	4
#4	체크리스트의 효율적인 검토 및 교육	1. 기존에 사용하던 체크리스트에 간식제공 여부에 대해 판단할 수 있도록 항목 추가삽입 2. 근무교대 시 인수인계 강화	4	4	4	64	3
#5	리플릿 제작	1. 입원 시 제공되는 입원안내서식지 내용추가 2. 입원 안내 시 꼭 주입교육실시 후 서명 진행 필요	4	4	3	48	5
#6	방송으로 인한 주의 홍보	1. 지속적인 주입식 교육의 방법으로 방송 진행 2. 사례 걸림에 대한 주의 시 정확한 환자확인을 통한 안전한 투약관리에 대한 부분도 함께 진행	5	4	5	100	1

14. 개선활동 우선순위를 바탕으로 전략적 개선활동 계획을 작성하였다.

15. 제안된 개선활동의 실행 및 효과평가를 위해 구체적인 계획을 팀원 및 시행부서, 시행 담당자들과 모여 공유하고 구체적인 진행에 대해 논의 진행하였다.

개선계획(Action Plan)				
NO	개선전략	위험감소전략	완료일정	시행부서 및 시행자
#1	매뉴얼 제작	1. 진료부 및 영양사와 협조하여 간식제공에 대한 가이드라인 결정	1차 원고: 0월 매뉴얼 제작: 0월	간호부, 영양팀, 진료부, 홍보팀

#2	반복적인 교육실시	1. 진료 및 간호부에서 일관된 지침을 가지고 환자보호자 및 간병사 교육 및 감독 실시 2. 주기적인 환자안전교육 실시 3. 대근 간병사 관리도 함께 점검하는 부분 필요	1차: 0월 교육 수시교육(교육은 간병업체와 조율 후 진행)	간호부, 간병업체
#3	라운딩 시 수시 점검	1. 부서장은 라운딩을 통해 대상자의 간식여부 점검 및 간병사의 인식(간식가능 여부)개선 여부 파악	수시 시행	간호부
#4	체크리스트의 효율적인 검토 및 교육	1. 기존에 사용하던 체크리스트에 간식제공 여부에 대해 판단할 수 있도록 항목 추가삽입 2. 근무교대 시 인수인계 강화	0월 (간병업체와 조율)	간호부, 간병업체, 환자안전 전담
#5	리플릿 제작	1. 입원 시 제공되는 입원안내서식지 내용 추가 2. 입원 안내 시 꼭 주입교육실시 후 서명 진행 필요	0월 (홍보팀과 조율)	간호부, 영양팀, 진료부, 홍보팀
#6	방송으로 인한 주의 홍보	1. 지속적인 주입식 교육의 방법으로 방송 진행 2. 사례 걸림에 대한 주의 시 정확한 환자확인을 통한 안전한 투약관리에 대한 부분도 함께 진행	0월 초	환자안전전담

16. 개선계획 실행

① 식사 및 간식을 드릴 때 질식사고 예방을 위해 음식은 잘게 잘라서 천천히 드리고, 간식섭취 가능 여부는 간호사실에 확인 후 드리도록 하루 2번 방송을 진행하였다.

② 간호사, 간병사, 조무사 모두 환자안전사고에 대한 인식을 높이고 질식사고뿐만 아니라 기타 안전사고에 대해서도 주의할 수 있도록 교육을 진행(상·하반기 추가실시)하였다.

③ 간병사 인수인계 체크리스트 점검 후 간식제한에 대해 인식할 수 있도록 항목을 추가하였다.

④ 입원안내문 내용 중 현재 서식에 외부음식 반입 및 허락하는 범위 등을 포함하여 주의사항에 대해 인식하도록 하였다.

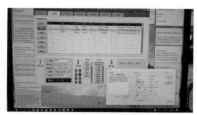

방송을 통한 인식개선

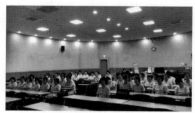

간식 주의 사항 교육

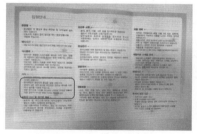

입원안내문 사식관련 내용 추가

간병사 인수인계 체크리스트

2018년 월 일

병실호수:_____ 환자이름:_____ 작성자:_____

구 분		세 부 내 용
환자 상태	의사소통방법	☐있음 ☐없음
	거동 방식	☐침대이동 ☐휠체어 ☐워커 ☐지팡이 ☐부축 ☐거동가능
환자 식사	관 급 식	☐L-tube(콧줄) ☐PEG(배줄)
	일 반 식	☐보조필요 ☐연하식이
	간식제한	☐있다 ☐없다 (있다면 종류:)
대 소 변		☐화장실 ☐기저귀 ☐기스모 ☐소변줄 ☐배변주머니
복약 및 치료	먹 는 약	☐있다 ☐없다 ☐기타( )
	병실내 치료	☐있다 ☐없다 (있다면 종류:)
	재활/물리치료	☐오전 ☐오후
수면	대 소 변	☐화장실 ☐기저귀 ☐기스모 ☐소변줄 ☐배변주머니
	수면 양상	☐보통 ☐소리 지른다 ☐자다가 깬다 ☐약을 먹는다
환자 관리	체위 변경	☐있다 ☐없다
	욕 창	☐있다 ☐없다 (있다면 부위:)
	석 션	☐있다 ☐없다 (있다면 빈도: ☐적다 ☐많다)
	특이 사항	☐낙상 고위험군 ☐연하곤란 ☐보호자 부탁사항
	개인 물품	☐핸드폰 ☐보청기 ☐틀니 ☐면도기 ☐휠체어
비고		

간병사 인수인계 체크리스트

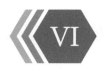

그 외 환자안전사고 예방을 위한 개선사례

환자안전사고 개선활동(교육진행)

1. 요양병원의 특성상 환자 돌봄의 주제공자는 간병사로 구성되어 있다. 그로 인해 간병사 교육의 중요성에 부합하여 교육을 진행하였다.

　　1) 본원 골절로 인한 위해 사건에 대해 직접 영상을 보여 주며 진행

　　2) 환자안전사고 보고서 내용에 따라 직접 방문 교육 진행

　　　　(1) 환의 입힐 때의 주의사항

　　　　(2) 체위변경 시의 주의사항

　　　　(3) 휠체어 이동 시의 주의사항

　　　　(4) 사용하는 물건에 대한 위치 확인 및 잠시 자리 비울 때의 주의사항 등

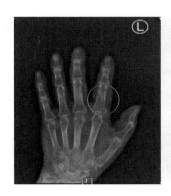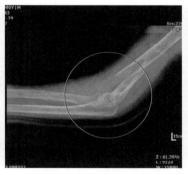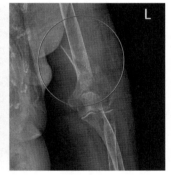

교육용 골절환자 영상

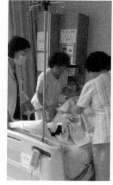
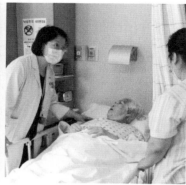
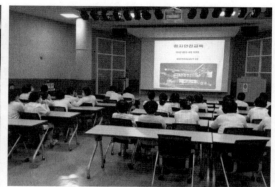

방문 개별교육 진행   간병사 교육

환자안전사고 개선활동(캠페인 진행)

1. 매년 환자안전캠페인을 통해 직원, 환자 및 보호자의 환자안전 인식개선 진행
   1) 환자안전나무 만들기 캠페인
      (1) 직원과 환자 및 보호자가 함께 참여할 수 있도록 진행
      (2) 안전수칙을 외치고 스티커를 부착하도록 진행
   2) 환자안전 사행시 공모를 통한 캠페인
      (1) 감염관리실무위원회(손위생 표어, 손위생 UCC)와 공동 진행
      (2) 포스터를 게시하여 직원들이 참여할 수 있도록 함
      (3) 직원들이 볼 수 있도록 식당 외부벽면을 이용하여 부착
      (4) 직원참여를 위해 스티커 배부하여 인기상 투표실시

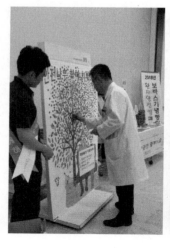
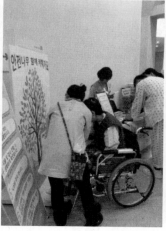
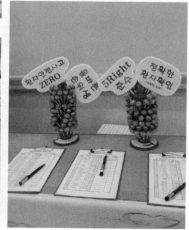

환자안전나무 만들기 캠페인

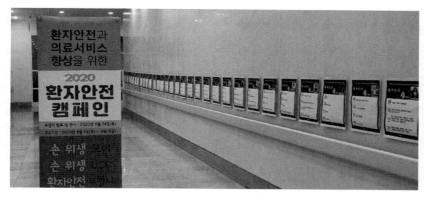
환자안전 사행시 공모전

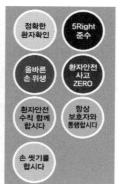
환자안전나무 스티커

환자안전사고 개선활동(환자안전문화 인식도 조사)

1. 병원 내부 직원들(간호부, 재활치료부 등 환자접점부서)의 환자안전문화에 대한 인식을 조사하여 다른 기관의 조사 결과와 비교하여 강점과 약점을 분석하기 위해 시행하였다.
2. 타 기관과 비교했을 때 사고보고, 관리자의 태도, 근무환경, 병원환경, 의사소통 절차, 병원 내 환자안전문화 모두 인식도가 높게 나왔다(같은 요양병원 비교 데이터가 없어 종합병원 자료결과와 분석하였다).
3. 그 중 관리자의 태도 및 사고보고에 대한 인식도가 높게 나타났다.
4. 환자안전문화 인식도 조사 결과에 대해서는 포스터를 통해 전 직원이 공유하도록 하였다.

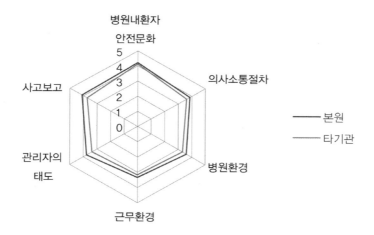

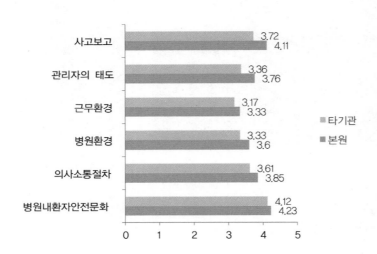

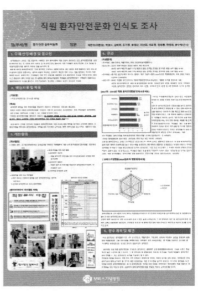

직원공유 포스터

VII 직원공유 및 경영진 보고 사례

1. 직원공유

- 분기별로 그룹웨어 환자안전실무위원회 게시판을 통해 공유하며, 해당 부서에는 개별적으로 공유(간호부, 재활치료부)
- 개선사항에 대한 피드백 제공

2. 경영진보고

- 분기별로 QPS위원회 회의를 통해 환자안전사건 및 개선활동에 대해 보고
- 근본원인분석 결과 및 개선활동 보고
- 위원들에게는 서면으로 검토할 수 있도록 사전 자료제공

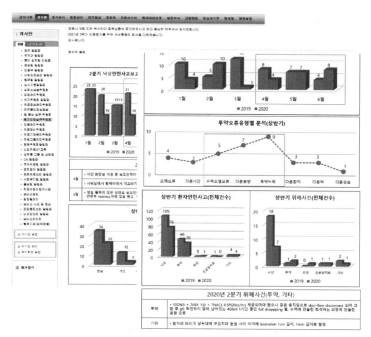

그룹웨어 직원공유

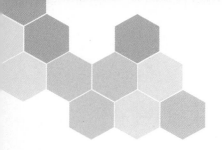

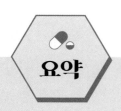

요약

1. 요양병원의 환자안전사고 보고방법에 있어 전산화되어 있지 않고 서면보고로 보고하는 시스템이 아직 남아 있어 쉽게 보고할 수 있는 보고방법의 개선이 필요하다.

2. 200병상 이상의 요양병원임에도 환자안전 전담인력 충원의 어려움으로 법적 전담인력 부재로 관리되고 있어 체계적인 관리가 어려운 실정이므로 인력안정화가 시급하다.

3. 200병상 미만인 요양병원에서는 겸직으로 인한 업무과다로 환자안전활동을 수행하기에 어려움이 있다.

4. 요양병원 간호인력 1인당 환자수를 비롯한 환자안전문화 정착에 어려운 부분이 많으며, 돌봄간호 제공자가 간병사로 구성되어 있어 교육의 어려움이 많은 상황이다.

5. 요양병원에 맞는 환자안전교육이 이루어져 현장에서 업무 시 적용할 수 있도록 교육부분의 개선도 필요하리라 생각된다.

6. 요양병원에서의 노인 낙상은 심각성을 고려했을 때 체계적인 관리가 이루어지지 않을 경우 영구적인 손상을 초래할 수 있기에 적극적인 관리가 필요하다.

7. 요양병원의 환자안전 실무자들의 네트워크가 구성되어 정보 공유 및 사례관리가 이루어진다면 좀 더 효율적인 환자안전문화가 정착되리라 기대해본다.

찾아보기

저자소개

이름	소속	약력
최영철	성균관대학교 삼성창원병원	중앙대학교 의과대학을 졸업하고 동 대학원에서 석사와 박사 학위를 취득하였다. 현재 성균관대학교 의과대학 외과 교수로 재직 중이며, 성균관대학교 삼성창원병원 QPS실장 겸 중환자실장, 한국의료질향상학회 간행이사, 대한갑상선내분비외과학회 재무이사, 경상남도의사회 특별분회장 등을 맡고 있다.
황정해	한양사이버대학교 보건행정학과	서울대학교 간호대학을 졸업하고 서울대학교 보건대학원에서 보건정책 석사와 박사 학위를 취득하였다. 현재 한양사이버대학교 보건행정학과 학과장으로 있으며, 한국의료질향상학회와 대한환자안전학회 간행이사, 건강정책학회와 한국보건행정학회 이사, 건강보험심사평가원 질향상 자문위원 등을 맡고 있다.
이원	중앙대학교 간호학과	간호사이자 보건학 박사이다. 현재 중앙대학교 간호학과에서 조교수로 재직 중이며, 대한환자안전학회 간행이사, 간호법교육학회 총무이사 등을 맡고 있다.
강선주	연세대학교 보건대학원	간호사이며 법학박사이다. 국군간호사관학교를 졸업하고 연세대학교에서 간호관리학 석사를 대전대학교에서 법학박사학위를 취득하였다. 현재 연세대 보건대학원에 재직 중이며, 한국의료법학회와 국제보건의료학회, 대한환자안전학회 이사 및 (사)국제한인간호재단 김모임포럼실행위원장 등을 맡고 있다.
구홍모	의료기관평가인증원	산부인과 전문의이다. 연세대학교 원주의과대학을 졸업하였다. 현재 의료기관평가인증원에 재직 중이며, 중앙환자안전센터장을 맡고 있다.
김소연	서울성모병원	가톨릭대학교 간호대학을 졸업하고 동 대학원에서 간호학 석사학위를 취득하였다. 신경계중환자실, 감염관리실에서 근무하고 현재 가톨릭대학교 서울성모병원 PI팀장으로 재직중이며, 현재 대한환

		자안전질향상간호사회 이사, 의료기관평가인증원 자원조사위원이다.
김효선	대한간호협회, 현대병원	가톨릭대학교 간호대학을 졸업하고, 동대학 보건대학원에서 석사학위를 취득하였다. 19년 동안 질향상과 환자안전, 고객만족 등을 맡아 PI팀장으로 근무하였으며, 현재 대한환자안전질향상간호사회 회장, 의료기관평가인증원 조사위원, 중앙환자안전센터 자문위원, 대한간호협회 지역환자안전센터장으로 일하고 있다.
박태준	숭실대학교 산업정보시스템공학과	서울대학교 공과대학 학부 및 대학원을 졸업하고 미국 퍼듀 대학교에서 산업공학 전공으로 박사학위를 받았다. 학위 취득 후 싱가포르 난양공대 기계항공공학부에서 2013년까지 조교수로 근무하였고, 2013년 8월부터 숭실대학교 산업정보시스템 공학과에 재직중이다. 현재 대한인간공학회 국제협력부회장 및 편집위원, 대한환자안전학회 정보간행이사, 의료질향상학회지 편집위원으로 활동하고 있다.
안태사	서울대학교병원	종양전문간호사이자 간호학 석사이다. 서울대학교 간호대학을 졸업하고 동대학원에서 석사 학위를 취득하였다. 현재 서울대학교병원 암간호과장으로 재직 중이며, QPS 팀장, 병동 간호과장 등으로 근무하였다.
옥민수	울산대학교 예방의학교실	예방의학 전문의이자 예방의학 박사이다. 울산대학교 의과대학을 졸업하고 동대학원에서 석사와 박사 학위를 취득하였다. 현재 울산의대 울산대학교병원 예방의학과에 조교수로 재직 중이다. 울산 공공보건의료지원단장, 울산 권역심뇌혈관질환센터 예방관리센터장, 대한환자안전학회 총무이사 등을 맡고 있다.
윤수덕	보바스기념병원	한양대학교 암상정보대학원 노인 및 치매간호 석사이다. 한양대학교 일반대학원 간호학 박사를 수료했다. 현재 보바스기념병원 환자안전관리실 과장, 의료기관평가인증원 자원조사위원으로 활동 중이다.

이재호	서울아산병원	응급의학전문의이자 의학박사이다. 서울대학교 의과대학을 졸업하고 울산대학교에서 석사와 박사 학위를 취득하였다. 현재 서울아산병원과 울산대학교 의과대학에 재직 중이며 대한의료정보학회 이사장, 대한환자안전학회 부회장, 한국의료질향상학회 대외정책홍보이사 등을 맡고 있다.
장승경	중앙대학교 간호학과	보건학 박사이다. 중앙대학교 간호학과를 졸업하고, 연세대학교 의료법윤리학협동과정에서 박사학위를 취득하였다. 현재 중앙대학교 간호대학에서 강사로 재직 중에 있다.
최세라	부천세종병원	전주예수간호대학을 졸업하고 가천대학교에서 석사 학위를 취득하였다. 현재 부천세종병원에 QI팀장으로 재직중이다.

환자안전 보고학습의 이해와 적용

초판발행   2022년 3월 10일

지은이   한국의료질향상학회 · 대한환자안전학회
펴낸이   안종만 · 안상준

편 집   배근하
기획/마케팅   조성호
표지디자인   BEN STORY
제 작   고철민 · 조영환

펴낸곳   (주) **박영사**
            서울특별시 금천구 가산디지털2로 53, 210호(가산동, 한라시그마밸리)
            등록 1959. 3. 11. 제300-1959-1호(倫)

전 화   02)733-6771
f a x   02)736-4818
e-mail   pys@pybook.co.kr
homepage   www.pybook.co.kr
ISBN   979-11-303-1314-6   93510

copyright©한국의료질향상학회 · 대한환자안전학회, 2022, Printed in Korea

정 가   29,000원